Andreas Luttkus (Hrsg.)

Das Ehlers-Danlos-Syndrom

Das Ehlers-Danlos-Syndrom

Eine interdisziplinäre Herausforderung

Herausgegeben von
Andreas Luttkus

2., aktualisierte und erweiterte Auflage

DE GRUYTER

Herausgeber
Andreas K. Luttkus
Honorary University Professor, Dr. med.
Klinikum Lippe GmbH
Chefarzt der Klinik für Frauenheilkunde und Geburtshilfe
Röntgenstr. 18, 32756 Detmold
E-Mail: Andreas.Luttkus@klinikum-lippe.de

ISBN: 978-3-11-047364-3
e-ISBN (PDF): 978-3-11-047490-9
e-ISBN (EPUB): 978-3-11-047396-4

Library of Congress Cataloging-in-Publication Data
A CIP catalog record for this book has been applied for at the Library of Congress.

Bibliografische Information der Deutschen Nationalbibliothek
Die Deutsche Nationalbibliothek verzeichnet diese Publikation in der Deutschen
Nationalbibliografie; detaillierte bibliografische Daten sind im Internet über
http://dnb.dnb.de abrufbar.

© 2018 Walter de Gruyter GmbH, Berlin/Boston
Einbandabbildung: BIOPHOTO ASSOCIATES/Science Source/getty images
Satz: Meta Systems Publishing & Printservices GmbH, Wustermark
Druck und Bindung: CPI books GmbH, Leck
♾ Gedruckt auf säurefreiem Papier
Printed in Germany

www.degruyter.com

Vorwort der 2. Auflage

Liebe Leserinnen, liebe Leser,

seltene Erkrankungen (orphan disease) rücken zunehmend ins Bewusstsein der Öffentlichkeit, da die Betroffenen meist eine lange Leidensgeschichte haben, bis die Diagnose schließlich gestellt wird. Dies hat sicher verschiedene Gründe: Das Wissen wird kaum im Studium vermittelt, die nicht spezialisierte Ärzteschaft bezieht diese Erkrankungen nur selten in die Differenzialdiagnose mit ein. Forschungsvorhaben und -mittel sind rar. Obgleich die Inzidenz der einzelnen seltenen Krankheiten niedrig ist, ist die Summe der Betroffenen, die unzureichend medizinische Versorgung finden, beträchtlich.

Nach dem erfolgreichen Verlauf eines Symposions zu diesem Thema war es in der Tat eine Selbsthilfegruppe, die Ehlers-Danlos Initiative, die mit Nachdruck eine Veröffentlichung forderte. Die Betroffenen wünschten eine Fibel, die den Hausärzten einen leichten Zugang zum Ehlers-Danlos Syndrom ermöglichen würde.

Mit der zweiten Auflage, die sich an interessierte Ärzte wendet, ist nun das Volumen des Werkes, vor allem aber die zugrunde liegende Datenbasis, erheblich gewachsen. Die Ambition des Herausgebers, ein Handbuch von größtmöglicher Aktualität vorzulegen, wird besonders von der Humangenetik, die laufend neue molekulare Strukturabweichungen beschreibt, erschwert. Die im Frühjahr 2017 revidierte internationale Klassifikation der sechs Haupt- und 13 Subtypen wurde in dieser Auflage allerdings berücksichtigt. Dieses Werk zeigt für die klinisch tätigen Ärzte interessante Differenzialdiagnosen und therapeutische Optionen auf. Für die Lehrenden kann am Beispiel des „Organs" Bindegewebe fächerübergreifend, beginnend bei biochemischer Struktur und der determinierenden Molekulargenetik, die klinische Symptomatik und Funktionalität entwickelt werden.

Bielefeld, Juli 2017   Andreas K. Luttkus

https://doi.org/10.1515/9783110474909-202

Vorwort der 1. Auflage

Beim Ehlers-Danlos-Syndrom handelt es sich um eine Gruppe angeborener, seltener Bindegewebserkrankungen. Mittlerweile sind sieben Typen des EDS mit unterschiedlicher Klinik und Ätiologie bekannt. Das klinische Bild und die Ausprägung der Erkrankung sind sehr variabel. Von chronischer Schmerzsymptomatik aufgrund sekundärer Gelenkschäden bis zu akuten, lebensbedrohlichen Blutungen umfasst es Symptome, die nicht leicht zu deuten sind. Nicht selten wird beispielsweise erst nach einer schweren Blutungskomplikation in der Schwangerschaft ein Verdacht auf ein Ehlers-Danlos-Syndrom vom vaskulären Typ als Ursache geäußert.

Die Leidensgeschichte der Betroffenen ist oft lang. Zum physischen Leiden gesellt sich nicht selten Ärger darüber, dass eine Kostenübernahme zur Diagnosesicherung mittels Molekulargenetik oder Elektronenmikroskopie abgelehnt wird und folglich die therapeutischen Optionen unzureichend ausgeschöpft werden. Die rechtzeitige Berücksichtigung des Ehlers-Danlos-Syndroms in der Differenzialdiagnose auch in der hausärztlichen, internistischen, frauenärztlichen oder auch kinderärztlichen Praxis kann manche Komplikation der Erkrankung mildern.

Dieses Buch hat zwei Schwerpunkte. Zunächst wird der aktuelle Stand der Wissenschaft, Forschung und Diagnostik zu diesem Krankheitsbild beleuchtet, dann kommen Kliniker und Praktiker zu Wort, die aus der Sicht der Patientenbetreuung und -beratung ihre Erfahrungen zugänglich machen wollen. Bei der Lektüre der klinischen Beiträge sollte man im Hinterkopf behalten, dass das Ehlers-Danlos-Syndrom sehr selten ist und keine prospektiv randomisierten Studien, sondern bestenfalls Beobachtungsstudien oder Kasuistiken als Basis für die Empfehlungen dienen.

Wir hoffen mit diesem Werk die Patientenbetreuung zu erleichtern und wünschen uns Unterstützung bei zukünftigen Forschungsprojekten.

Bielefeld, April 2011   Andreas K. Luttkus

https://doi.org/10.1515/9783110474909-203

Grußwort der Selbsthilfegruppe

Liebe Leserinnen und Leser,

wir sind sehr dankbar und glücklich, dass Herr Professor Luttkus nun, zusammen mit seinen Kolleginnen und Kollegen aus unserem medizinisch-wissenschaftlichen Beirat, eine deutlich erweiterte Neuauflage dieses Buches auf den Weg gebracht hat.

Auch im Zeitalter von Dr. Google und dem Internet ist deutschsprachige Literatur für Betroffene mit dem Ehlers-Danlos-Syndrom rar gesät. Die Anzahl von Menschen mit einer Verdachtsdiagnose auf EDS, aber auch mit einer bestätigten Diagnose wächst ständig. Damit steigt auch der Informationsbedarf. Nach wie vor gehört die Information von Allgemein- und Fachärzten, von Klinikpersonal und Öffentlichkeit zu den Hauptaufgaben unserer Selbsthilfeorganisation. Dabei wird dieses Buch wertvolle Dienste leisten.

Wir, die Deutsche Ehlers-Danlos Initiative e. V., sind als bundesweite Patientenorganisation Ansprechpartner für alle Fragen rund um diese seltene, multisystemische Erkrankung. Sie erhalten bei uns weiteres Informationsmaterial und können sich bei unseren Treffen auf Bundes- und Landesebene mit anderen Betroffenen austauschen. Wir fördern die Vernetzung der Forschung auf nationaler und internationaler Ebene, um Diagnose und Therapieansätze voranzubringen.

Wir wünschen Ihnen, liebe Leserinnen und Leser, eine interessante und hilfreiche Lektüre.

Deutsche Ehlers-Danlos-Initiative e. V.
Postfach 1619, 90706 Fürth
Telefon/Anrufbeantworter 0911 97 92 38 10
E-Mail: buero1@ehlers-danlos-initiative.de
www.ehlers-danlos-initiative.de

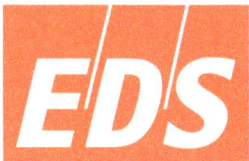

Deutsche
Ehlers–Danlos-
Initiative e.V.

https://doi.org/10.1515/9783110474909-204

Inhalt

Autoren

Kapitel 1
Prof. Dr. med. Beat Steinmann
leitete für viele Jahre die Abteilung für Stoff-
wechselkrankheiten und Molekulare Pädiatrie
sowie das Labor für Neugeborenenscreening
am Universitäts-Kinderspital Zürich, Schweiz.
University Children's Hospital,
Steinwiesstr. 75, CH-8032 Zürich,
E-Mail: Beat.Steinmann@kispi.uzh.ch

Kapitel 2
Dr. rer. nat. Ingrid Haußer
Leiterin des Elektronenmikroskopischen Labors
der Universitätsklinik Heidelberg,
Universitäts-Hautklinik Heidelberg,
Voßstr. 2, 69115 Heidelberg

Kapitel 3
Dr. rer. nat. Karin Mayer
Diplombiologin, stellvertretende Leiterin der
Abteilung für Molekulargenetik, Zentrum für
Humangenetik und Laboratoriumsmedizin,
Dr. Klein und Dr. Rose
Lochhamer Str. 29, 82152 Martinsried

Kapitel 4
Andreas K. Luttkus (Hrsg.),
Honorary University Professor
Chefarzt des Klinikums Lippe GmbH,
Klinik für Frauenheilkunde und Geburtshilfe,
Röntgenstr. 18, 32756 Detmold,
E-Mail: Andreas.Luttkus@klinikum-lippe.de

Kapitel 5
Finja Arndt
Assistenzärztin in der Abteilung
für Neugeborene, Kinder- und Jugendmedizin,
Sana Kliniken Ostholstein/Eutin,
Hospitalstraße 22, 23701 Eutin

Dr. med. Barbara Behnke
Sektion für Orthopädie,
Klinik für Orthopädie und Unfallchirurgie,
Universitätsklinikum Schleswig-Holstein,
Ratzeburger Allee 180, 23538 Lübeck

Kapitel 6
Prof. Dr. med. Günther Wittenberg
Leiter des Instituts für diagnostische und
interventionelle Radiologie, Neuroradiologie
und Kinderradiologie des
Ev. Krankenhauses Bethel,
Burgsteig 13, 33617 Bielefeld

Kapitel 7
Dr. Albert Busch
Klinik und Poliklinik für Vaskuläre
und Endovaskuläre Chirurgie,
Klinikum rechts der Isar,
Technische Universität München,
Ismaninger Straße 22, 81675 München

Kapitel 8
Dr. med. Michael Frank
Centre de Référence des Maladies Vasculaires
Rares, Hôpital Européen Georges Pompidou,
Assistance Publique des Hôpitaux de Paris,
20–40, rue Leblanc, 75015 Paris, France

INSERM, U970,
Paris centre de Recherche
Cardiovasculaire-PARCC,
Paris, France

Prof. Dr. Dr. Kurt J. G. Schmailzl
Ruppiner Kliniken GmbH,
Medizinische Klinik A,
Fehrbelliner Str. 38, 16816 Neuruppin

Kapitel 9
Finja Arndt
Anschrift s. Kap. 5

Dr. med. Barbara Behnke
Anschrift s. Kap. 5

Kapitel 10
Prof. Dr. Dr. Kurt J. G. Schmailzl
Sanja Križan
Anschrift s. Kap. 8

Dr. med. Michael Frank
Anschrift s. Kap. 8

Beat Steinmann

1 Das Ehlers-Danlos-Syndrom:
Klinik – Einteilung – Pathogenese – Genetik

Das Bindegewebe besteht aus Zellen, die in einer von ihnen selbst gebildeten, für die Funktion wichtigen extrazellulären Matrix (ECM) eingebettet sind. Die Matrix enthält verschiedene Typen von Kollagenen, die Fasern bilden und dem Gewebe seine Zugfestigkeit verleihen. Die Mikrofibrillen und die um sie herum gebildeten elastischen Fasern in Haut, großen Gefäßen und Ligamenten geben den Geweben die nötige Dehnbarkeit und Elastizität. Die Proteoglykane wiederum verleihen diesen dank ihrer Wasserbindungskapazität Turgor und Stabilität. Quantitative und qualitative Änderungen einzelner gewebespezifisch exprimierter Bestandteile der ECM führen direkt oder über veränderte Bindung von Wachstums- und Differenzierungsfaktoren zum mechanischen Versagen und damit zu Bindegewebskrankheiten mit charakteristischem Organbefall [1].

1.1 Definition und Epidemiologie

Das Ehlers-Danlos-Syndrom (EDS; genannt nach den Dermatologen Ehlers und Danlos (Abb. 1.1) ist eine heterogene Gruppe von genetisch bedingten Bindegewebsstörungen, charakterisiert durch Überstreckbarkeit der Gelenke (Abb. 1.2), Hyperelastizität der Haut und Fragilität der Gewebe. Die Gesamthäufigkeit der verschiedenen Typen wird auf 1 : 5000–10.000 Geburten geschätzt. Die meisten EDS-Typen sind durch Mutationen in Genen bedingt, die für diverse Kollagenketten oder Enzyme im Kollagenstoffwechsel kodieren (Tab. 1.1). Da das Syndrom bezüglich Organbefall, klinischem Schweregrad, Genetik und biochemischen Defekten heterogen ist, soll für die provisorische Typisierung die Tabelle konsultiert werden [2,3].

Anmerkung: Modifiziert nach: Steinmann B, Rohrbach M, Matyas G. Hereditäre Bindegewebskrankheiten. In: Hoffmann GF, Lentze MJ, Spranger J, Zepp F, Eds. Pädiatrie, Grundlagen und Praxis, 4. Auflage. Berlin: Springer; 2014. pp 1912–1925.

https://doi.org/10.1515/9783110474909-001

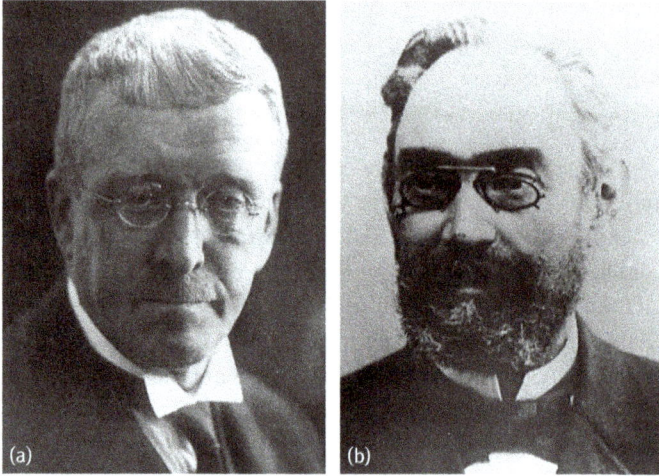

Abb. 1.1: (a) Edvard Ehlers und (b) Henri-Alexandre Danlos.
Edvard Ehlers (1863–1937) publizierte 1901 einen Studenten mit „Cutis laxa", Neigung zu Hämatomen und Lockerung mehrerer Gelenke. Henri-Alexandre Danlos (1844–1912) veröffentlichte 1908 einen Jungen mit „Cutis laxa", fragiler Haut und schwammigen Tumoren an Ellenbogen und Knien. Das Verdienst zur Erstbeschreibung käme jedoch dem russischen Dermatologen A. N. Tschernogubow zu, der 1891 einen 17-jährigen Jungen mit dem Vollbild des Ehlers-Danlos-Syndroms beschrieb, dem heutigen klassischen EDS Typ I [3].

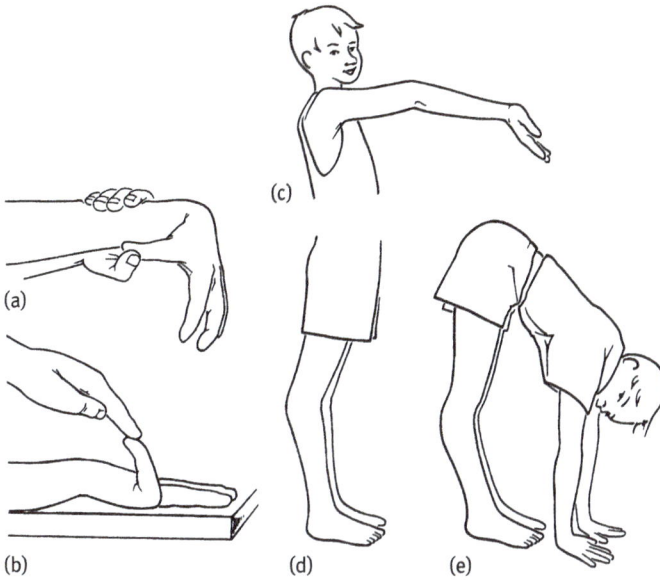

Abb. 1.2: Beighton-Score.
Der Beighton-Score, eine einfache Untersuchungsmethode zur Beurteilung der Gelenks-hypermobilität: (a) passive Apposition des Daumens zur Innenseite des Vorderarms: je ein Punkt pro Seite; (b) passive Dorsiflexion des Kleinfingers im metakarpophalangealen Gelenk über 90°: je ein Punkt pro Finger; (c) Hyperextension des Ellbogens über 10°: je ein Punkt pro Ellbogen; (d) Hyperextension des Knies über 10°, je ein Punkt pro Knie; (e) Vorwärtsflexion des Rumpfes bei durchgestreckten Knien mit Handinnenfläche auf dem Boden: 1 Punkt.
Ein Score von 5/9 oder mehr definiert Hypermobilität; der Score ist jedoch abhängig von Alter, Geschlecht und Ethnie.

Tab. 1.1: Ehlers-Danlos-Syndroms (EDS): Haupt- und Zusatzmerkmale, Vererbung und Ätiologie (modifiziert nach [2,3]).*

Typ	Haut			Gelenk-überstreckbarkeit	Andere typische Merkmale und Komplikationen	Vererbungs-modus	Ätiologie	Relative Häufigkeit
	hyper-elastisch	zerreiß-lich	Ekchy-mosen					
I	+++	+++	++	+++	Vaskuläre und intestinale Komplikationen gelegentlich	AD	Kollagen V-Defekt (und evt. andere)	Häufig
II	++	++	+	++				
III	+	+	+	++	Vorzeitige Arthrosen	AD / AR	? / Tenascin X-Mangel	Häufig / selten
IV	–	++++	+++	+	Dünne Haut mit gut sichtbaren Venen, Rupturen von mittelgroßen Arterien und inneren Organen	AD	Kollagen III-Defekt	Nicht so selten!
VIA	+++	++	++	+++	Muskelhypotonie, Kyphoskoliose, Mikrokornea, marfanoider Habitus	AR	Lysylhydroxylase-Mangel	Selten
VIB	++	++	++	++	Adduzierte Daumen, Klumpfüße	AR	Dermatan 4-sulfotransferase-1- oder Dermatansulfat-Epimerase-Mangel	Selten
VIC	++	++	+	+	Thenaratrophie, Skelettdysplasie mit mäßigem Kleinwuchs	AR	Zinktransporter (ZIP13)-Mangel	Selten
VID	++	+	++	++	Myopathie, Innenohrschwerhörigkeit	AR	Chaperon (FKBP14)-Mangel	Selten
VIIA	++	+	+	+++	Kongenitale Hüftluxationen, pathologische Frakturen	AD	Deletion des N-Telopeptids von Kollagen I	Selten
VIIB	++	+	+	++				

VIIC	–	++++	+++	+	Haut teigig, lax, Dysmorphien	AR	N-Proteinase-Mangel	Selten
VIII	+	+	+	+	Periodontitis, vorzeitiger Zahnverlust, Hyperpigmentation prätibial, rez. Infektionen	AD	C1r / C1s	Selten

Die Existenz der Typen V und X ist fraglich; Typ IX, Occipital-Horn-Syndrom, ist allelisch zu Menkes-Syndrom; die Zuordnung der Varianten EDS Typ VIB, EDS Typ VIC und EDS Typ VID ist willkürlich, das Brittle-Cornea-Syndrom (BCS) ist separat aufgeführt.

AD autosomal-dominant; AR autosomal-rezessiv; + leicht, ++ mittelschwer und +++ schwer ausgeprägt
* Nachtrag in den Druckfahnen: Die neueste Nosologie schließt weitere Bindegewebskrankheiten ein [14].

1.2 Klassische Form des Ehlers-Danlos-Syndroms (EDS Typ I und Typ II)

1.2.1 Ätiologie und Pathogenese

Dies ist die erstbeschriebene, häufigste und bekannteste Form des EDS („klassisches EDS"), die in eine schwerere (Typ I) und leichtere Form (Typ II) unterteilt wird. Etwa 90 % der Fälle sind auf Mutationen in den Genen *COL5A1* und *COL5A2* (Chromosomen 9q34.3 bzw. 2q32.2) zurückzuführen; dann ist das Kollagen V quantitativ vermindert oder strukturabnorm, die Stabilität der aus den Kollagenen I und V bestehenden Kollagenfibrillen in Haut und Bandapparat geschwächt und die Fibrillenstruktur verändert. Den übrigen Fällen müssen andere genetische Defekte zugrunde liegen; so führt z. B. die *COL1A1*-Mutation p.Arg312Cys (historisch auch als p.Arg134Cys bekannt) zum klassischen EDS.

1.2.2 Klinische Zeichen und Befunde

Die Haut ist hyperelastisch (nicht etwa lax und redundant wie bei Cutis laxa), teigig oder samtartig weich (wie nasses Wildleder), pastellfarben fahl, leicht zerreißlich, dann mit klaffenden, fischmaulartigen Wunden, die mit atrophen („zigarettenpapierähnlichen"), hämosiderotisch verfärbten oder aber hypertrophen Narben (besonders an Stirn und Schienbeinen [Abb. 1.3, 1.10c, 1.10d]) verzögert abheilen.

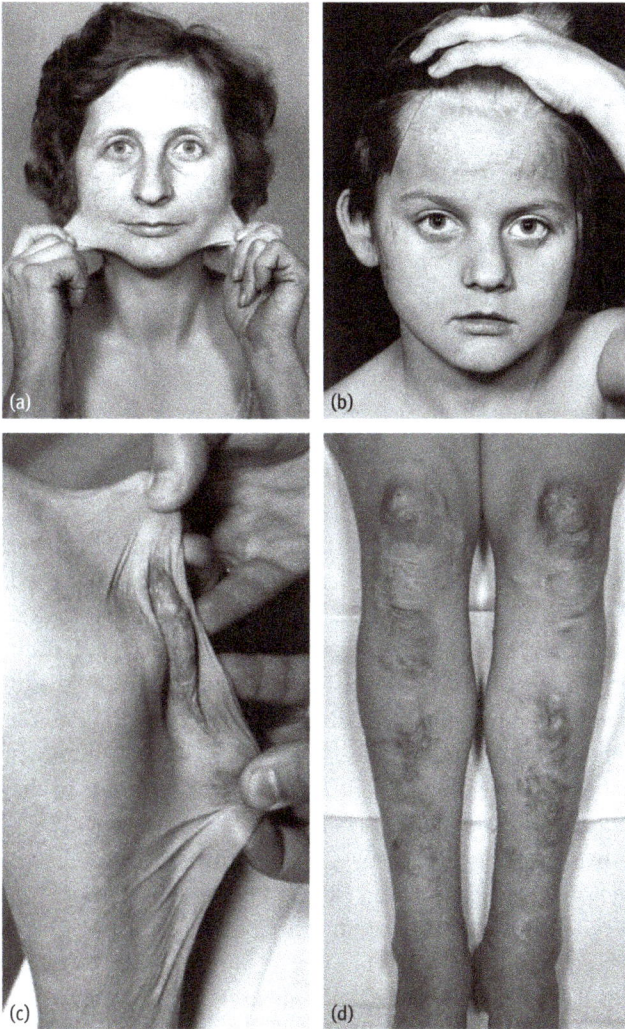

Abb. 1.3: Klassische Form des EDS (EDS I).
Zwei von vier betroffenen Mitgliedern über eine Drei-Generationen-Familie, die in der Gegend als „diese mit der blöden Haut" gehänselt wurden. (a) Mutter, 43-jährig: Überstreckbare Haut, mäßige Narbenbildung an Stirn und diskreter Telecanthus; (b) ihr 12-jähriger Sohn mit atrophen, breiten Narben an Stirn, Nase und Wangen als Folge von Bagatelltraumata im Kleinkindesalter; (c) Hyper-elastizität und lose Falten der Haut wie bei einer Kuhwamme und ein weicher, fleischiger molluskoider Pseudotumor über dem Ellbogen; (d), Atrophe und hypertrophe, hämosiderotische Narben der sich teigig anfühlenden Haut über Schienbein und Knie.
Als Schulmädchen hatte sie verschiedenste Tibialuxationen, die Geburten der beiden ersten, nicht befallenen Kinder erfolgten 2 und 7 Wochen vor Termin, völlig unerwartet und rasch zu Hause auf der Couch; ihr drittes (b) und viertes Kind waren am Termin geboren. Sie hatte keine Striae gravidarum und mit 42 Jahren erfolgte die Hysterektomie wegen Uterusprolaps und Harninkontinenz. Bei einer Kontrolluntersuchung mit 58 Jahren sagte die intelligente, witzige Frau, dass sogar ihr „loses Maul" fester sei als ihr Bindegewebe.

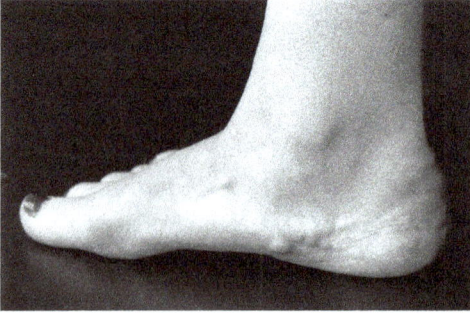

Abb. 1.4: Piezogene Papeln beim milden EDS (EDS Typ II).
Beim Stehen treten schmale Herniationen von Fettläppchen durch die Faszie auf der medialen (und lateralen) Seite des Fußes, sogenannte piezogene Papeln, die Schmerzen verursachen können (20-jährige Frau) [3].

Weitere Zeichen sind: eine starke Tendenz zu Suffusionen; Verschieblichkeit der Haut zur Subkutis; weiche Ohrmuscheln, weiche Nasenspitze; molluskoide Pseudotumoren an Druckstellen (Ellenbogen [Abb. 1.3c, 1.10f], Knie), evtl. mit verkalkenden Fettgewebsnekrosen. Die Gelenke sind überstreckbar, oft luxierbar; habituelle Luxationen (Schulter, Patella), kongenitale Hüftluxationen (Abb. 1.14) und Klumpfüße sind möglich; außerdem sekundär rezidivierende Distorsionen und Gelenkergüsse, vorzeitige Neigung zu Arthrose (Knie-, Kiefergelenk!), periphere Neuropathien; ferner schwaches Fußgewölbe (Knick-, Plattfuß), charakteristischer Händedruck („wie ein Wildlederbeutel voller Knöchelchen") und das unspezifische Gorlin-Zeichen: die Zungenspitze kann die Nasenspitze berühren; Muskelhypotonie mit verzögerter grobmotorischer Entwicklung ist recht häufig; Zeichen von inneren Organen: Leistenhernien, Zwerchfellrelaxation, bei Belastung schmerzhafte Fettherniationen durch die Faszien besonders am inneren Fußgewölbe (Abb. 1.4); Rektal- und Uterusprolaps; Blasendivertikel, Reflux und Niereninsuffizienz; Frühgeburtlichkeit wegen Zervix-Insuffizienz oder vorzeitigem Blasensprung, falls der Fetus ebenfalls befallen ist; Refraktionsanomalien.

1.2.3 Diagnose

Die Diagnose erfolgt klinisch und soll durch molekulargenetische Analysen erhärtet werden, da in ca. 90 % der Fälle eine Mutation in den *COL5A1*- oder *COL5A2*-Genen vorliegt; die vorgängige EM-Untersuchung einer Hautbiopsie weist charakteristische Veränderungen der Kollagenfibrillen („Blumenkohlfasern", Abb. 1.5) auf. Die klinische Diagnose im Kleinkindesalter ist oft schwierig, da die Hyperelastizität der Haut durch den „Babyspeck" maskiert wird und eine pathologische Gelenküberstreckbarkeit von der physiologischen schwer zu unterscheiden ist.

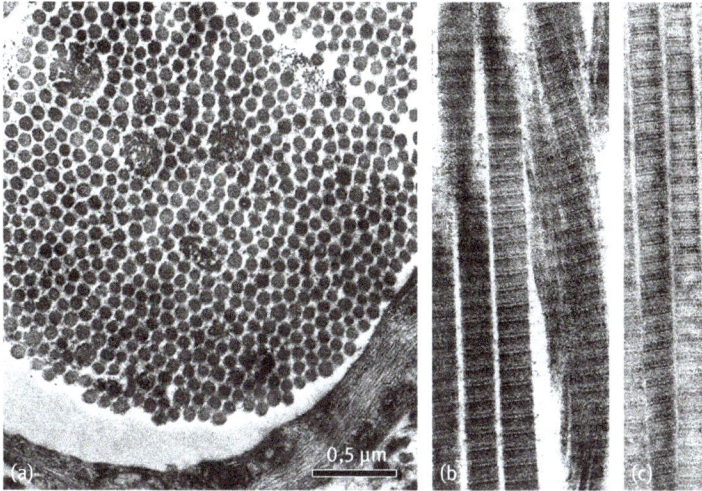

Abb. 1.5: Ultrastruktur der Hautbiopsie beim klassischen EDS (EDS Typ I). Elektronenmikroskopische Aufnahme von Kollagenfibrillen der Haut eines 21-jährigen Mannes mit EDS I: Im Querschnitt (a) gibt es große „composite fibrils", sogenannte blumenkohlartige Fibrillen mit unregelmäßiger Kontur und stark variablem Durchmesser; im Längsschnitt (b) spiralartige Fibrillen; zum Vergleich normale Fibrillen bei einer Kontrolle (c) [3].

1.2.4 Differenzialdiagnose

Muskelhypotonie: neuromuskuläre Störungen; Hautlaxität bzw. -überstreckbarkeit: Cutis-laxa-Syndrome, Geroderma osteodysplasticum, Menkes-Syndrom, Noonan-Syndrom; abnorme Blutungsneigung, Verletzlichkeit und verzögerte Wundheilung; Kindesmisshandlung (!); Gerinnungs- und Thrombozytenstörungen, Faktor-XIII-Mangel, Dysfibrinogenämie; Gelenküberstreckbarkeit: Marfan-Syndrom, Loeys-Dietz-Syndrom, Aneurysma-Osteoarthrose-Syndrom, Larsen-Syndrom, gewisse Formen der Osteogenesis imperfecta.

1.2.5 Therapie und Prophylaxe

Hautfragilität: im Kindesalter Schutz von Gesicht und Schienbeinen vor Traumata mit Helm und Beinschienen; Anfrischen der Wundränder und optimale Adaptation mit feinsten atraumatischen Fäden und Pflastern, die länger als üblich belassen werden sollen; Hypotonie: Physiotherapie zur Kräftigung der Muskulatur; Gelenke: Stützverbände, evtl. hohe Schuhe und Schienen, symptomatische Behandlung bei Distorsionen und Gelenkergüssen, allenfalls Arthrodesen; operative Korrektur habitueller Luxationen; Berufswahl und genetische Beratung: Aufklärung über Wiederholungsrisiko und Möglichkeiten der pränatalen Diagnose.

1.3 Hypermobile Form des Ehlers-Danlos-Syndroms (EDS Typ III)

1.3.1 Ätiologie und Pathogenese

Es besteht genetische Heterogenität. Die Ursache der dominant vererbbaren Form ist unbekannt. Die Gelenke sind generell überstreckbar, die Haut überdehnbar, jedoch nicht fragil wie bei allen anderen EDS-Typen (Abb. 1.6). Rasche körperliche Ermüdbarkeit, diffuse Schmerzen, Kopfweh und Zeichen der Dysautonomie („chronic fatigue syndrome") herrschen vor, mit deutlicher psychischer und sozialer Beeinträchtigung, besonders bei Frauen. Die Abgrenzung gegen das marfanoide und familiäre Hypermobilitäts-Syndrom mag willkürlich sein.

Eine sehr seltene Ursache von EDS Typ III ist der autosomal-rezessive Tenascin-X-Mangel (TNX, *TNXB*-Gen auf Chromosom 6p21.33). Dieser wird möglicherweise unterdiagnostiziert: Vom klassischen EDS unterscheidet er sich jedoch durch den autosomal-rezessiven Erbgang und die Abwesenheit von atrophen Narben; ferner durch Brachydaktylie von Händen und Füßen und peripheren Ödemen. Das immunologisch bestimmte TNX im Serum ist null, die molekulare Diagnostik erschwert durch das Pseudogen *TNXA* [4].

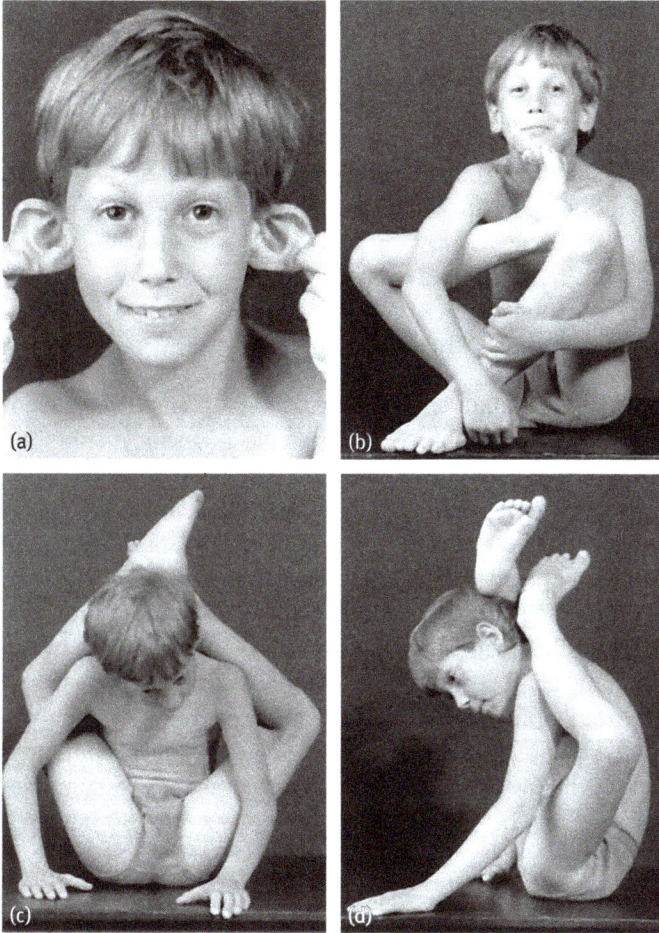

Abb. 1.6: Hypermobile Form des EDS (EDS Typ III).
Der 10-jährige Junge weist eine generalisierte Überstreckbarkeit der
großen und kleinen Gelenke auf, die Haut ist hyperelastisch, weich, jedoch
nicht zerreißlich und ohne Narben, und die Ohren sind weich und lampig [3].

1.4 Vaskuläre Form des Ehlers-Danlos-Syndroms (EDS Typ IV)

1.4.1 Ätiologie und Pathogenese

Kollagen III besteht aus drei α1(III)-Ketten und kommt in Haut, Arterien, Darm, Lungen und Uterus vor. Mutationen im *COL3A1*-Gen (Chromosom 2q32.2) führen zum qualitativen und quantitativen Mangel an Kollagen III und somit zur Fragilität dieser Organe.

1.4.2 Klinische Zeichen und Befunde, Verlauf und Prognose

Die Haut ist im Gegensatz zu allen anderen EDS-Formen nicht überstreckbar, sondern eher straff und dünn, mit gut sichtbarem venösem Netz (besonders auffällig über dem Thorax [Abb. 1.7a, 1.7b]) und ausgeprägter Suffusionsneigung; Hände und Füße sehen älter aus (Akrogerie, Abb. 1.7d); die Überstreckbarkeit ist auf die kleinen Gelenke beschränkt; die Gesichtszüge sind oft charakteristisch (Abb. 1.8) mit straffer Haut und jünger wirkendem Ausdruck (bei Erwachsenen wie nach einem Facelifting), spitzer Nase, schmalen Lippen, eingefallenen Wangen, groß wirkenden Augen, sich derb anfühlenden Ohrmuscheln mit meist fehlendem freiem Ohrläppchen; zudem Neigung zu Alopezie. Lebensgefährliche Komplikationen sind spontane Rupturen von Arterien mit oder ohne vorbestehende Aneurysmen in ca. 90 % (Abb. 1.7a), seltener von Darm oder Uterus (in der Spätschwangerschaft, peripartal, aber auch erst im Wochenbett) sowie rezidivierender (Hämato-)Pneumothorax. Die mittlere Lebenserwartung beträgt für Frauen und Männer ca. 50 Jahre.

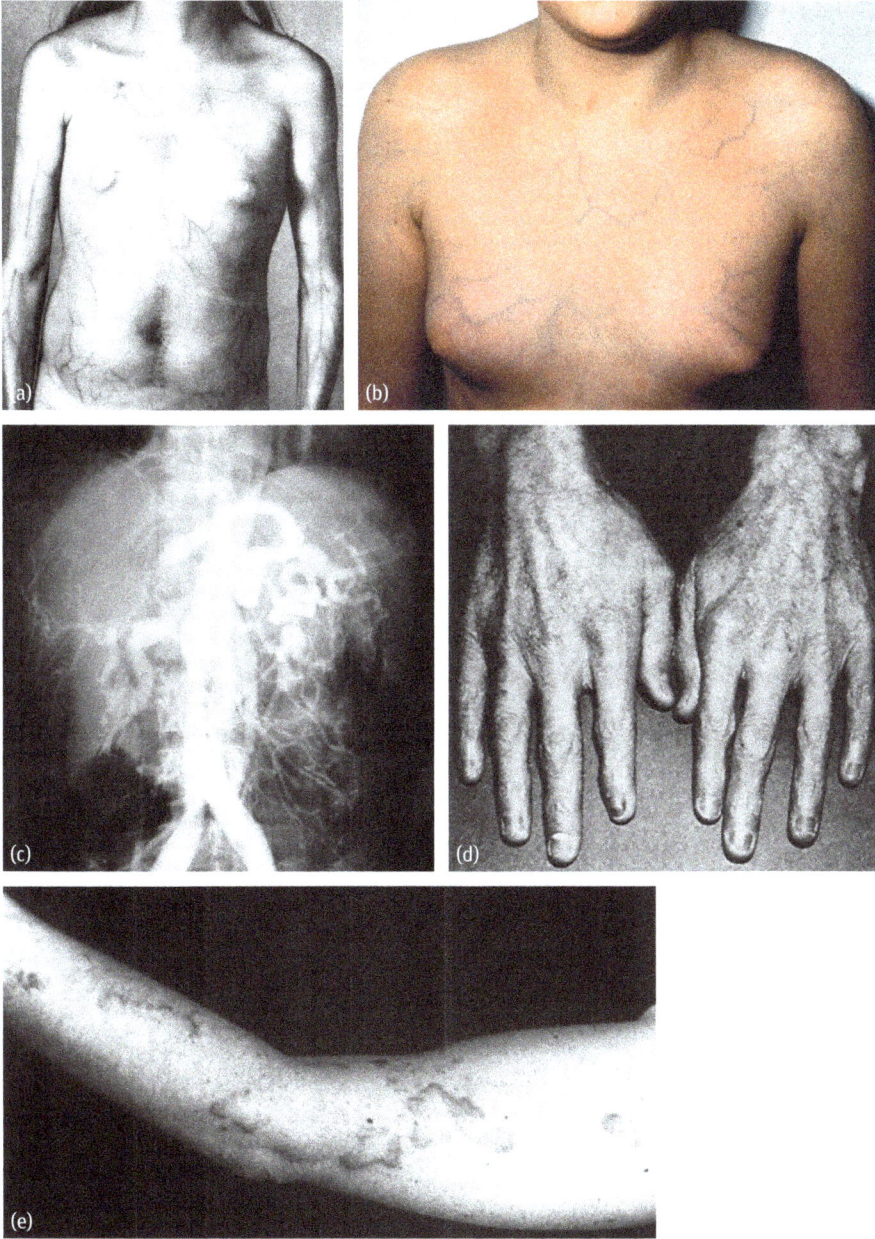

Abb. 1.7: Vaskuläre Form des EDS (EDS Typ IV).
Die Haut beim EDS Typ IV ist dünn, mit gut sichtbarem Venengeflecht. (a) 12-jähriges Mädchen;
(b) 8-jähriges Mädchen, Hände und Füße sehen alt aus (Akrogerie); (c) 37,5-jährige Frau, diffuse
Erweiterung der abdominalen Gefäße und Aorta; (d) 14-jähriger Knabe, (e) 27-jähriger Mann, eine
Elastosis serpiginosa perforans kommt gehäuft vor.
Die diversen Operationsnarben bei (a) sind Zeugen von lebensbedrohlichen Katastrophen (zwei-
malige Kolonruptur, Milzruptur mit 12, 17 und 19 Jahren), die letzte, letale mit 25 Jahren [3].

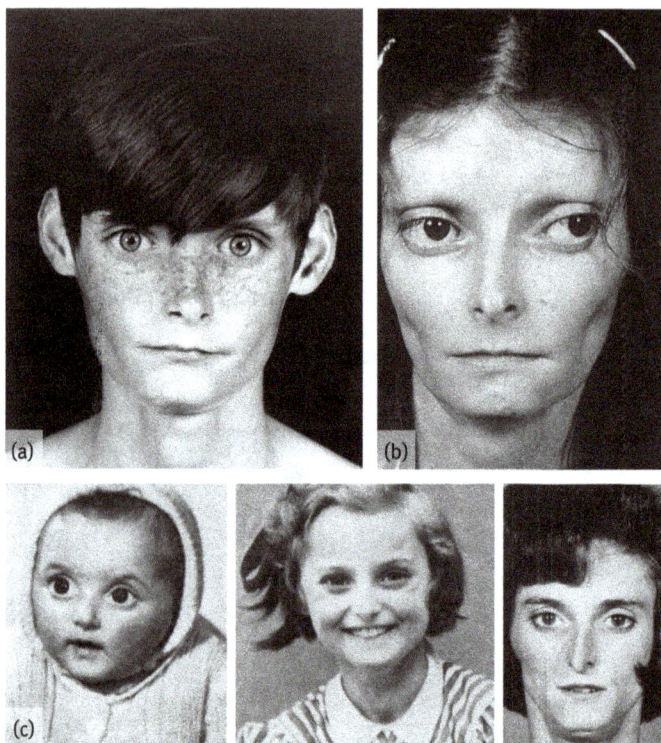

Abb. 1.8: Facies bei der vaskulären Form des EDS (EDS Typ IV).
Der Gesichtsausdruck beim EDS IV ist oft typisch: schmale spitze Nase, dünne Lippen, straffe Haut, hohle Wangen, prominente, etwas starrende Augen, straffe feste Ohren ohne Ohrläppchen. (a) 14-jährig; (b) 28-jährig; der Gesichtsausdruck wird mit zunehmendem Alter ausgeprägter; (c) die selbe Person mit 1, 10 und 31 Jahren) [3].

1.4.3 Diagnose

Nachweis der *COL3A1*-Mutation (in > 95 % der Fälle liegt eine *COL3A1*-Mutation vor), die in der Regel in jeder Familie verschieden ist; die Kenntnis der Mutation hat gewissen prädiktiven Wert. Falls die Mutationsanalyse negativ ist, lohnt sich zur Orientierung die biochemische Untersuchung der Kollagene in der Fibroblastenkultur. Die klinische Diagnose im Kleinkindesalter ist schwierig, wenn keine suggestive Familienanamnese besteht.

1.4.4 Differenzialdiagnose

Andere Formen der Blutungsneigung (Koagulopathien) und andere Typen des EDS; Cave: Kindesmisshandlung!; die autosomal-rezessiv vererbte Neutropenie bedingt durch Mutationen im *G6PC3*-Gen (Chromosom 17q21.31; G. Matyas, C. Giunta, B. Steinmann: unpubliziert).

1.4.5 Therapie und Prophylaxe

Kontrolle und evtl. strikte Behandlung von Bluthochdruck; Celiprolol (β-Blocker) und Metalloproteinase-Hemmer (Doxycyclin) zur Stärkung der Gewebe sind in Erprobung. Blutungen retroperitoneal oder interstitiell möglichst konservativ, intraabdominal und -thorakal dagegen rasch chirurgisch angehen; Vermeidung von Angiographien (Gefäßruptur) und Medikamenten, die mit Gerinnung oder Plättchenfunktion interferieren (Lebensgefahr!); bei Kolonrupturen subtotale Kolektomie; Überwachung von Risikoschwangerschaft und geplante Geburt in spezialisiertem Zentrum; entsprechender Lebensstil zur Vermeidung von intrathorakalem Druck (Husten, Obstipation, schwere isometrische Belastung, Alphorn!) sowie von Kontaktsportarten und Leistungssport. Eine Frühdiagnose ist anzustreben und ein Notfallausweis ist empfehlenswert. Beratung vor Familienplanung und Berufswahl.

1.5 Kyphoskoliotische Form des Ehlers-Danlos-Syndroms (EDS Typ VIA)

1.5.1 Ätiologie und Pathogenese

Die Kollagenlysylhydroxylase (*PLOD1*-Gen auf Chromosom 1p36.22) ist inaktiv, dadurch bleibt die Quervernetzung der Kollagenmoleküle unzureichend. Heterozygote Mutationsträger haben intermediäre Enzymaktivität und sind gesund. (Das Nevo-Syndrom ist allelisch und klinisch identisch mit dem EDS Typ VIA!) [5].

1.5.2 Klinische Zeichen und Befunde und Verlauf

Ausgeprägte Muskelhypotonie im Säuglings- und Kleinkindesalter (floppy infant) mit früh beginnender, schwerer, progredienter Kyphoskoliose (Abb. 1.9) und hyperelastischer, fragiler Haut sind pathognomonisch. Dazu kommen marfanoider Habitus und Osteoporose, oft Mikrokornea (Durchmesser < 11 mm) und gelegentlich Ruptur des Augenbulbus nach inadäquatem Trauma. Die Lebenserwartung ist durch spontane Arterienrupturen, Lungeninsuffizienz und Cor pulmonale deutlich vermindert.

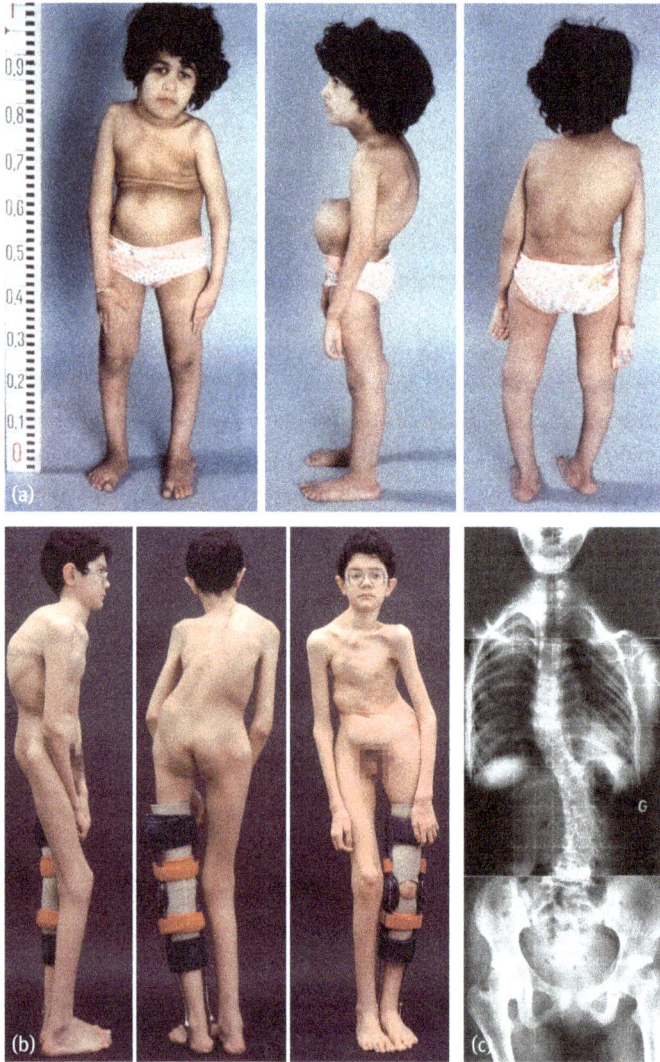

Abb. 1.9: Habitus bei der kyphoskoliotischen Form des EDS (EDS Typ VIA).
Schwere progressive Kyphoskoliose mit Trichter- resp. Hühnerbrust, flachen Füßen in Valgus-
stellung, Dislokation der rechten Schulter, Mikrokornea; (a) 5,5-jähriges Mädchen; (b) 13-jähriger
Junge mit marfanoidem Habitus; (c) Röntgenbild von (a) im Alter von 11 Jahren, 3 Jahre nach
Entfernung des Harrington-Stabes zur Korrektur der Kyphoskoliose [3].

1.5.3 Diagnose

Bestätigung der klinischen Verdachtsdiagnose durch ~30-fach erhöhtes Verhältnis
der im Urin ausgeschiedenen Kollagenquervernetzungs-Moleküle Deoxypyridinolin (LP) zu Pyridinolin (HP) mittels HPLC, einer hochspezifischen, sensiblen, ra-

schen und billigen Analyse [6], gefolgt durch direkten Mutationsnachweis im *PLOD1*-Gen.

1.5.4 Differenzialdiagnose

Im Kleinkindalter neuromuskuläre Störungen; weiterhin andere Formen des EDS, besonders von EDS Typ VIB, EDS Typ VIC und EDS Typ VID, Brittle-Cornea-Syndrom, Marfan-Syndrom, Loeys-Dietz-Syndrom.

1.5.5 Therapie

Kausale Therapie und biochemische Beeinflussung (u. a. durch Vitamin C) sind bisher nicht möglich; konservative und chirurgisch orthopädische Maßnahmen der Kyphoskoliose sind anspruchsvoll und oft wenig erfolgreich.

1.5.6 Varianten des EDS Typ VIA: EDS Typ VIB, EDS Typ VIC und EDS Typ VID

Diese Varianten sind klinisch dem EDS Typ VIA ähnlich, unterscheiden sich jedoch durch spezifische Symptome und die zugrunde liegenden mutierten Gene.

1.5.6.1 Muskulokontrakturelle Form (EDS Typ VIB)

Die muskulokontrakturelle Form wird autosomal-rezessiv vererbt, bedingt durch einen Mangel an Dermatan-4-Sulfotransferase-1 (*CHST14*-Gen auf Chromosom 15q15.1) oder Mangel an Dermatansulfat-Epimerase (*DSE*-Gen auf Chromosom 6q22.1), wobei Chondroitinsulfat das fehlende Dermatansulfat ersetzt. Klinisch zusätzlich zum EDS Typ VIA: adduzierte Daumen, adduzierte Klumpfüße, subkutane Massenblutungen, Retinaablösung (Abb. 1.10) [7].

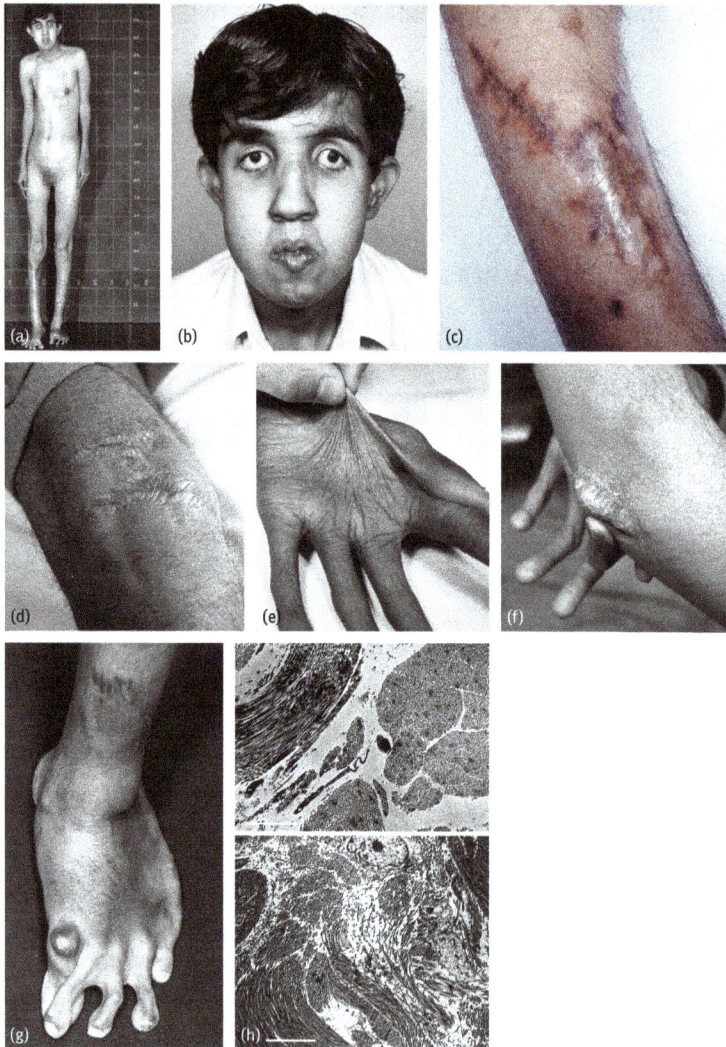

Abb. 1.10: Muskulokontrakturelle Form des EDS (EDS Typ VIB).
(a) Marfanoider Habitus, mäßige Kyphoskoliose, Brustkorbasymmetrie, hämosiderotische atrophe Narben über Schienbein, Fußdeformität, und Mitralklappenprolaps bei einem 17-jährigen Pakistaner, der trotz Endokarditisprophylaxe im Alter von 28 an fulminanter Endokarditis verstarb; seine ältere, ebenfalls befallene Schwester erlitt mit 45 eine doppelseitige Retinaablösung, wurde blind und starb mit 59 an einer intrazerebralen Blutung; (b) Mikrocornea (9 mm im Durchmesser, normal 11,0–12,5 mm), schlaffe Lider, Epikanthus, atrophe Narben über Nasenwurzel, abstehende schlaffe Ohrmuscheln; (c) hämosiderotische atrophe Narben nach subkutanen Blutungen, die chirurgisch entlastet werden mussten; (d) Zigarettenpapier-artige Narben über den Knien; (e) Hyperelastizität der Haut über dem Thenar und exzessive Fältchen der Haut über Handinnenfläche und den Fingern; (f) molluskoider Pseudotumor über Ellbogen und spinnenartige Finger; (g) Adduzierter Fuß; (h) Elektronenmikroskopischer Schnitt der retikulären Dermis: Beim Patienten ist die Mehrzahl der Kollagenfibrillen nicht in Fasern gebündelt und in der Grundsubstanz zerstreut (unten) im Gegensatz zur Kontrolle (oben), Skala: 50 μm. (Alle Aufnahmen desselben Patienten mit 17 Jahren.) [3,7].

1.5.6.2 Spondylocheirodysplastische Form (EDS Typ VIC)

Die spondylocheirodysplastische Form wird autosomal-rezessiv vererbt, bedingt durch einen Mangel des intrazellulären Zinktransporters ZIP13 (*SLC39A13*-Gen auf Chromosom 11p11.2), der zu ER-Stress führt und damit zu Unterhydoxylierung der Kollagene und, diagnostisch wichtig, zum 5-fach erhöhten Verhältnis der im Urin ausgeschiedenen Kollagen-Metaboliten Deoxypyridinolin (LP) und Pyridinolin (HP). Klinisch zusätzlich zum EDS-Typ VIA: Befall der Wirbelsäule (spondylo; mit mäßigem Kleinwuchs und spezifischen radiologischen Befunden (Abb. 1.11c)) und der Hände (cheiro; mit Thenaratrophie, fein gefältelter Handinnenfläche, schmalen spitz zulaufenden Fingern und ebenfalls spezifischen radiologischen Befunden); ferner prominente Augen mit großer Kornea (Durchmesser > 13 mm) (Abb. 1.11) [8].

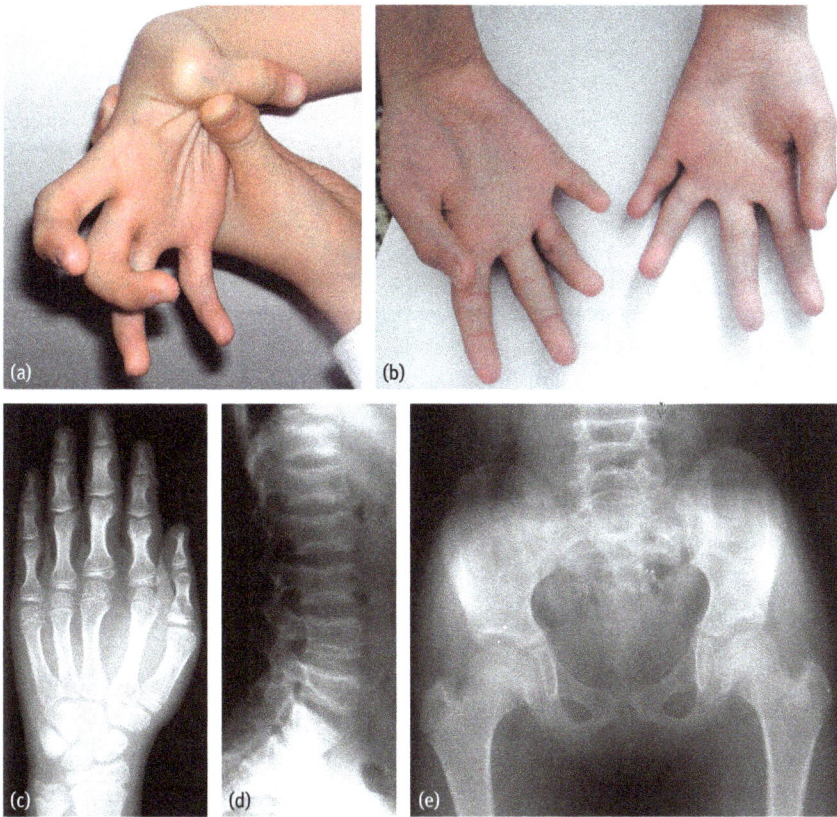

Abb. 1.11: Form des EDS (EDS Typ VIC).
Wirbelsäule (spondylo) und Hände (cheiro) beim EDS Typ VIC: (a) Hypermobiler Daumen, spitz zulaufende Finger mit Flexionskontrakturen bei 10-Jährigem; (b) abnorm runzelige Handfläche und hypotropher Thenar und Hypothenar bei 12-Jährigem; (c) verkürzte Metacarpalia und Phalangen mit verbreiterten Enden und verschmälerten Diaphysen; (d) flache Wirbelkörper mit irregulären Endplatten, Osteopenie bei 11-Jährigem; (e) Becken mit schmalen Ilia, abgeflachten proximalen Epiphysen und kurzen breiten Femurhälsen bei 11-Jährigem [8].

1.5.6.3 Myopathische Form mit Schwerhörigkeit (EDS Typ VID)

Autosomal-rezessiv vererbt, bedingt durch das inaktive Kollagen-spezifische Chaperon (*FKBP14*-Gen auf Chromosom 7p14.3). Klinisch zusätzlich zu EDS Typ VIA: Myopathie und Innenohrschwerhörigkeit (Abb. 1.12). Differenzialdiagnose: Bethlem Myopathie und kongenitale Muskeldystrophie Typ Ullrich (beides Defekte von Kollagen-Typ VI).

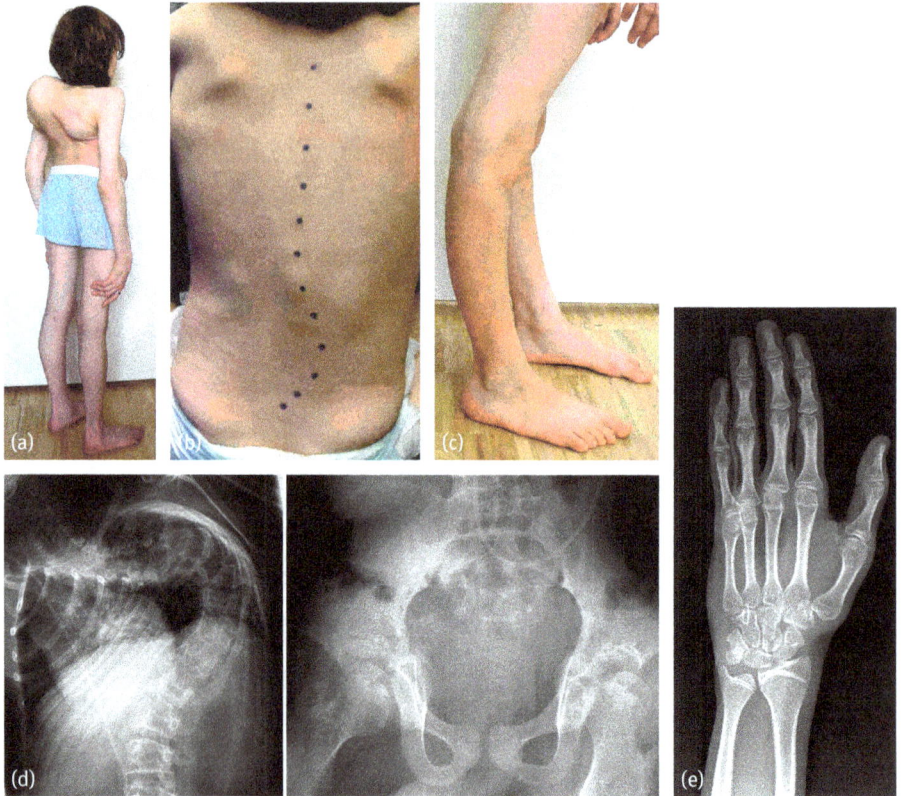

Abb. 1.12: Myopathische Form des EDS mit Schwerhörigkeit (EDS Typ VID).
(a) Schwere Kyphoskoliose bei 15-Jährigem; (b) lumbale Skoliose bei 3-Jährigem; (c) Genu recurvatum, Muskelhypotonie; (d) radiologisch Kyphoskoliose und Osteopenie im Gegensatz zum Kortex der abgeflachten Wirbelkörper sowie Protrusio acetabuli (13-jährig); (e) schmale Hand bedingt durch Mangel an Muskeln und Fett, die Meta- und Epiphysen sind breit und flach, normales Knochenalter (15-jährig) [9].

1.6 Arthrochalasis (EDS Typen VIIA und VIIB) und Dermatosparaxis (EDS Typ VIIC)

1.6.1 Ätiologie und Pathogenese

Bei den EDS Typen VIIA und VIIB kommt es durch heterozygote Mutationen in den Genen *COL1A1* bzw. *COL1A2* (Chromosomen 17q21.33 bzw. 7q21.3) zur Deletion des N-terminalen Telopeptides der α(I)- bzw. α2(I)-Kette von Kollagen I, beim autosomal-rezessiven EDS Typ VIIC resultiert die fehlende Enzymaktivität der Prokollagen N-Protease, kodiert durch das *ADAMTS2*-Gen (Chromosom 5q35.3), in einer Persistenz des N-terminalen globulären Peptids. In beiden Fällen sind Kollagenfibrillenbildung und -quervernetzung gestört und führen zu charakteristischen, diagnostischen Veränderungen im EM (Abb. 1.13).

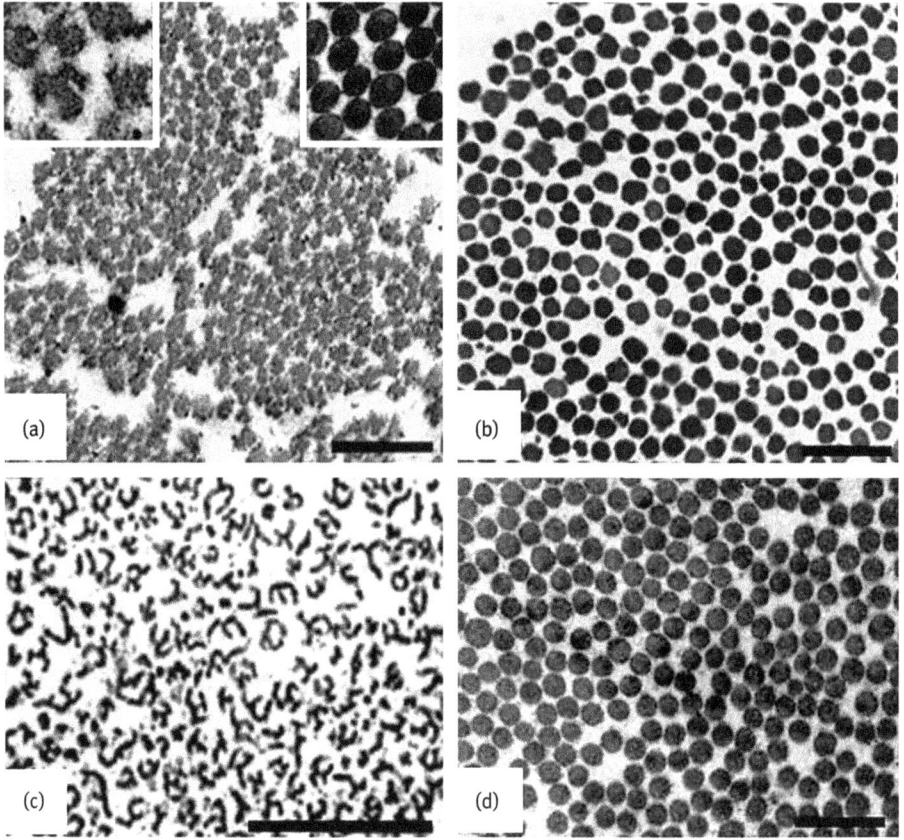

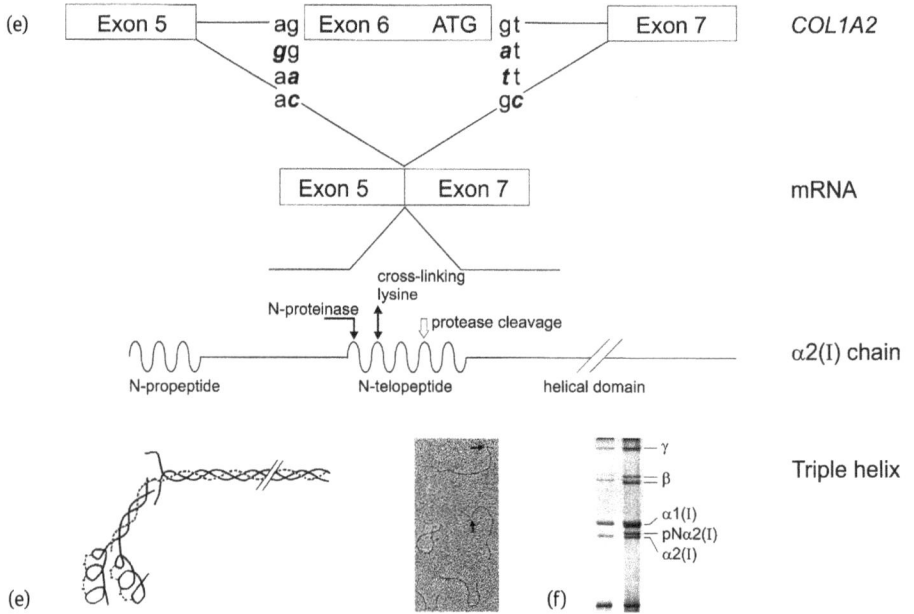

(e)

| Exon 5 | ——— ag | Exon 6 | ATG | gt ——— | Exon 7 | COL1A2 |

gg
aa
ac

at
tt
gc

| Exon 5 | Exon 7 | mRNA

cross-linking
lysine

N-proteinase

protease cleavage

α2(I) chain

N-propeptide   N-telopeptide   helical domain

Triple helix

γ
β
α1(I)
pNα2(I)
α2(I)

(e)

(f)

Ultrastruktur der Haut und Pathogenese bei den EDS Typen VIIA–C.
Ultrastruktur der Kollagenfibrillen im Querschnitt von EDS VIIA, EDS VIIB, EDS VIIC
und EDS VIID (Bild links):
(a) Die Fibrillen beim EDS VIIA haben sehr unregelmäßige Konturen (ähnlich wie „Engel" im
eingefügten Panel, verglichen mit der Kontrolle), variablere Durchmesser und sind lose gepackt;
(b) die Fibrillen beim EDS VIIB sind weniger abnorm; (c) beim EDS VIIC sind die Veränderungen
noch deutlicher und weisen hieroglyphische Konturen auf; (d) die Kollagenfibrillen beim EDS VIID
sind von einer Kontrolle nicht zu unterscheiden.
(e) Schematische Darstellung der Pathogenese beim EDS VIIB: Exon- und Intronstruktur von
COL1A2 mit Acceptor und Donor Splice-Sites angrenzend an Exon 6. Skipping von Exon 6 führt zur
Fusion von Exon 5 und 7 in der α2(I) mRNA. Die Deletion von Exon 6 entfernt das N-Telopeptid,
das die Spaltstellen für die N-Proteinase und eine Proteinase sowie eine Lysin-Quervernetzungs-
stelle enthält. Die beiden gespaltenen N-terminalen Peptide der α1(I)-Kette werden dank
der tripel-helikalen Bindung der mutanten α2(I)-Kette retiniert und bilden so einen mit Rotary
Shadowing sichtbaren Knick, Pfeil in (f).
In der SDS-Polyacrylamid Gelelektrophorese wandert die mutante pNα2(I)-Kette etwas langsamer
als die normale α2(I)-Kette, im Verhältnis 1 : 1 (f) [3].

1.6.2 Klinische Symptome

Beidseitige kongenitale Hüftluxation und extreme Gelenküberstreckbarkeit (Abb. 1.14); mäßige Hyperelastizität und Fragilität der Haut; Osteopenie und gelegentlich pathologische Frakturen.

Bei der Dermatosparaxis sind die Gelenke mäßig überstreckbar, die Haut aber ist weich, teigig und sehr zerreißlich (sparaxis) und lax, zudem bestehen Zeichen wie Mikrognathie, blaue Skleren, geschwollene Augenlider, weite große Fontanelle, große Nabel- und Leistenhernien sowie postnataler Kleinwuchs [10].

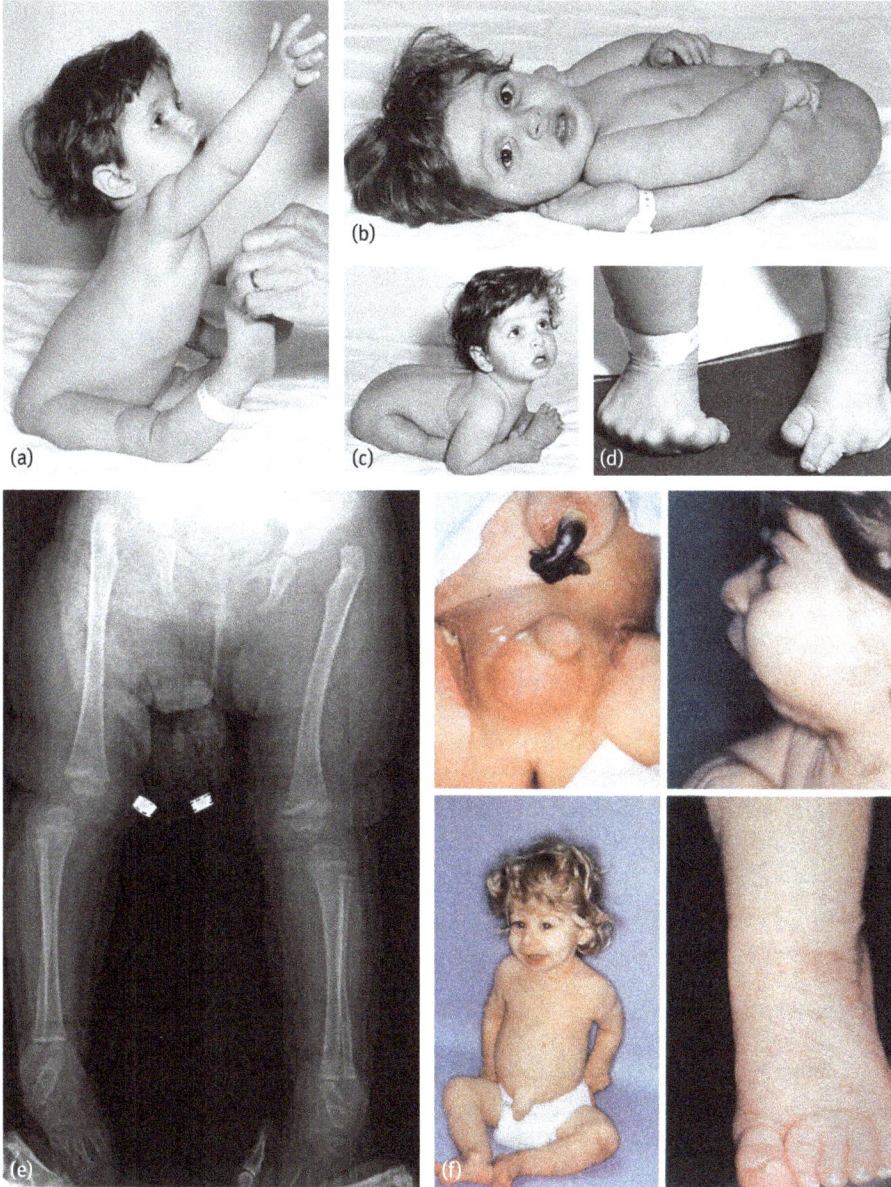

Abb. 1.14: Arthrochalasis und Dermatosparaxis (EDS Typ VIIA/B und Typ VIIC).
(a–d) 1-jähriges Mädchen mit EDS VIIB: Luxationen der großen und kleinen Gelenke bedingt
durch Laxität des Bandapparates (Knie, Hüften bzw. Zehen); (e) radiologisch Hüftluxationen und
anterolaterale Knieluxationen; (f) EDS VIIC: Fissuren in beiden Leisten bei der Geburt (oben links),
Mikrognathie mit 1,5 Jahren; verkürzte Extremitäten, prominente Gefäßzeichnung, multiple
Ekchymosen, laxe Haut und Nabelhernie und hyperkonvexe Nägel [3].

1.6.3 Diagnose

Klinisch, gefolgt von direktem Mutationsnachweis; falls dieser negativ ist, lohnen sich die ultrastrukturelle Untersuchung der Haut (Abb. 1.14a–d) und die Biochemie der Kollagene in der Fibroblastenkultur (Abb. 1.14f). Die pränatale Diagnose ist möglich.

1.6.4 Differenzialdiagnose

Larsen-Syndrom, schwere Ausprägung eines EDS-Typ III.

1.6.5 Therapie

Konservativ oder chirurgisch-orthopädische Maßnahmen, besonders an Hüfte und Knie.

1.7 Periodontale Form des Ehlers-Danlos-Syndroms (EDS Typ VIII)

1.7.1 Ätiologie und Pathogenese

Heterozygote Missense-Mutationen in den Genen *C1R* und *C1S* (beide auf Chromosom 12p13), die für die ersten Komponenten des klassischen Komplementsystems kodieren, führen zum dominant vererbten EDS Typ VIII; die Pathogenese ist noch unklar [11].

1.7.2 Klinische Symptome

Schwere Periodontitis mit Schwund der Gingiva und frühzeitigem Zahnverlust, Gelenküberstreckbarkeit, geringe Hautbeteiligung, prätibiale Hyperpigmentation, rezidivierende Infekte (Blase, Mittelohr, Epididymis) wohl als Ausdruck des gestörten Komplementsystems.

1.7.3 Therapie

Strikte Mundhygiene und zahnärztliche Kontrollen.

1.8 Brittle Cornea Syndrom (BCS1 und BCS2)

1.8.1 Ätiologie und Pathogenese

Zwei Gene, *ZNF469* und *PRDM5* (Chromosom 16q24.2 bzw. 4q27), regeln in einem gemeinsamen Prozess die Expression von Proteinen der extrazellulären Matrix und somit die Entwicklung und Erhaltung von Geweben. Biallelische Mutationen in beiden Genen führen zum genetisch heterogenen, klinisch nicht unterscheidbaren BCS1 bzw. BCS2.

1.8.2 Klinische Zeichen und Befunde

Zentrale Kornea dünn (~300 µm, normal ~550 µm), Keratokonus (Abb. 1.15a), starke Myopie, Glaukom, Kornearupturen spontan oder nach geringfügigem Trauma (Abb. 1.15d), Blindheit, bläuliche Skleren; gemischte Innenohr- und Schallleitungsschwerhörigkeit (in der Tympanometrie: hypermobile Trommelfelle) sind zusätzlich zu den für das EDS typischen Merkmalen wie Hyperelastizität der Haut (Abb. 1.15b) und generalisierte Gelenküberstreckbarkeit (Abb. 1.15c) vorhanden. Deutliche inter- und intrafamiliäre Variabilität; Heterozygote weisen diskrete BG-Zeichen auf.

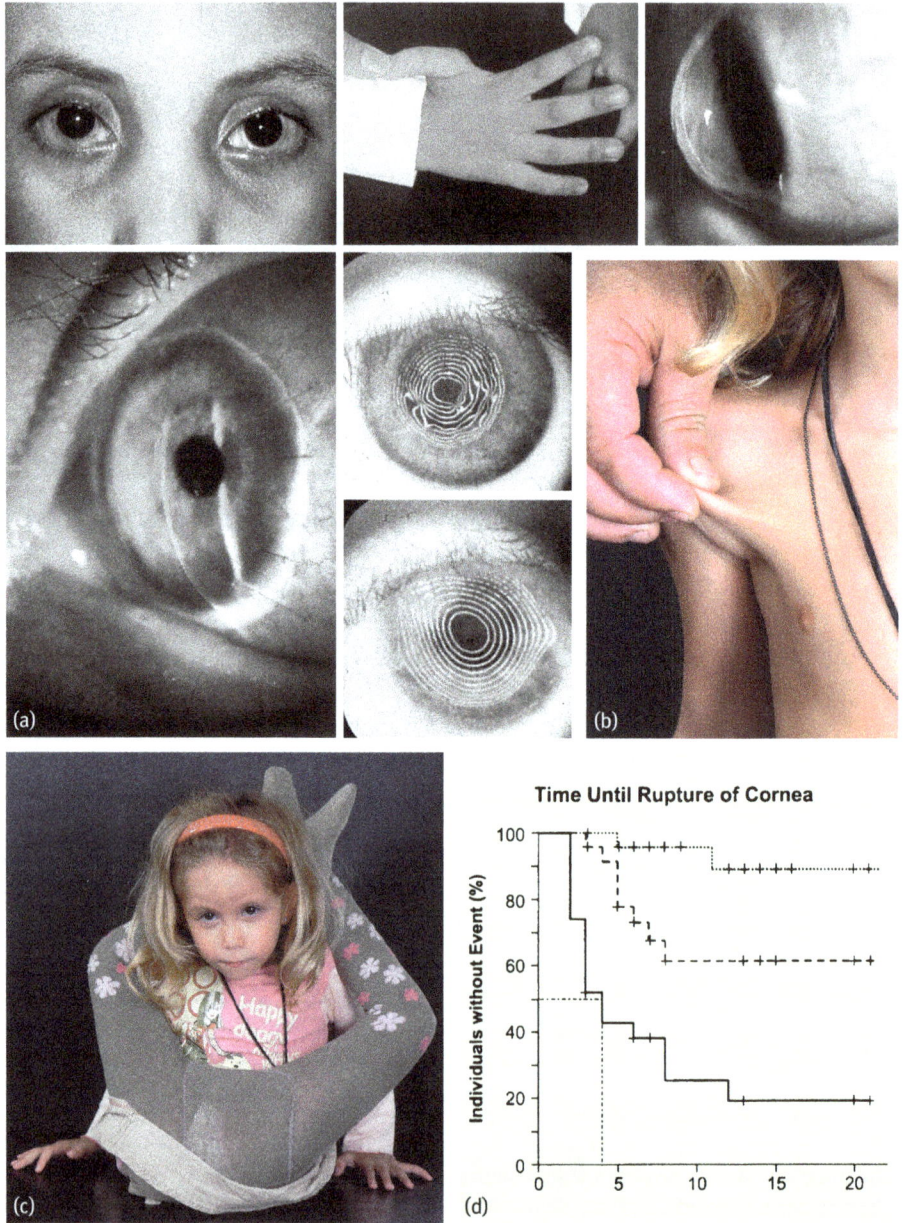

Abb. 1.15: Brittle Cornea-Syndrom.
(a) Blaue Skleren, Keratokonus, überstreckbare Finger; (b) hyperelastische Haut;
(c) überstreckbare große Gelenke; (d) Verlauf der Kornea-Rupturen in Bezug auf
das Alter (Kaplan-Meier-Kurve): Ohne Prävention erfolgt im Alter von 4 Jahren bei
der Hälfte der Betroffenen eine Ruptur (——); Ruptur auf beiden Seiten (- - - -);
Rerupturen auf beiden Seiten (······).

1.8.3 Therapie

Protektive und korrektive Brillengläser, nach Ruptur chirurgische Versorgung, Korneatransplantation, Hörgeräte, genetische Beratung.

Literatur

[1] Royce PM, Steinmann B. Connective tissue and its heritable disorders: molecular, genetic, and medical aspects, 2nd edn. New York: Wiley-Liss; 2002.

[2] Beighton P, De Paepe A, Steinmann B, Tsipouras P, Wenstrup RJ. Ehlers-Danlos syndrome: Revised nosology, Villefranche, 1997. Am J Med Genet. 1998;77:31–37.

[3] Steinmann B, Royce PM, Superti-Furga A: The Ehlers-Danlos syndrome. In: Connective Tissue and Its Heritable Disorders: Molecular, Genetic, and Medical Aspects (Royce PM and Steinmann B, eds) 2nd ed, New York: Wiley-Liss; 2002. pp 431–523.

[4] Demirdas S, Dulfer E, Robert L, Kempers M, van Beek D, Micha D, van Engelen BG, Hamel B, Schalkwijk J, Loeys B, Maugeri A, Voermans NC. (2016) Recognizing the tenascin-X deficient type of Ehlers–Danlos syndrome: a cross-sectional study in 17 patients. Clin Genet. 2016. doi: 10.1111/cge.12853.

[5] Yeowell HN, Steinmann B. Ehlers-Danlos Syndrome, Kyphoscoliotic Form GeneReviews at GeneTests. 2013. www.genetests.org oder direct: https://www.ncbi.nlm.nih.gov/books/NBK1462/.

[6] Kraenzlin ME, Kraenzlin CA, Meier C, Giunta C, Steinmann B. Automated HPLC assay for urinary collagen cross-links: effect of age, menopause, and metabolic bone diseases. Clinical Chemistry. 2008;54:1546–1553.

[7] Janecke AR, Li B, Boehm M, Krabichler B, Rohrbach M, Müller T, Fuchs I, Golas G, Katagiri Y, Ziegler SG, Gahl WA, Wilnai Y, Zoppi N, Geller HM, Giunta C, Slavotinek A, Steinmann B. The phenotype of the musculocontractural type of Ehlers-Danlos syndrome due to *CHST14* mutations. Am J Med Genet. 2016;170A:103–115.

[8] Giunta C, Elçioglu NH, Albrecht B, Eich G, Chambaz C, Janecke AR, Yeowell H, Weis MA, Eyre DR, Kraenzlin M, Steinmann B. Spondylocheiro dysplastic form of the Ehlers-Danlos syndrome – an autosomal-recessive entity caused by mutations in the zinc transporter gene *SLC39A13*. Am J Hum Genet. 2008;82:1290–1305.

[9] Baumann M, Giunta C, Krabichler B, Rüschendorf F, Zoppi N, Colombi M, Bittner RE, Quijano-Roy S, Muntoni F, Cirak S, Schreiber G, Zou Y, Hu Y, Romero NB, Carlier RY, Amberger A, Deutschmann A, Straub V, Rohrbach M, Steinmann B, Rostásy K, Karall D, Bönnemann CG, Zschocke J, Fauth C. Mutations in *FKBP14* cause a variant of Ehlers-Danlos syndrome with progressive kyphoscoliosis, myopathy and hearing loss. Amer J Human Genet. 2012;90:201–216.

[10] Van Damme T, Colige A, Syx D, Giunta C, Lindert U, Rohrbach M, Aryani O, Alanay Y, Simsek-Kiper PÖ, Kroes HY, Devriendt K, Thiry M, Symoens S, De Paepe A, Malfait F. Expanding the clinical and mutational spectrum of the Ehlers-Danlos syndrome, dermatosparaxis type. Genet Med. 2016;18:882–89.

[11] Kapferer-Seebacher I, Pepin M, Werner R, Aitman TJ, Nordgren, A, Stoiber H, Thielens N, Gaboriaud C, Amberger A, Schossig A, Gruber R, Giunta C, Bamshad M, Björck E, Chen C, Chitayat D, Dorschner M, Schmitt-Egenolf M, Hale CJ, Hanna D, Hennies HC, Heiss-Kisielewsky I, Lindstrand A, Lundberg P, Mitchell AL, Nickerson DA, Reinstein E, Rohrbach M, Romani N, Schmuth M, Silver R, Taylan F, Vandersteen A, Vandrovcova J, Weerakkody R, Yang M, Pope FM, Molecular Basis of Periodontal EDS Consortium, Byers PH, Zschocke J.

Periodontal Ehlers-Danlos Syndrome is caused by mutations in C1R and C1S, which encode subcomponents C1r and C1s of complement. Am J Hum Genet. 2016;99:1005–1014.

[12] Rohrbach M, Spencer HL, Porter LF, Burkitt-Wright EMM, Bürer C, Janecke A, Bakshi M, Sillence D, Al-Hussain H, Baumgartner M, Steinmann B, Black GCM, Manson FDC, Giunta C. ZNF469 frequently mutated in the brittle cornea syndrome (BCS) is a single exon gene possibly regulating the expression of several extracellular matrix components. Molecular Genetics and Metabolism. 2013;109:289–295.

[13] Al-Hussain H, Zeisberger SM, Huber PR, Giunta C, Steinmann B. Brittle cornea syndrome and its delineation from the kyphoscoliotic type of Ehlers-Danlos syndrome (EDS VI): report on 23 patients and review of the literature. Am J Med Genet. 2004;124A:28–34.

[14] [14] Malfait F, Francomano C, Byers P, Belmont J, et al. The 2017 international classification of the Ehlers-Danlos syndromes. Am J Med Genet Part C Semin Med Genet. 2017;175C:8–26.

Ingrid Haußer

2 Morphologische Grundlagen erblicher Bindegewebserkrankungen

Das Bindegewebe ist ein Grundgewebe und leitet sich vom embryonalen Mesoderm ab. Es dient überall im Körper als Stütz- und Strukturgewebe. Erbliche Bindegewebserkrankungen betreffen daher meist eine ganze Reihe von Organsystemen, darunter Skelett, Augen, cardiovaskuläres System, Lunge, Haut und zentrales Nervensystem, und zwar oft in unterschiedlicher Ausprägung [1]. Die Hauptbestandteile des Bindegewebes oder der sogenannten extrazellulären Matrix (ECM) sind Kollagene, die wiederum mehr als 20 verschiedene Typen umfassen, elastische Fasern aus hauptsächlich Elastin und elastischen Mikrofibrillen, außerdem Grundsubstanzmoleküle wie Glykoproteine, Glykosaminoglykane und Proteoglykane. Davon sind vor allem Kollagenfibrillen, die unserem Körper bzw. den Geweben Zugkraft verleihen sowie Wasser speichern, und elastische Fasern, verantwortlich für Elastizität, zugänglich für eine morphologische Begutachtung auf ultrastruktureller, also elektronenmikroskopischer Ebene. Nicht-fibrilläre Grundsubstanzbestandteile dagegen gehen größtenteils während der Präparation durch Auswaschen etc. verloren.

Die ECM der Haut stellt ein interaktives Gefüge von strukturellen und makromolekularen Bestandteilen dar, wie es prinzipell für alle Bindegewebe des Körpers typisch ist, jedoch in spezifischer Zusammensetzung, die ihrer Funktion angepasst ist. Die ECM tritt mit vielen Faktoren in Wechselwirkung, die in den Metabolismus des Gewebes eingreifen können, darunter äußere Einflüsse wie Umweltbedingungen und Lebensalter sowie die intradermale Umgebung wie Haarfollikel, Schweißdrüsen, Nerven, Gefäße, Zellen, Mediatoren und verschiedenste Komponenten von Signalwegen, und sie steht außerdem in Abhängigkeit vom genetischen Hintergrund. Bindegewebsstrukturen bieten sich zur Untersuchung bei entsprechenden Konditionen an, da Dermis, im Gegensatz zu beispielsweise ECM-Material aus Sehnen, Bändern oder großen Gefäßen, leicht zugänglich ist und es bereits gute Untersuchungen zur Morphologie von normalem dermalen Bindegewebe gibt. Dies stellt bei entsprechender Symptomlage einen indirekten Ansatz dar, da evtl. nicht das „betroffene" Organ untersucht wird, das für eine Biopsieentahme weniger geeignet ist (wie beispielweise Bestandteile des Bänderapparats oder große Gefäße). Notwendige Voraussetzungen für die morphologische Beurteilung von dermalem Bindegewebe sind Hautbiopsate von guter Qualität; zu bevorzugen sind nach unserer Erfahrung ellipsoide Messerbiopsen von ca. 0,5 cm Länge; sie müssen in der Tiefe bis zum subkutanen Fett reichen, damit die gesamte Breite der Dermis zur Verfügung steht; auch die Dermisbreite kann ein diagnostisches Zeichen sein. Sinnvoll sind Biopsate aus standardisierten Körperregionen; besonders geeignet ist die Oberarm-Außenseite, wenige Zentimeter über dem Ellenbogengelenk, falls nicht

https://doi.org/10.1515/9783110474909-002

besondere Läsionen untersucht werden sollen oder Prädilektionsstellen bestehen, wie z. B. bei Pseudoxanthoma elasticum (PXE) [2].

Lichtmikroskopisch besteht die ca. 2–4 mm lange Dermis aus Bindegewebe, darin eingebettet Anhangsgebilde, Nerven, Gefäße und wenige Zellen (meist Fibroblasten, die die verschiedenen ECM-Bestandteile synthetisieren). Die ECM setzt sich morphologisch zusammen vor allem aus Kollagenbündeln und gleichmäßig dazwischen eingestreuten elastischen Fasern. In der oberen papillären Dermis sind die Kollagenbündel relativ klein und unregelmäßig strukturiert, in der mittleren und unteren retikulären Dermis sind sie kompakt und regelmäßig erheblich größer. Zu beachten sind altersbedingte Veränderungen: So kann die Dermis von Neugeborenen noch erheblich schmaler sein als in Adulten; in höherem Alter (> 40 Jahre) nimmt der Gehalt an Kollagen aufgrund der verringerten entsprechenden Syntheseleistung zugunsten dem von elastischen Fasern kontinuierlich ab. In der papillären Dermis findet sich an elastischen Fasern bei entsprechender Exposition eine aktinische Elastose (degenerative Lichtschäden).

Elektronenmikroskopisch eignet sich zur Untersuchung aufgrund der Regelmäßigkeit des normalen Aufbaus besonders die retikuläre, mittlere Dermis. Normale Kollagenbündel bestehen aus zu kompakten Bündeln geordneten Kollageneinzelfibrillen. Diese haben im Querschnitt einheitliche Kaliber und fast kreisrunde, glatte Umrisse (Abb. 2.1a). Fibrillenlängsschnitte zeigen eine für fibrilläre Kollagene charakteristische Querstreifung (Abb. 2.1b). Zu beachten ist, dass jede Fibrille an sich wiederum aus einer Reihe von Kollagentypen besteht. Zwischen den Kollagenbündeln liegen regelmäßig eingebettet elastische Fasern in Form von amorphen Strukturen aus homogenem, teilweise geflecktem Material, das die Elastinkomponente darstellt; Elastin ist eingelagert in ein Gerüstnetzwerk aus elastischen Mikrofibrillen, die am Rand der Faser zu erkennen sind (Abb. 2.1c). Elastin ist die eigentlich elastische Komponente, ein Molekül mit „molekularem Gedächtnis", das nach mechanischer Verformung wie z. B. bei einer Bewegung, wieder in die Originalform zurückkehrt.

Besonders eindrucksvolle Beispiele für erbliche Bindegewebserkrankungen mit charakteristischen ultrastrukturellen Veränderungen finden sich bei den drei Prototypen erblicher Bindegewebserkrankungen: Ehlers-Danlos-Syndrom, das Veränderungen am Kollagen aufweist, Cutis laxa mit Fragmentierung und vor allem Rarefizierung von elastischem Material, und Pseudoxanthoma elasticum, das durch Mineralisierung von elastischem Material charakterisiert ist, aber auch Kollagenveränderungen zeigt [3]. Hervorzuheben ist hier jedoch, dass jeweils nur einige Formen der jeweiligen Prototypen morphologisch charakterisiert sind. Außerdem umfassen die qualitativen ultrastrukturellen Veränderungen der Bindegewebskomponenten nur ein begrenztes Spektrum, so dass ein bestimmtes Merkmal meist nicht nur auf einer einzigen definierten molekularen Grundlage beruht [4].

Das Ehlers-Danlos-Syndrom umfasst eine Gruppe von Erkrankungen, die sich hauptsächlich durch Symptome an der Haut (überdehnbar, hyperelastisch, weich und samtig; gestörte Wundheilung mit überschießenden, hypertrophen oder pseu-

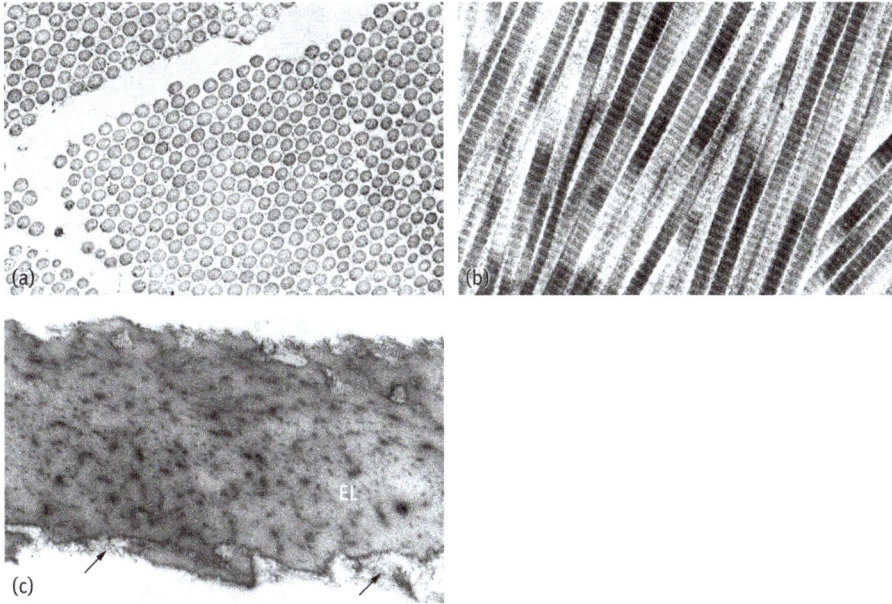

Abb. 2.1: Ultrastruktur von Komponenten des normalen dermalen Bindegewebes.
(a) Querschnitte von Kollageneinzelfibrillen in kompakten Bündeln; × 32.000; (b) Längsschnitte
von Kollagenfibrillen mit charakteristischer Querstreifung; × 32.000; (c) elastische Faser;
die amorphe Elastinkomponente (EL) ist eingelagert in ein Gerüst aus elastischen Mikrofibrillen
(Pfeile); × 30.000.

domolluskoiden oder sehr dünnen, zigarettenpapierartigen Narben), an Gelenken
(überstreckbar, hypermobil, häufige Luxationen, Ergüsse, Schmerzen) und an Gefäßen („Fragilität", spontane Hämatome, neurovaskuläre Ereignisse) manifestieren.
Die bisher identifizierten Typen beruhen hauptsächlich auf Mutationen in Genen,
die Kollagene codieren oder für die Synthese von Kollagenen bzw. Kollagenfibrillen
notwendige Enzyme oder Moleküle. Inzwischen wurden aber auch seltenere Typen
identifiziert, deren molekulare Grundlage die Biologie der ECM auf nichtkollagener
Ebene betrifft [4–6].

Auf lichtmikroskopischer Ebene gibt es bei den meisten Typen in vielen Fällen
keine auffälligen Abweichungen. In der histopathologischen Untersuchung ist das
dermale Bindegewebe bei klassischem EDS (früher Typ I/II) typischerweise locker
gepackt, besonders in retikulären Bereichen. Die Kollagenbündel sind von deutlich
variabler Größe, die Breite der Dermis kann deutlich reduziert, aber auch deutlich
erhöht sein. Beim vaskulären Typ IV ist eine schmale Dermis mit lockerem Bindegewebe, relativ kleinen Kollagenbündeln und deutlich relativ erhöhtem Gehalt an
elastischem Material charakteristisch. Die lockere Architektur mit der unregelmäßigen Verteilung der fibrillären Bestandteile mit den ausgedehnten optisch „leeren"
Bereichen machen die Schwierigkeiten nachvollziehbar, die bei mechanischer Be-

lastung (Hämatomneigung, Gefäßrupturen, chirurgisches Nähen) auftreten. (Cave: Überlagerung mit alterungsbedingten Veränderungen oder mit Adipositas!).

In vielen Fällen sowie auch beim hypermobilen Typ III ergeben sich lichtmikroskopisch keine aussagekräftigen Veränderungen. Auf elektronenmikroskopischer Ebene präsentieren sich bei einer Reihe von EDS-Typen differenzielle Veränderungen am Kollagen, die, in Kombination mit der klinischen Symptomatik, zur Klassifikation und Diagnosestellung beitragen [2,3,5]. Beim klassischen Typ finden sich regelmäßig zahlreiche aberrante Kollageneinzelfibrillen, sogenannte „composite fibrils" mit „flower-like" Umrissen der Querschnitte und unterschiedlichen, oft sehr großen Kalibern in den Kollagenbündeln (Abb. 2.2a). In manchen Bündeln ist die normalerweise sehr geordnete Packung der Fibrillen deutlich gestört und sie bilden völlig chaotisch aggregierte Bereiche, in denen kaum noch Einzelfibrillen und deren Ausrichtung zu erkennen sind. Im Längsschnitt der Fibrillen bleibt die charakteristische Querstreifung erhalten (Abb.2.2b). Der hypermobile EDS-Typ III umfasst bisher noch heterogene Gruppen von Patienten, bei denen einige regelmäßig einzelne bis mehrere solcher aberranter Fibrillen innerhalb ansonsten unauffälliger Bündel zeigen; bei einigen lassen sich jedoch keine ultrastrukturellen Veränderungen nachweisen, die von der normalen Variation abweichen. Beim vaskulären Typ sind die Bündel oft relativ klein, in sich locker gepackt, und die Einzelfibrillen zeigen deutliche Kaliberschwankungen und teilweise unregelmäßige Umrisse der Querschnitte (Abb. 2.2c) [7,8]. Charakteristischer weise ist die „Unruhe" der Fibrillenpackung bereits bei relativ niedrigen Vergrößerungen zu erkennen. Ganz ähnliche Veränderungen fanden sich auch in Adventia-nahen Bereichen der Aortenwand in Sektionsmaterial. Die elastischen Fasern sind prominent, oft mit Verzweigungen. Charakteristisch für eine Arthrochalasis/Typ VIIA sind generell veränderte Kollagenfibrillen mit unregelmäßigen, „engelartigen" Kontouren der Querschnitte und eingestreuten „composite fibrils" von deutlich vergrößerten Kalibern (Abb. 2.2d). Die Dermatosparaxis/Typ VIIC zeigt durchweg „hieroglyphenartige" Kollagenfibrillen, anhand derer dieser Typ eindeutig zu diagnostizieren ist. Seltene Typen wie der kyphoskoliotische Typ, muscularcontractural Typ, spondylocheirodysplastic Typ zeigen nur milde Veränderungen, die außer einem Hinweis auf Vorliegen einer Bindegewebsstörung nicht weiter zur Klassifikation beitragen können.

Erschwert wird eine Aussage bzw. Auswertung der Morphologie grundsätzlich durch ungenaue oder fehlende klinische Angaben sowie durch überlappende Symptomatik und variable phänotypische Expression [9]. So konnten in Einzelfällen Ausprägungen von Osteogenesis imperfecta oder Ullrich-Myopathie nicht abgegrenzt werden zu milder EDS-Ausprägung, und in einer Studie über Aortendissektionen und morphologische Veränderungen, die einem milden vaskulären EDS ähnlich waren, fanden sich bei zwei Patienten Mutationen in TGFB2-Gen, bei einem Patienten eine Mutation im FBN1-Gen [10]. Bei Patienten mit Fibromyalgie ergaben sich ultrastrukturell ähnliche Veränderungen wie bei Patienten, bei denen ein hypermobiler EDS-Typ diagnostiziert wurde [11]. All diese Daten zeigen, dass ein grundsätzliches Überdenken der Klassifikation notwendig ist.

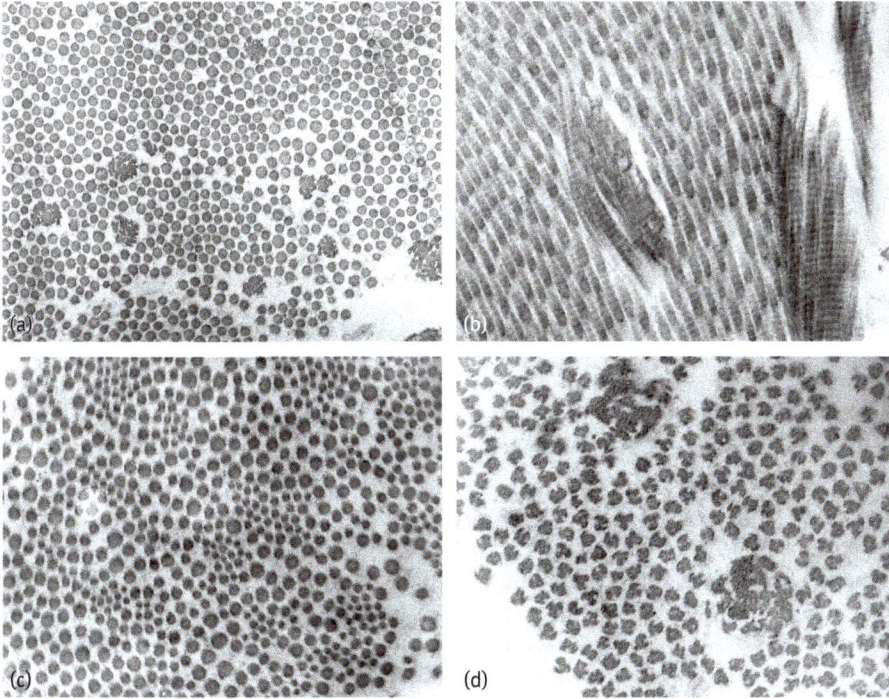

Abb. 2.2: Beispiele für ultrastrukturelle Veränderungen am Kollagen bei Ehlers-Danlos-Syndrom.
(a) EDS klassischer Typ; viele Einzelfibrillen sind im Querschnitt nicht kreisrund, sondern zeigen
Formen mit unregelmäßig ausgefransten Umrissen; × 25.000; (b) EDS, klassischer Typ; die
Längsschnitte aberranter, stark verdickter und verdrillter Fibrillen weisen jedoch das
charakteristische normale Querstreifungsmuster auf; × 28.000; (c) EDS, vaskulärer Typ; die
Fibrillenquerschnitte haben stark variierende Kaliber; × 28.000; (d) EDS, Typ VIIA/Arthrochalasis;
die Fibrillenquerschnitte sind alle stark verändert; × 35.000.

Cutis laxa und verwandte Progeriesyndrome umfassen ebenfalls mehrere Erkrankungen. Sie zeichnen sich durch „überschüssige" Haut und stehende Hautfalten,
also unelastische Haut, aus, die jedoch gut heilt; die Patienten haben oft eine charakteristische Fazies („Trauergesicht") und weisen, je nach Krankheitstyp, eine variable systemische Beteiligung auf (z. B. Lungenemphysem). Bisher bekannte Defekte fanden sich in Genen für Elastin, für Elastin-modifizierende Enzyme sowie für
eine Vielzahl anderer Bestandteile elastischer Fasern wie Fibulin 5 oder zelluläre
Transport- und Stoffwechselvorgänge [1,4,12].

Cutis-laxa-ähnliche Konditionen zeichnen sich prinzipiell durch eine deutliche
Rarefizierung von elastischem Material aus, die meist bereits lichtmikroskopisch
auffällt. Bei höheren Vergrößerungen im Elektronenmikroskop lassen sich unterschiedliche Veränderungen unterscheiden: die elastischen Fasern sind sehr klein
und bestehen nur noch aus minimalen Fasern, der Aufbau der Fasern an sich ist
jedoch regelrecht (Abb. 2.3a); oder der Zusammenbau aus elastischen Mikrofibril-

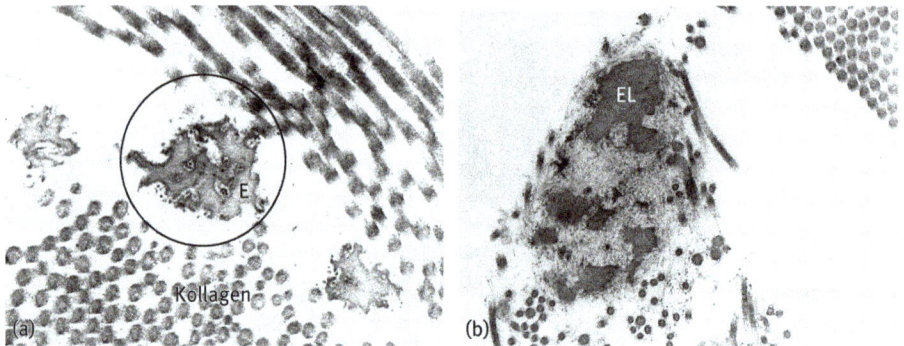

Abb. 2.3: Beispiele für ultrastrukturelle Veränderungen bei Cutis laxa.
(a) wenige sehr kleine elastische Fasern (E); × 30.000; (b) anomaler Aufbau:
zu wenig Elastin (EL) im Gerüst aus Mikrofibrillen; × 28.000.

len und Elastin ist gestört und die jeweiligen Komponenten liegen getrennt voneinander in direkter Nachbarschaft, oder zwar zusammen, aber nicht regelrecht assoziiert vor (Abb. 2.3b). Diese Morphologie ist charakteristisch für ELN-Mutationen.
Bei einer autosomal-dominanten late-onset-Form von Cutis laxa kommt es zur Degeneration von elastischen Fasern, die zunehmend ein elektronendichteres, granu-
lär verändertes Aussehen annehmen und von Makrophagen umgeben sind [13].
Anetodermie oder Middermal Elastolysis ist eine Variante, die lokalisiert im mittleren
Lebensalter auftritt; die Rarefizierung umfasst nur mittlere dermale Lagen in läsiona-
len Bereichen und beruht vermutlich auf (altersbedingten?) Degenerationsprozessen
[14]. Einen ebenfalls komplizierten Pathomechanismus zeigen Progeriesyndrome, die
mit Cutis laxa assoziiert sind. Sie beruhen auf Mutationen in Genen für ECM, oft mit
fassbaren, aber nicht spezifischen ultrastrukturellen Veränderungen [15].

Pseudoxanthoma elasticum (PXE) ist eine erbliche Systemerkrankung vor allem des elastischen Gewebes mit typischen gelblichen Papeln (Pseudoxanthomen)
an der Haut im Hals- und Nackenbereich, umbilikal und in Kniekehlen und Ellen-
beugen, „angioid streaks" im Augenhintergrund (brüchige Bruch's Membran) und
anderen chorioretinalen Veränderungen am Auge sowie Gefäßbeteiligung in Form
von Hypertonie, Durchblutungsstörungen und gastrointestinalen Blutungen. Zu-
grundeliegend sind Einlagerungen und Ablagerungen von anorganischen Ionen in
die Elastinkomponente, was zur Fragmentierung und Degeneration führt. Ursächlich sind Mutationen im Gen für ABCC6, ein Transporterprotein, in seltenen Fällen
GGCX, das am Vitamin K-Stoffwechsel beteiligt ist, sowie ENPP1, ein Enzym im
Calcium-Stoffwechsel [16].

Ultrastrukturelle Veränderungen manifestieren sich als elektronendichte Ablagerungen in der Elastinkomponente elastischer Fasern in der Dermis entsprechender Läsionen Abb. 2.4); sie stellen Einlagerungen von anorganischen Ionen,
insbesondere Calciumapatit dar und sind so hart, dass sie nach der Präparation

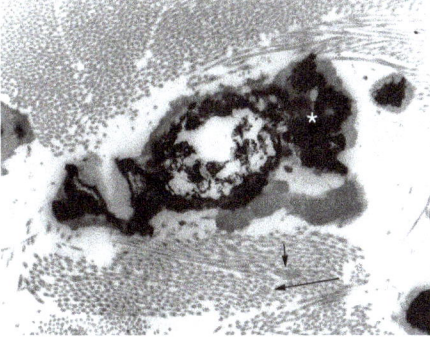

Abb. 2.4: Ultrastrukturelle Veränderungen bei PXE:
Kalkeinlagerungen (Stern) in der Elastinkomponente; aberrante
Kollagenfibrillen (Pfeile) in benachbarten Bündeln; × 15.000.

herausbrechen können. Kollagenbündel in direkter Nachbarschaft zu derartig veränderten elastischen Fasern enthalten ultrastrukturell veränderte Kollagenfibrillen. Noch immer ist der Vorgang, der zur Mineralisierung elastischen Gewebes führt, nicht völlig aufgeklärt, z. B. wie kausale Mutationen im Gen von ABCC6, das vor allem in Leber und Nieren, jedoch kaum oder nicht in Zellen des dermalen Bindegewebes exprimiert wird, zu diesen Veränderungen und damit zur Pathogenese führen [4].

Insgesamt kommt eine ultrastrukturelle Untersuchung bei seltenen Krankheitsbildern zum Einsatz, die den Kliniker aufgrund der Vielfältigkeit der Symptome und der variablen Ausprägung vor Probleme stellen. Mutationen, die im Allgemeinen eines der erwähnten Syndrome bedingen, können auch zu einer monosymptomatischen Expression führen wie spontane neurovaskuläre Ereignisse, was eine Diagnostik ebenfalls komplizieren kann [4,17]. Das morphologische Bild, kombiniert mit der klinischen Symptomatik, kann dann oft und überdies entscheidende Hinweise zur Diagnostik und Klassifikation sowie zu pathogenetischen Zusammenhängen der Entität liefern. In über 1800 in unserem Labor untersuchten Biopsaten von Patienten mit Verdacht auf eine seltene erbliche Störung des Bindegewebes konnte eine bessere Beschreibung des Einzelfalls bzw. der Familie erfolgen sowie eine „Vorsortierung" in Bezug auf weitergehende teure molekulargenetische Untersuchungen, indem Kandidatengene bestimmt bzw. ausgeschlossen werden können. Damit führten diese Arbeiten auch zur Einsparungen im Gesundheitswesen durch das systematische diagnostische Procedere. Außerdem liefern subzelluläre Untersuchungen die Möglichkeit, Phänotyp-Genotyp-Korrelationen zu analysieren und gerade die intensive Beschäftigung mit diesen seltenen Veränderungen führen oft zu neuen bahnbrechenden Erkenntnissen über reguläre Lebensvorgänge wie zum Beispiel Alterungsprozesse [15] und bieten die Möglichkeiten zur Evaluierung möglicher zukünftiger Therapieansätze.

Literatur

[1] Royce PM, Steinmann B (eds) Connective tissue and its heritable disorders. Wiley-Liss, New York 2002.
[2] Proske S, Hartschuh W, Enk A, Hausser I. Ehlers-Danlos-Syndrom – 20 Jahre Erfahrungen in Diagnostik und Klassifikation an der Universitäts-Hautklinik Heidelberg. J Dtsch Dermatol Ges 2006; 4:308–18.
[3] Haußer I. Hereditäre Bindegewebserkrankungen. Derma-Net-Online.de Kap. 7.2. BBS-Verlag Wiesbaden:2007.
[4] Vanakker O, Callewaert B, Malfait F, Coucke P. The genetics of soft connective tissue disorders. Annu Rev Genom Human Genet 2015; 16:229–255.
[5] Hausser I, Anton-Lamprecht I. Differential ultrastructural aberrations of collagen fibrils in Ehlers-Danlos syndrome types I-IV as a means of diagnostics and classification. Hum Genet 1994; 93:72–79.
[6] Hermanns-Lê T, Reginster MA, Piérard-Franchimont C, Piérard G. Ehlers-Danlos syndrome in diagnostic electron microscopy: a practical guide to interpretation and technique. John W Stirling, Alan Curry and Brian Eyden, John Wiley & Sons, Ltd, Chichester. 2013.
[7] Ong KT, Plauchu H, Peyrol S, et al. Ultrastructural scoring of skin biopsies for diagnosis of vascular Ehlers-Danlos syndrome. Virchows Arch 2012; 460:637–49.
[8] Wendorff H, Pelisek J, Zimmermann A, et al. Early venous manifestation of Ehlers-Danlos syndrome type IV through a novel mutation in COL3A1. Cardiovasc Pathol 2013; 22:488–92.
[9] Jorgensen A, Fagerheim T, Rand-Hendriksen S, et al. Vascular Ehlers-Danlos syndrome in siblings with biallelic COL3A1 sequence variants and marked clinical variability in the extended family. Eur J Hum Genet 2015; 23:796–602.
[10] Mayer K, Schwarting C, Hausser I, Brumm R, Doelken S, Klein H-G. Significance and correlation of ultrastructural and molecular genetic approaches in the diagnostics for Ehlers-Danlos syndrome (EDS) patients with the classic and vascular type including the potential of next-generation sequencing (NGS). Poster ESHG, Barcelona 2016.
[11] Hermanns-Le T, Pierard GE. Skin ultrastructural similarities between Fibromyalgia and Ehlers-Danlos syndrome hypermobility type. J Ost Arth 2016; 1:1.
[12] Graul-Neumann LM, Hausser I, Essayie M, Rauch A, Kraus C. Highly variable cutis laxa resulting from a dominant splicing mutation of elastin gene. Am J Med 2008; 146A:977–83.
[13] Hu Q, Reymond JL, Pinel N, Zabot MT, Urban Z. Inflammatory destruction of elastic fibers in acquired cutis laxa is associated with missense alleles in the elastin and fibulin 5 genes. J Invest Dermatol 2005; 126:283–90.
[14] Kineston DP, Xia Y, Turiansky GW. Anetoderma: a case report and review of the literature. Cutis 2008; 81:501–506.
[15] Capell BC, Tlougan BE, Orlow SJ. From the rarest to the most common: insights from progeroid syndromes into skin cancer and aging. J Invest Dermatol 2009; 129:2340–2350.
[16] Li Q, Jiang Q, Pfendner E, Varadi A, Uitto J. Pseudoxanthoma elasticum: clinical phenotypes, molecular genetics and putative pathomechanisms. Exp Dermatol 2009; 18:1–11.
[17] Sobey G. Ehlers-Danlos-syndrome: how to diagnose and when to perform genetic tests. Arch Dis Child 2014; 100:57–61.

Karin Mayer

3 Molekulargenetische Diagnostik beim Ehlers-Danlos-Syndrom

3.1 Einteilung

Unter Ehlers-Danlos-Syndrom (EDS) wird eine klinisch und genetisch heterogene Gruppe von seltenen Erkrankungen des Bindegewebes zusammengefasst, die durch Hyperelastizität der Haut, Gewebebrüchigkeit, Überstreckbarkeit der Gelenke und eine unterschiedliche Beteiligung von Skelett-, Kardiovaskular-, und Gastrointestinalsystem sowie Lunge und Augen charakterisiert sind. Nach der vereinfachten Villefranche-Klassifikation [1] wurden diese in die sechs Haupttypen: klassisch (früher I/II), hypermobil (früher III), vaskulär (früher IV), kyphoskoliotisch (früher VI), Arthrochalasis (früher VIIA/B) und Dermatosparaxis (früher VIIC) unterteilt, die auf verschiedene molekulare Defekte des Kollagenstoffwechsels zurückzuführen sind. Infolge der Zunahme von genetisch aufgeklärten, neuen EDS-Subtypen schlägt die revidierte internationale Klassifikation von 2017 [2] anhand klinischer Kriterien 13 Subtypen vor, die autosomal-dominant oder rezessiv vererbt werden und mit Ausnahme des EDS hypermobiler Typ durch genetische Daten bestätigt werden können. Anhand genetischer Ursachen und pathogenetischer Mechanismen können die einzelnen EDS-Subtypen in verschiedene Gruppen unterteilt werden (Tab. 3.1). Trotzdem sind die genetischen Ursachen bisher noch nicht für alle klinisch beschriebenen EDS-Unterformen bekannt und somit nur zum Teil einer molekulargenetischen Diagnostik zugänglich.

3.2 Bindegewebe und Kollagen

Bindegewebe beschreibt die Matrix und die damit verbundenen Zellen, die die physikalische Grundlage für Gewebe bzw. den Bereich unterhalb der Dermis, sowie Knorpel und Knochen bilden. Es setzt sich aus einem Gemisch von Zellen und Molekülen der extrazellulären Matrix zusammen.

Die extrazelluläre Matrix ist ein Netzwerk aus Proteinen (Eiweißen), Polysacchariden (Zuckern), und Glykoproteinen (Eiweiße mit Zuckerresten), die von den Zellen selbst gebildet und ausgeschieden werden. Das Bindegewebe verleiht dem Organismus Organismen seine Festigkeit und Form. Zwei Bestandteile erfüllen die Erfordernisse der Struktur der extrazellulären Matrix: unlösliche Fasern, die die notwendige Zugfestigkeit verleihen, und dieses Fasernetzwerk durchziehende Proteinkomplexe, die die Wanderung von kleinen Molekülen in und aus dem Gewebe erlauben. Die Fasern bestehen in der Regel aus Kollagen, während die löslichen Komplexe zwischen den Fasern Proteoglykane und Glykoproteine sind.

https://doi.org/10.1515/9783110474909-003

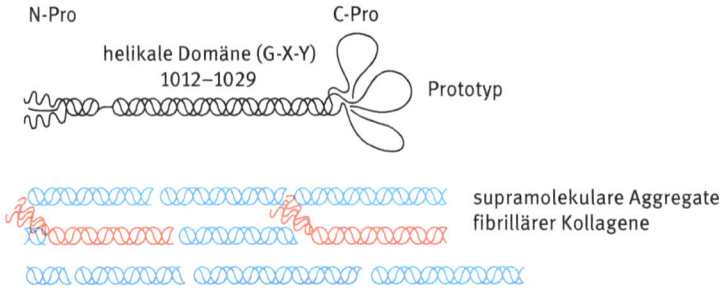

Abb. 3.1: Prototyp einer Tripel-Helix Fibrillen-bildender Kollagene und deren Zusammenlagerung zu supramolekularen Aggregaten.

Kollagen stellt die im menschlichen Körper am häufigsten vorkommende Proteinfamilie dar. Kollagen findet sich in unterschiedlicher Zusammensetzung in Knochen, Haut, Sehnen und Bänder, Blutgefäßen, inneren Organen, Hornhaut und Lederhaut des Auges. Die Information der mehr als 19 verschiedenen, gewebespezifisch vorkommenden Kollagen-Typen ist in mehr als 35 Genen festgelegt. Kollagene bestehen aus drei, zu einer Tripel-Helix verdrillten Einzelketten. Die Kollagen-Biosynthese in der Zelle und der extrazellulären Matrix findet in mehreren Schritten statt: Synthese der Kollagen-Einzelketten, Anhängen von OH-Ketten (Hydroxylierung) an die Aminosäuren (Eiweißbausteine) Prolin- und Lysin in den Kollagen-Ketten, Anhängen von Zuckern (Glykosylierung), Zusammenlagerung von drei Kollagen-Einzelketten zu einer Tripel-Helix, Abspaltung der nicht in der Tripel-Helix zusammengelagerten Enden (N- und C-terminalen Propeptide) der Kollagenketten, und Stabilisierung der einzelnen Kollagene in Fibrillen durch Vernetzung.

Bei den ursprünglich definierten sechs EDS-Haupttypen sind verschiedene Defekte auf den unterschiedlichen Stufen der Kollagen-Biosynthese bekannt [3]. Von den 19 verschiedenen Kollagen-Typen sind bei EDS nur die Gene für die Fibrillen-bildenden Kollagene Typ I, III, V und XII von Veränderungen betroffen. Der Prototyp Fibrillen-bildenden Kollagene ist in Abbildung 3.1 dargestellt. Störungen in anderen Kollagen-Typen führen zu vollkommen unterschiedlichen genetischen Erkrankungen. Neben Mutationen in Kollagen-Genen sind bei EDS Defekte der Kollagen-Biosynthese und -Prozessierung, der Kollagen-Faltung und Prozessierung, der Struktur und Funktion der Verbindung zwischen Muskel und der extrazellulären Matrix, der Glycosaminoglycan-Biosynthese, des Komplement-Systems und intrazellulärer Prozesse bekannt.

3.3 Genetische Ursachen der EDS-Subtypen entsprechend der aktuellen Klassifikation

Für folgende EDS-Typen sind die der Erkrankung zugrundeliegenden genetischen Veränderungen bekannt, und eine molekulargenetische Diagnostik ist möglich.

3.3.1 EDS klassischer Typ (cEDS), (früher I/II)

Der klassische EDS-Typ wird autosomal-dominant vererbt und ist mit 1 : 20.000 nach dem hypermobilen EDS-Typ der zweithäufigste EDS-Typ. EDS *gravis* (früher I) und EDS *mitis* (früher II) unterscheiden sich nur durch den Schweregrad. Die bekannte genetische Ursache für den klassischen EDS-Typ sind Mutationen im *COL5A1*- und *COL5A2*-Gen, die auf Chromosom 9q34.2–q34.3 und 2q31 lokalisiert sind und die Informationen für die α1- und α2-Kette des Typ-V-Kollagens enthalten. In den meisten Geweben wie der Haut, Knochen, Sehnen, Plazenta und Hornhaut des Auges bilden jeweils zwei α1-Ketten und eine α2-Kette Typ-V-Kollagen-Heterotrimere aus.

Bei etwa 85 % der Patienten ist die molekulare Ursache eine Mutation im *COL5A1*-Gen, bei etwa 8 % der Patienten wurden Mutationen im *COL5A2*-Gen beschrieben [4,5]. Bei Patienten, bei denen alle Hauptkriterien gemäß der Villefranche Nosologie erfüllt sind, konnten in mehr als 90 % *COL5A1*- und *COL5A2*-Mutationen nachgewiesen werden [6,7]. Der Großteil aller *COL5A1*- und *COL5A2*-Mutationen sind translationale Stopmutationen, die zu einem Null-Allel führen, etwa 30 % aller *COL5A1*-Mutationen und 40 % aller *COL5A2*-Mutationen sind strukturelle Mutationen, bei denen Glycin in der Tripel-Helix betroffen ist. Genomische Deletionen wurden im *COL5A2*-Gen bisher nicht identifiziert, im *COL5A1*-Gen sind in der Literatur erst vier genomische Deletionen und eine genomische Duplikation beschrieben [6,7]. In Einzelfällen wurden bei Patienten mit klassischem EDS auch Mutationen im *COL1A1*-Gen identifiziert, die Arginin-Substitutionen außerhalb der Tripelhelix betreffen und dann häufig mit Gefäßbeteiligung assoziiert sind [8–10]. Bei EDS-Patienten mit Glycin-Substitutionen, anderen Aminosäureaustauschen oder translationalen Stopmutationen im *COL1A1*-Gen lagen zusätzlich Symptome einer Osteogenesis imperfecta vor [11–13].

Die klinische Diagnose cEDS kann durch den Nachweis einer pathogenen *COL5A1*- oder *COL5A2*-Mutation gesichert werden. Bei fehlendem molekulargenetischen Nachweis kann eine charakteristische Ultrastruktur mit blumenkohlartigen Veränderungen in der elektronenmikroskopischen Untersuchung der Kollagenfibrillen einer Hautbiopsie die klinische Diagnose cEDS unterstützen. 50 % aller klassischen EDS-Fälle sind familiär bedingt durch Vererbung von einem Elternteil, während 50 % auf Neumutationen zurückzuführen sind. Nachkommen eines Betroffenen haben ein 50 %iges Risiko, die Erkrankung zu erben.

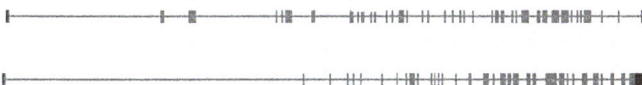

Abb. 3.2: Struktur der Gene *COL5A1* und *COL5A2*, die jeweils aus 66 bzw. 52 Einzelabschnitten (Exons) bestehen, in denen die Information für die α1-Kette und die α2-Kette des Typ-V-Kollagens enthalten ist.

3.3.2 EDS hypermobiler Typ (hEDS), (früher III)

Der hypermobile EDS-Typ wird autosomal-dominant vererbt, die Häufigkeit wird ähnlich wie beim klassischen Typ auf 1 : 5.000 bis 1 : 20.000 geschätzt, wobei die Erkrankung wahrscheinlich aufgrund der hohen klinischen Variabilität wesentlich häufiger und damit auch häufiger als der klassische Typ zu sein scheint. Die genetische Ursache des dominant vererbten Ehlers-Danlos-Syndroms, hypermobiler Typ (hEDS) ist gemäß der aktuellen EDS-Klassifikation von 2017 ungeklärt [14].

Vor der aktuellen EDS-Klassifikation von 2017 wurden bei einem kleinen Anteil von Patienten heterozygote Frameshift-Mutationen oder genomische Deletionen im *TNXB*-Gen als Ursache des hypermobilem EDS beschrieben [15]. Diese Patienten wiesen reduzierte Spiegel von Tenascin-X im Serum auf, so dass hier von einer Haploinsuffizienz für Tenascin-X ausgegangen wurde. Die Haploinsuffizienz für Tenascin-X ist allerdings bei männlichen Anlageträgern nicht und bei weiblichen Anlageträgern nur teilweise penetrant. Heterozygote Missense-Mutationen wurden ebenfalls bei einigen Patienten mit hypermobilem EDS identifiziert und als pathogen bewertet [16, 17]. Diese Patienten wiesen normale Tenascin-X-Spiegel im Serum auf, zeigten aber zum Teil Veränderungen in der Morphologie der elastischen Fasern [16]. Mutationen im *TNXB*-Gen wurden ursprünglich bei einem rezessiv vererbten EDS-Typ identifiziert, wobei bei diesen Patienten kein Tenascin-X im Serum mehr nachweisbar ist. *TNXB* ist auf Chromosom 6p21.3 lokalisiert und enthält die Information für Tenascin-X, ein Glykoprotein, das in der extrazellulären Matrix von Haut, Sehnen, Muskeln und Blutgefäßen synthetisiert wird. Bisher sind in der Human Gene Mutation Database und der Ehlers-Danlos Syndrome Variant Database (LOVD) im *TNXB*-Gen erst sechs pathogene Missense-Mutationen, zwei Nonsense-Mutationen, drei kleine Frameshift-Mutationen sowie zwei große genomische Rearrangements enthalten. Homozygotie und kombinierte Heterozygotie von translationalen Stopmutationen sind ausschließlich bei Patienten mit der autosomal-rezessiv vererbten Form des Ehlers-Danlos Syndroms mit Tenascin-X-Defizienz beschrieben [18–21]. Der Phänotyp der Patienten mit heterozygoten *TNXB*-Mutationen ähnelt dem rezessiv vererbten EDS-Typ, der durch eine Defizienz von Tenascin-X charakterisiert ist und dessen Ursache homozygote oder kombiniert heterozygote *TNXB*-Mutationen sind.

Nachkommen eines Betroffenen mit hypermobilem EDS-Typ haben ein 50 %iges Risiko, die Erkrankung zu erben. Die meisten Betroffenen mit hypermobilem EDS haben eine positive Familienanamnese. Durch die klinische Variabilität und den hohen geschätzten Anteil an nicht-diagnostizierten Fällen ist das Verhältnis zwischen familiären und sporadischen Fällen unklar.

3.3.3 Dem klassischen Typ ähnliches Ehlers-Danlos-Syndrom, Classical like EDS (clEDS); (früher EDS mit Tenascin-X-Defizienz)

In der aktuellen EDS-Klassifikation von 2017 wird der autosomal-rezessiv vererbte EDS-Typ mit Tenascin-X-Defizienz [18] als dem klassischen Typ ähnliches EDS (clEDS) bezeichnet [22]. Die Minimalanforderung für die klinische Diagnosestellung clEDS ist das Vorliegen aller drei Hauptkriterien: überdehnbare, samtige Haut ohne atrophe Narbenbildung, generalisierte Hypermobilität der Gelenke ohne Dislokationen und erhöhte Verletzlichkeit der Haut mit spontanen Ecchymosen. Somit bestehen bzgl. der Gelenk- und Hautbeteiligung klinische Überlappungen zum klassischen EDS (cEDS), allerdings ohne Zigarettenpapier-artige Narbenbildung, und zum hypermobilen EDS (hEDS), der wiederum keine erhöhte Verletzlichkeit der Haut aufweist.

Die molekulare Ursache bei clEDS sind überwiegend homozygote oder kombiniert heterozygote, translationale Stopmutationen im *TNXB*-Gen, die zu einer Tenascin-X-Defizienz führen [18–21]. In Einzelfällen führt auch die Kombination von zwei Missense-Mutationen oder einer Missense-Mutation mit einer genomischen Deletion zu einer Tenascin-X-Defizienz [23,24]. In diesen Fällen führen die Aminosäureaustausche im *TNXB*-Gen entweder zu einer veränderten Faltung des Proteins Tenascin-X, einer veränderten Bindung an TGF-1 und einem reduzierten Anteil der Dermis an Elastin und Fibrillin-1 [24] – oder der Einbau des veränderten Tenascin-X-Proteins in die extrazelluläre Matrix wird verhindert und in der Folge die Produktion von Typ-1-Kollagen vermindert [23].

3.3.4 EDS vaskulärer Typ (vEDS), (früher IV)

Der vaskuläre EDS-Typ wird autosomal-dominant vererbt, die geschätzte Häufigkeit wird mit 1 : 50.000 angegeben. Die genetische Ursache sind Mutationen im *COL3A1*-Gen, das auf Chromosom 2q31 lokalisiert ist und die Information für die α1-Kette des Typ-III-Kollagens enthält. In den Kollagen-Fibrillen der Haut macht Typ-III-Kollagen zwar nur einen geringen Anteil aus, eine massive Reduktion führt jedoch zu strukturell veränderten Fibrillen und dünner Haut. In den Wänden von Arterien und inneren Organen stellt Typ-III-Kollagen dagegen mit bis zu 45 % einen wichtigen Bestandteil dar, so dass diese Gewebe bei vaskulärem EDS besonders betroffen sind.

In Verbindung mit dem vaskulären EDS-Typ sind bisher ausschließlich Mutationen im *COL3A1*-Gen veröffentlicht, die biochemisch zu einer veränderten Synthese, Struktur oder Sekretion von Typ-III-Prokollagen führen [25]. Die der bisher identifizierten Mutationstypen im *COL3A1*-Gen setzen sich wie folgt zusammen: etwa 65 % Glycin-Substitutionen innerhalb der Tripel-Helix-Domäne der pro-alpha-1 (III)-Kette, 30 % translationale Stopmutationen, die zu strukturell veränderten oder instabilen Polypeptiden führen, und weniger als 5 % genomische Deletionen und komplexe Rearrangements, die ganze bzw. mehrere Exons betreffen. In zwei Studien mit Pa-

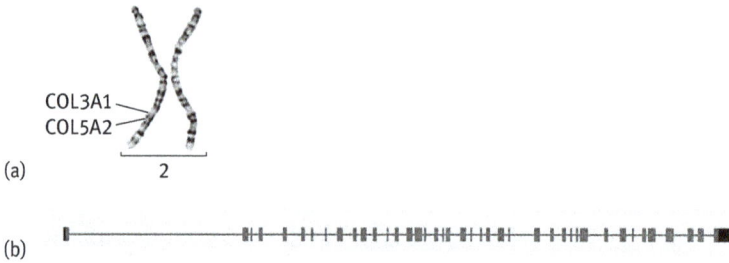

Abb. 3.3: (a) Die Gene *COL3A1* und *COL5A2* sind auf dem langen Arm von Chromosom 2 direkt benachbart, (b) Struktur des *COL3A1*-Gens, das aus 52 Einzelabschnitten (Exons) besteht, in denen die Information für die α1-Kette des Typ-III-Kollagens enthalten ist.

tienten mit vaskulärem EDS und nachgewiesener *COL3A1*-Mutation konnte ein Einfluss der Art der Mutation auf den klinischen Verlauf gezeigt werden [26,27]. So treten bei Patienten mit Null-Allelen vaskuläre Komplikationen später auf und die Lebenserwartung ist im Vergleich zu Patienten mit anderen Mutationen erhöht, während Patienten mit Glycin-Substitutionen und Exon-Skipping-Mutationen die ungünstigste Prognose haben. Dabei hat die Lokalisation der Mutation innerhalb des Gens keinen Einfluss.

Die klinische Diagnose EDS vaskulärer Typ wird durch den Nachweis einer Mutation im *COL3A1*-Gen gesichert [28]. Obwohl *COL3A1* das einzige bei EDS vaskulärer Typ verändertes Gen ist, bleibt die Mutationserfassungsrate oft niedrig, weil der klinische Phänotyp bei den Patienten häufig unvollständig ist [29]. Die Mutationserfassungsrate im *COL3A1*-Gen liegt in der Literatur bei biochemisch nachgewiesenem, strukturell verändertem Typ-III-Kollagen bei 95–100 % [30,31]. Bei Patienten mit klinischer Diagnose vaskuläres EDS ohne *COL3A1*-Mutationsnachweis kann die Analyse anderer Gene des TGFß-Signaltransduktionsweges in Erwägung gezogen werden.

50 % aller vaskulären EDS-Fälle sind familiär bedingt durch Vererbung von einem Elternteil, während 50 % auf Neumutationen zurückzuführen sind. Nachkommen eines Betroffenen haben ein 50 %iges Risiko, die Erkrankung zu erben.

3.3.5 EDS Arthrochalasis Typ (aEDS), (früher VIIA und VIIB)

Der Arthrochalasis-Typ wird autosomal-dominant vererbt, die Häufigkeit des sehr seltenen EDS-Typs ist nicht bekannt. Die genetischen Ursachen sind Mutationen in den Kollagen-Genen *COL1A1* und *COL1A2* auf Chromosom 17q21.31–q22 und Chromosom 7q22.1, welche die Information für die α1- und α2-Ketten des in Knochen, Sehnen, Haut und Hornhaut vorherrschenden Typ-I-Kollagens enthalten [22].

Fast alle der bisher beschriebenen Mutationen betreffen eine bestimmte Position: jeweils Exon 6 des *COL1A1*-Gens bzw. des *COL1A2*-Gens. Dies sind vor allem

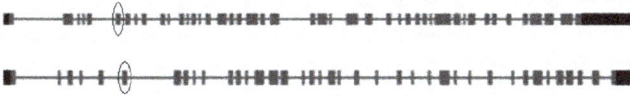

Abb. 3.4: Struktur der Gene *COL1A1* und *COL1A2*, die jeweils aus 51 bzw. 52 Einzelabschnitten (Exons) bestehen, in denen die Information für die α1-Kette und die α2-Kette des Typ I-Kollagens enthalten ist. Mutationen im Exon 6 der beiden Gene, welche die mit einem Kreis gekennzeichnete Erkennungsstelle für die Prokollagen-N-Peptidase eliminieren, führen zu EDS Arthrochalasis Typ.

Spleißmutationen, aber auch genomische Deletionen [38]. Exon 6 enthält für beide α-Ketten die Erkennungsstelle zur Abspaltung der aminoterminalen Enden (N-terminale Propeptide, N-Pro [Abb. 3.4]) bei der Reifung von Prokollagen zu Kollagen. Durch die Mutationen wird die Erkennungsstelle für die Abspaltung der N-terminalen Propeptide in den α-Ketten des Typ I-Prokollagens eliminiert. Das Vorläufermolekül Prokollagen kann bei der Ausbildung der Kollagen-Fibrillen nicht quervernetzt werden. Diese unvollständig gereiften Prokollagen-Ketten können auch biochemisch nachgewiesen werden und führen zu einer charakteristischen Ultrastruktur in der Elektronenmikroskopie. Bisher ist außerhalb dieser definierten Regionen bei Patienten mit EDS Arthrochalasis Typ nur eine partielle Duplikation des *COL1A2*-Gens beschrieben, wobei der betroffene Patient zusätzlich Symptome einer Osteogenesis imperfecta aufwies [39].

Meist sind Mutationen im *COL1A2*-Gen mit einer kongenitalen Hüftluxation und anderen Gelenkinstabilitäten assoziiert. Seltener ist eine Mutation in *COL1A1* die Ursache für EDS Arthrochalasis Typ. Da jeweils zwei α1-Ketten und eine α2-Kette ein Heterotrimer ausbilden, ist durch *COL1A1*-Mutationen ein schwererer Phänotyp als durch *COL1A2*-Muationen zu erwarten. Nachkommen eines Betroffenen haben ein 50 %iges Risiko, die Erkrankung zu erben.

3.3.6 EDS kyphoskoliotischer Typ (kEDS), (früher VI)

Der sehr seltene, kyphoskoliotische EDS-Typ wird autosomal-rezessiv vererbt und ist genetisch heterogen. Bei einem Großteil der Patienten (kEDS-PLOD1) wird die Erkrankung durch eine Mutation im Gen PLOD1 (Prokollagen-Lysin 2-Oxoglutarat 5-Dioxygenase 1) auf Chromosom 1p36 verursacht, das für das Enzym Lysylhydroxylase 1 (LH) codiert [32]. Das Enzym LH hängt an die Aminosäuren Lysin innerhalb der Prokollagenketten Hydroxyl (OH)-Gruppen an und schafft damit die Voraussetzung für die Pyridinolin-Quervernetzung von Typ-I- und Typ-III-Kollagen, das hauptsächlich im Skelett zu finden ist. Dies ist wiederum Voraussetzung für die Quervernetzung der Kollagenfibrillen, die ihnen Zugfestigkeit verleiht. Das Fehlen des Enzyms LH kann auch durch ein erhöhtes Verhältnis der Quervernetzungen von Lysyl-Pyridinolin (LP) zu Hydroxylysyl-Pyrodinolin (HP) im Urin nachgewiesen werden.

Hydroxylierung

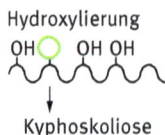

Abb. 3.5: Bei kEDS-PLOD1 fehlt das Enzym Lysylhydroxylase LH, so dass keine Hydroxylgruppen an die Kollagen-Einzelketten angehängt werden können.

Ein kleiner Teil der Patienten mit nahezu identischer Klinik hat einen unauffälligen LP/HP-Quotienten im Urin und keine *PLOD1*-Mutationen. 2012 wurde differenzialdiagnostisch zu kEDS-PLOD1 eine weitere autosomal-rezessive EDS-Form mit unauffälligem LP/HP-Quotienten beschrieben und zunächst als EDSKMH bezeichnet [37]. Infolge der klinischen Überlappung mit kEDS-PLOD1 wird EDSKMH in der aktuellen EDS-Klassifikation ebenfalls in die Gruppe EDS Kyphoskoliotischer Typ (kEDS) eingeordnet und als kEDS-FKPB14 bezeichnet [22]. Ursache sind Mutationen im *FKBP14*-Gen, das für das FK506-binding protein 22, einem Mitglied der Peptidyl-Prolyl cis-trans Isomerasen (PPIasen) codiert.

Bei den rezessiv vererbten, kyphoskoliotischen EDS-Subtypen erkranken nur Personen, wenn sie von beiden Elternteilen jeweils eine veränderte Kopie des homologen Gens vererbt bekommen haben. Die Eltern eines Patienten sind in der Regel heterozygote Anlageträger, d. h. sie tragen eine Mutation in einer der beiden Genkopien und sind gesund. Das Risiko dafür, dass sich die Erkrankung bei einem Geschwisterkind eines Betroffenen wiederholt, beträgt 25 %.

Die klinische Diagnose kann bei kEDS-PLOD1 durch ein erhöhtes Verhältnis von LP zu HP in einer Urinanalyse bestätigt werden.

3.3.7 EDS Dermatosparaxis Typ (dEDS), (früher VIIC)

EDS Dermatosparaxis Typ ist sehr selten und wird autosomal-rezessiv vererbt. Die molekulare Ursache ist eine Prokollagen I-N-Proteinase Defizienz, bedingt durch Mutationen im *ADAMTS2*-Gen auf Chromosom 5q23. ADAMTS2 codiert für das Enzym Prokollagen I-N-Proteinase, eine Zink-Metalloproteinase der ADAMTS-Familie, welche die Aminopropeptide der Typ-I-, Typ-II- und Typ-III-Prokollagene abspalten. ADAMTS (A Disintegrin-like And Metalloproteinase with ThromboSpondin type 1 motif) sind Anker-Proteine der extrazellulären Matrix (EZM). Im Gegensatz zu EDS Arthrochalasis Typ ist bei dEDS nicht die Erkennungsstelle, sondern das Enzym für die Abspaltung der aminoterminalen Enden (N-terminale Propeptide, N-Pro) bei der Reifung von Prokollagen zu Kollagen defekt. Bisher sind erst elf verschiedene, inaktivierende *ADAMTS2*-Mutationen beschrieben, die meistens homozygot und seltener kombiniert heterozygot vorliegen [40–42]. Darunter sind drei genomische Deletionen, die ein bis drei Exons umfassen.

Prokollagen-N-Peptidase

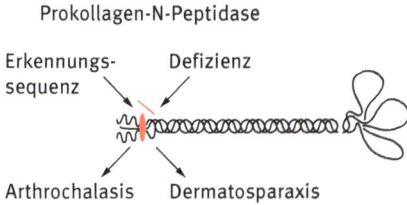

Abb. 3.6: Während bei aEDS die Erkennungssequenz für die Abspaltung der N-terminalen Propeptide fehlt, wird bei dEDS das Enzym Prokollagen I-N-Peptidase nicht synthetisiert.

Eine Prokollagen I-N-Proteinase Defizienz führt bei der Reifung der pro-α1 (I) und pro-α2 (I) Kollagenketten zum Einbau der unreifen pNa1(I) und pNa2(I) Pro-Kollagenketten in die Kollagenfibrillen. Der Aufbau der Kollagenfibrillen wird dadurch derart gestört, dass im Querschnitt der Dermis in der Elektronenmikroskopie pathognomonische Hieroglyphen-artige Strukturen erkennbar sind [40].

Bei diesem rezessiv vererbten EDS-Typ erkranken nur Personen, wenn sie von beiden Elternteilen jeweils eine veränderte Kopie des *ADAMTS2*-Gen bekommen haben. Die Eltern eines Patienten sind in der Regel heterozygote Anlageträger, d. h. sie tragen eine Mutation in einer der beiden Genkopien und sind gesund. Das Risiko dafür, dass sich die Erkrankung bei einem Geschwisterkind eines Betroffenen wiederholt, beträgt 25 %.

Die klinische Diagnose kann bei dEDS durch die elektronenmikroskopische Untersuchung einer Hautbiopsie bestätigt werden.

3.4 Seltene EDS-Formen und Differenzialdiagnosen

3.4.1 Ehlers-Danlos-Syndrom Spondylodysplastische Formen (spEDS)

In der revidierten internationalen Klassifikation von 2017 wurden die autosomalrezessiv vererbten, klinisch stark überlappenden EDS-Formen, die bisher als progeroider Typ 1 und 2 (EDSP1 und EDSP2) sowie EDS Spondylocheirodysplastische Form (SCD-EDS) bezeichnet wurden, zu einer Gruppe EDS Spondylodysplastische Formen (spEDS) zusammengefasst [22].

3.4.1.1 EDS infolge B4GALT7-Defizienz (spEDS-B4GALT7) und B3GALT6-Defizienz (spEDS-B3GALT6)

Charakteristische klinische Symptome der in der vorherigen Klassifikation als progeroide Subtypen bezeichneten EDS-Syndrome sind ein vorgealtertes Aussehen, Entwicklungsverzögerung, Kleinwuchs, kraniofaziale Dysproportion, generalisierte Osteopenie, gestörte Wundheilung, hypermobile Gelenke, Muskelhypotonie und laxe aber elastische Haut.

Molekulare Ursache sind homozygote oder kombiniert heterozygote Mutationen in den Genen *B4GALT7* und *B3GALT6* [43,44]. Beide Gene codieren für eine UDP-Galactose: O-beta-D-Xylosylprotein 4-beta-D-Galactosyltransferase bzw. beta-1,3-Galactosyltransferase 6. Ein Galactosyltransferase-I-Mangel führt zu einer Defizienz von kleinen Proteodermatansulfaten (PDS) innerhalb der Glycosaminoglykan-Biosynthese.

3.4.1.2 EDS infolge von SLC39A13-Mutationen (spEDS-SLC39A13)

Patienten mit dem sehr seltenen, ehemals als Spondylocheirodysplastische Form (SCD-EDS) [36] bezeichneten EDS-Typ weisen dünne, durchscheinende, hyperelastische, samtige, verletzliche Haut mit atrophen Narben, schlanke, spitz zulaufende Finger und Kontrakturen der Endgelenke auf. Charakteristische zusätzliche klinische Symptome sind eine Skelettdysplasie (spondylo) mit moderatem Kleinwuchs und charakteristische Handauffälligkeiten mit runzeligen Handflächen und Atrophie der Daumen- und Kleinfingerballen (cheiro).

spEDS-SLC39A13 wird durch Mutationen im Zink-Transporter-Gen SLC39A13 verursacht. Bei Patienten mit spEDS-SLC39A13 findet sich im Urin ein Verhältnis von LP/HP von etwa 1.0, und damit ein Wert, der zwischen dem von Kontrollen und dem von Patienten mit dem kyphoskoliotischen EDS-Typ (kEDS-PLOD1) liegt.

3.4.2 Ehlers-Danlos-Syndrom, muskulokontraktureller Typ (mcEDS)

Der autosomal-rezessiv vererbte, muskulokontrakturelle EDS-Typ (mcEDS) ist genetisch heterogen und wurde in der historischen Villfranche-Klassifikation zu der Gruppe des kyphoskoliotischen EDS-Typs mit unauffälligem LP/HP-Quotienten (EDS Typ VIB) gezählt. Mittlerweile unterscheidet man bei mcEDS Patienten mit einer D4ST1-Defizienz und Patienten mit einer DSE-Defizienz [22]. Die wesentlichen klinischen Merkmale beinhalten progressive Gelenk- und Hautmanifestationen, kraniofaziale Dysmorphien, Kontrakturen der Finger, Klumpfuß, Kyphoskoliose, überstreckbare Gelenke, hyperelastische Haut mit Hämatomneigung und atropher Narbenbildung und runzelige Handflächen. Weiterhin treten Komplikationen der Herzklappen, des Gastrointestinalsystems und der Atmung sowie der Augen auf. Muskelhypotonie, Myopathie und Muskelschwäche führen häufig zu einer motorischen Entwicklungsverzögerung.

Molekulare Ursache einer D4ST1-Defizienz sind homozygote oder kombiniert heterozygote Mutationen im CHST14-Gen (Carbohydrat Sulfotransferase 14), das für Dermatan 4-O-Sulfotransferase 1 (D4ST1) codiert [33,34,45]. Bereits 2009 wurden CHST14-Mutationen als Ursache der Daumen-adduzierten Arthrogrypose, Typ Dündar mit Klumpfuß (ATCS) beschrieben [35]. Molekulare Ursache einer DSE-Defizienz sind Mutationen im DSE-Gen, das für die Dermatan-Sulfat-Epimerase (DSE) codiert [46]. DSE katalysiert die Epimerisation von D-Glucuronsäure (D-GlcA) zu L-

Iduronsäure (L-IdoA). Dadurch kann D4ST1 die 4-O-Sulfonierung des benachbarten N-Acetyl-D-Galactosamin katalysieren.

3.4.3 Ehlers-Danlos-Syndrom mit Herzklappenbeteiligung (cvEDS)

Der sehr seltene, rezessiv vererbte EDS-Typ mit Herzklappenbeteiligung (cvEDS) ist durch eine schwerwiegende Herzklappenbeteiligung mit Mitralklappeninsuffizienz, Aortenklappeninsuffizienz, Vorhofseptumdefekt, Ventrikelerweiterung und Ventrikelhypertrophie gekennzeichnet, die in der Regel einen Mitral- und Aortenklappenersatz notwendig machen. Weitere EDS-spezifische Symptome sind eine variable Überdehnbarkeit der Haut, atrophe Narbenbildung und überbewegliche Gelenke.

Bisher sind erst sechs Patienten aus fünf Familien beschrieben, bei denen homozygote oder kombiniert heterozygote Mutationen im *COL1A2*-Gen identifiziert wurden [47]. Dabei handelt es sich um sog. Nullallele, die zu einer Instabilität der Transkripte führen, so dass in einer Kollagenelektrophorese keine Pro-a2(I)-Kollagenketten mehr nachweisbar sind [48].

3.4.4 Ehlers-Danlos-Syndrom Peridontose Typ (pEDS)

Der autosomal dominant vererbte Peridontose Typ des EDS (pEDS) ist gekennzeichnet durch eine schwere, früh einsetzende peridontale Entzündung. Diese beginnt in der Kindheit mit einer extensiven Gingivitis und führt im Jugendlichenalter zur Zerstörung des Zahnhalteapparats und zum vorzeitigen Zahnverlust. Weitere klinische Merkmale sind prätibiale Hyperpigmentierung, Akrogerie, verletzliche Haut und verletzliches Zahnfleisch, veränderte Narbenbildung, generalisierte Überstreckbarkeit der Gelenke und eine Hämatomneigung. In Einzelfällen sind auch Rupturen von Arterien und inneren Organen beschrieben.

Eine Kandidatenregion wurde 2003 auf Chromosom 12p13.1 lokalisiert, aber kein Gen identifiziert [49]. Pathogene Varianten konnten 2016 anhand von 19 Familien mittels ergänzender Exom-Analyse identifiziert werden: bei 15 Familien lokalisiert in C1R und bei zwei Familien in C1S [50]. Die in der Region 12p13.1 direkt benachbarten Gene C1R und C1S codieren für die Untereinheiten von C1r und C1s des Komplementsystems. Die Proteine bilden ein Heterotetramer, das sich mit sechs C1q-Untereinheiten zusammenlagert. Die bisher identifizierten pathogenen Varianten führen zur intrazellulären Retention des Komplement-Komplexes und zu einer Vergrößerung des endoplasmatischen Retikulums.

3.4.5 Brittle-Cornea-Syndrom (BCS)

Brittle-Cornea-Syndrom (BCS) ist eine seltene, autosomal-rezessive Erkrankung, die durch eine dünne, fragile Cornea gekennzeichnet ist, bei der es spontan oder durch minimale Traumata zu Perforationen und zur Ruptur kommt. Ursprünglich wurde die Erkrankung anhand des Auftretens einer fragilen Cornea in Kombination mit blauen Skleren und rotem Haar definiert. Aufgrund der klinisch überlappenden Phänotypen wurde BCS und der kyphoskoliotische EDS-Typ (kEDS) als eine Erkrankung definiert. Erst anhand biochemischer Unterschiede, nämlich dem Verhältnis der Quervernetzungen von Lysyl-Pyridinolin (LP) zu Hydroxylysyl-Pyrodinolin (HP) im Urin, wurde kEDS-PLOD1 mit einem erhöhten LP/HP-Quotienten von BCS mit einem unauffälligem LP/HP-Quotienten differenziert.

BCS ist genetisch heterogen. BCS2 wird durch Mutationen im *PRDM5*-Gen verursacht, während BCS1 durch Mutationen im *ZNF469*-Gen bedingt ist [51]. *PRDM5* codiert für C2H2, ein Zinkfinger-Protein der PR/SET-Familie. C2H2 reguliert die Transkription von Genen, deren Proteine Bestandteile der extrazellulären Matrix sind, darunter Kollagene und kleine Leucin-reiche Proteoglykane (SLRP). *ZNF469* codiert für ein Zinkfinger-Protein unbekannter Funktion, hat aber vermutlich eine Funktion innerhalb der Transkription von Kollagen-Genen und der Fibrillenbildung [52]. *PRDM5* und *ZNF469* sind wahrscheinlich Komponenten eines gemeinsamen Signalwegs, der die Expression von Genen der extrazellulären Matrix und den Aufbau der Cornea reguliert [53]. In beiden Genen sind bisher alle Arten von Mutationen: Missense, Nonsense und Frameshift beschrieben, die jeweils über die gesamte codierende Region beider Gene verteilt sind. Im *PRDM5*-Gen ist eine genomische Deletion beschrieben, die mehrere Exons beinhaltet. Alle bisher identifizierten Mutationen in beiden Genen führen zu klinisch nicht unterscheidbaren Phänotypen.

3.4.6 Cutis laxa (CL)

Eine Differenzialdiagnose zu den seltenen EDS-Subtypen, bei denen die Hautbeteiligung im Vordergrund steht, stellt Cutis laxa dar. Cutis laxa ist eine seltene, genetisch heterogene, generalisierte Erkrankung des Bindegewebes, die durch lockere, faltige Haut charakterisiert ist. Im Gegensatz zur hyperelastischen Haut erscheint die Haut überschüssig und unelastisch. Zusätzlich sind Skelett- und Entwicklungsanomalien und bei einigen Fällen schwere systemische Beteiligung beschrieben. Sowohl die autosomal-dominanten, häufig mild verlaufenden Formen ADCL1, ADCL2 und ADCL3 als auch die schwer verlaufenden autosomal-rezessiven Formen *ARCL1A*, *ARCL1B*, *ARCL1C*, *ARCL2A*, *ARCL2B*, *ARCL3A* und *ARCL3B* sind genetisch heterogen und klinisch schwer voneinander abgrenzbar [62].

3.4.7 Loeys-Dietz-Syndrom (LDS)

Loeys-Dietz-Syndrom (LDS) ist eine autosomal-dominant vererbte Erkrankung, die als Differenzialdiagnose des vaskulären EDS in Betracht gezogen werden sollte.

Charakteristisch ist eine Gefäßbeteiligung in Form von Aneurysmen und Dissektionen der zerebralen, thorakalen und abdominalen Arterien sowie Skelettmanifestationen in Form eines Pectus excavatum oder Pectus carinatum, einer Skoliose und überstreckbaren Gelenken. 25 % der Patienten mit LDS weisen mit charakteristischer weicher und durchscheinender Haut mit atrophischer Narbenbildung und Hämatomneigung klinische Überlappungen zum vaskulären Typ des Ehlers-Danlos-Syndroms auf.

Mittlerweile kann LDS anhand molekulargenetischer Daten in LDS1 (*TGFBR1*-Mutationen), LDS2 (*TGFBR2*-Mutationen), LDS3 (*SMAD3*-Mutationen), LDS4 (*TGFB2*-Mutationen) und LDS5 (*TGFB3*-Mutationen) unterteilt werden. Patienten mit *TGFBR1*- oder *TGFBR2*-Mutationen sind klinisch nicht unterscheidbar. Patienten mit *SMAD3*-Mutationen haben ein höheres Risiko für Osteoarthritis und Patienten mit *TGFB2*-Mutationen sind eher groß, haben häufiger eine Mitralklappeninsuffizienz und insgesamt einen milderen klinischen Phänotyp. Bei Patienten mit *TGFB3*-Mutationen wurden bisher keine frühen Arteriendissektionen und keine Schlängelungen von Aorta oder Arterien beobachtet, wobei die intra- und interfamiliäre Variabilität besonders groß zu sein scheint [63]. Bei LDS wurden bisher in 60–70 % Mutationen im *TGFBR2*-Gen, in 20–30 % der Patienten Mutationen im *TGFBR1*-Gen, in 5 % im *SMAD3*-Gen und in 1 % im *TGFB2*-Gen identifiziert [43], der Anteil an *TGFB3*-Mutationen ist nicht bekannt.

Tab. 3.1: Übersicht über die verschiedenen EDS-Subtypen entsprechend der aktuellen Klassifikation von 2017 und Differenzialdiagnosen. Die früheren Bezeichnungen und Abkürzungen sind in Klammern aufgeführt.

Erkrankung/EDS Subtyp	Abkürzung (frühere Bezeichnung)	OMIM Erkrankung	Vererbung	Gen	OMIM Gen	chrom. Lokalisation	Molekularer Defekt
Ehlers-Danlos-Syndrom, klassischer Typ	cEDS (EDS Typ I/II)	130000	AD	COL5A1	120215	9q34.3	α1-Kette Typ V-Procollagen
Ehlers-Danlos-Syndrom, klassischer Typ	cEDS (EDS Typ I/II)	130000	AD	COL5A2	120190	2q32.2	α2-Kette Typ V-Procollagen
Ehlers-Danlos-Syndrom, klassischer Typ	cEDS (EDS Typ I)	130000	AD	COL1A1	120150	17q21.33	α1-Kette Typ I-Procollagen
Ehlers-Danlos-Syndrom, hypermobiler Typ	hEDS (EDS Typ III)	130020	AD	TNXB	600985	6p21.3	unbekannt
Ehlers-Danlos-Syndrom, Classical like Typ (Ehlers-Danlos-Syndrom mit Tenascin-X Defizienz)	clEDS (EDS mit TNXB-Defizienz)	606408	AR	TNXB	600985	6p21.3	Tenascin-X
Ehlers-Danlos-Syndrom, vaskulärer Typ	vEDS	130050	AD	COL3A1	120180	2q32.2	α1-Kette Typ III-Procollagen
Ehlers-Danlos-Syndrom, Arthrochalasis-Typ	aEDS (EDS Typ VIIA)	130060	AD	COL1A1	120150	17q21.33	α1-Kette Typ I-Procollagen (N-Proteinase Erkennungsstelle)
Ehlers-Danlos-Syndrom, Arthrochalasis-Typ	aEDS (EDS Typ VIIB)	130060	AD	COL1A2	120160	7q22.1	α2-Kette Typ I-Procollagen (N-Proteinase Erkennungsstelle)
Ehlers-Danlos-Syndrom, kyphoskoliotischer Typ	kEDS-PLOD1 (EDS Typ VIA)	225400	AR	PLOD1	153454	1p36.22	Lysylhydroxylase 1

Ehlers-Danlos-Syndrom, kyphoskoliotischer Typ (Ehlers-Danlos-Syndrom, myopathischer Typ mit Schwerhörigkeit; FKBP14-defizienter EDS-Typ)	kEDS-FKBP14 (EDSKMH; EDS Typ VID)	614557	AR	FKBP14	614505	7p15.1	FK506-binding protein 14
Ehlers-Danlos-Syndrom, Dermatosparaxis-Typ	dEDS (EDS Typ VIIC)	225410	AR	ADAMTS2	604539	5q35.3	Procollagen I-N-Proteinase
Ehlers-Danlos-Syndrom Spondylodysplastische Formen (spEDS)							
Ehlers-Danlos-Syndrom infolge B4GALT7-Defizienz (Ehlers-Danlos-Syndrom, progeroide Form 1; EDS mit XGPT Defizienz)	spEDS-B4GALT7 (EDSP1)	130070	AR	B4GALT7	604327	5q35.3	β-1,4-Galactosyltransferase 7
Ehlers-Danlos-Syndrom infolge B4GALT6-Defizienz (Ehlers-Danlos-Syndrom, progeroide Form 2)	spEDS-B4GALT6 (EDSP2)	615349	AR	B3GALT6	615291	1p36.33	β-1,3-Galactosyltransferase 6
Ehlers-Danlos-Syndrom infolge SLC39A13-Mutationen (Ehlers-Danlos-Syndrom, spondylo-cheirodysplastische Form)	spEDS-SLC39A13 (SCD-EDS EDS Typ VIC)	612350	AR	SLC39A13	608735	11p11.2 7	solute carrier family 39, member 13 (ZIP 13)
Ehlers-Danlos-Syndrom, muskulokontrakturelller Typ (D4ST1-defizienter EDS-Typ)	mcEDS (EDSMC1; EDS Typ VIB)	601776	AR	CHST14	608429	15q15.1	Dermatan-4-Sulfotransferase-1 (D4ST1)
Ehlers-Danlos-Syndrom, muskulokontrakturelller Typ	mcEDS (EDSMC2)	615539	AR	DSE	605942	6q22.1	Dermatansulfat-Epimerase
Ehlers-Danlos-Syndrom, myopathischer Typ	mcEDS	–	AD, AR	COL12A1	120320	6q13-q14.1	α1-Kette Typ XI-Procollagen

Tab. 3.1 (fortgesetzt)

Erkrankung/EDS Subtyp	Abkürzung (frühere Bezeichnung)	OMIM Erkrankung	Vererbung	Gen	OMIM Gen	chrom. Lokalisation	Molekularer Defekt
Ehlers-Danlos-Syndrom mit Herzklappenbeteiligung	cvEDS (mit COL1A2-Defizienz)	225320	AR	COL1A2	120160	7q22.1	α2-Kette Typ I-Procollagen-Defizienz
Ehlers-Danlos-Syndrom mit periventrikulärer Heterotopie	PVNH1	300537	XD	FLNA	300017	Xq28	Filamin A
Ehlers-Danlos-Syndrom Peridontose Typ	pEDS (EDS Typ VIII)	130080	AD	C1R	613785	12p13.31	UE von C1r des Komplementsystems
Ehlers-Danlos-Syndrom Peridontose Typ	pEDS (EDS Typ VIII)	617174	AD	C1S	120580	12p13.31	UE von C1s des Komplementsystems
Differenzialdiagnosen							
Spondyloepimetaphysäre Dysplasie mit Überstreckbarkeit der Gelenke	SEMDJL1	271640	AR	B3GALT6	615291	1p36.33	β 1,3-Galactosyl-transferase 6
Brittle Cornea Syndrom 1	BCS 1	229200	AR	ZNF469	612078	16q24	Zinkfinger-Protein 469
Brittle Cornea Syndrom 2	BCS 2	614170	AR	PRDM5	614161	4q27	Krüppel-like Zinkfinger-Protein
Knochenbrüchigkeit mit Kontrakturen, Arterienruptur und Taubheit	LH3-Defizienz	612394	AR	PLOD3	603066	7q22.1	Lysylhydroxylase 3
Phosphohydroxylysylurie	PHLU	615011	AR	PHYKPL	614683	5q35.3	5-Phosphohydroxylysyl-L-Lysin-Phosphorylase
Muskeldystrophie, kongenitale, Typ Ulrich	UCMD1	254090	AR	COL6A1	120220	21q22.3	α1-Kette Typ VI-Procollagen

Muskeldystrophie, kongenitale, Typ Ulrich	UCMD1	254090	AR	COL6A2	120240	21q22.3	α 2-Kette Typ VI-Procollagen
Muskeldystrophie, kongenitale, Typ Ulrich	UCMD1	254090	AR	COL6A3	120250	2q37.3	α 3-Kette Typ VI-Procollagen
Makrozephalie, Alopezie, Cutis laxa und Skoliose (RIN2-Syndrom)	MACS	613075	AR	RIN2	610222	20p11.23	Ras and Rab interactor 2
Bindegewebserkrankung mit peripherer Neuropathie, Arthropathie und Hautelastizität	-	-	AD	EMILIN1	130660	2p23.3	Elastin-Microfibril-Interface Located Protein
Cutis Laxa (CL)							
Cutis laxa, autosomal dominant	ADCL1	123700	AD	ELN	130160	7q11.23	Elastin
Cutis laxa, autosomal dominant	ADCL2	614434	AD	FBLN5	604580	14q32.12	Fibulin-5
Cutis laxa, autosomal dominant	ADCL3	616603	AD	ALDH18A1	138250	10q24.1	delta-1-Pyrrolin-5-Carboxylat-Synthetase
Cutis laxa, autosomal rezessiv, Typ 1A	ARCL1A	219100	AR	FBLN5	604580	14q32.12	Fibulin-5
Cutis laxa, autosomal rezessiv, Typ 1B	ARCL1B	614437	AR	EFEMP2	604633	11q13.1	EGF-containing Fibulin-like extrazelluläres Matrixprotein 2
Cutis laxa, autosomal rezessiv, Typ 1C	ARCL1C	604710	AR	LTBP4	604710	19q13.2	Latent Transforming Growth Factor-beta binding protein 4
Cutis laxa, autosomal rezessiv, Typ 2A	ARCL2A	219200	AR	ATP6V0A2	611716	12q24.31	ATPase, H+ transporting, lysosomal, V0 subunit A2
Wrinkly-skin-Syndrom	WSS	278250	AR	ATP6V0A2	611716	12q24.31	ATPase, H+ transporting, lysosomal, V0 subunit A2

Tab. 3.1 (fortgesetzt)

Erkrankung/EDS Subtyp	Abkürzung (frühere Bezeichnung)	OMIM Erkrankung	Vererbung	Gen	OMIM Gen	chrom. Lokalisation	Molekularer Defekt
Cutis laxa, autosomal rezessiv, Typ 2B Cutis laxa mit Progerie	ARCL2B	612940	AR	*PYCR1*	179035	17q25.3	Pyrrolin-5-Carboxylatreduktase
Cutis laxa, autosomal rezessiv, Typ 3B de Barsy Syndrom B	ARCL3B	614438	AR	*PYCR1*	179035	17q25.3	Pyrrolin-5-Carboxylatreduktase
Cutis laxa, autosomal rezessiv, Typ 3A de Barsy Syndrom A	ARCL3A	219150	AR	*ALDH18A1*	138250	10q24.1	delta-1-Pyrrolin-5-Carboxylat-Synthetase
Loeys-Dietz-Syndrom (LDS)							
Loeys-Dietz-Syndrom Typ 1	LDS1	609192	AD	*TGFBR1*	190181	9q22.33	Transforming Growth Factor beta Rezeptor Typ 1
Loeys-Dietz-Syndrom Typ 2	LDS2	610168	AD	*TGFBR2*	190182	3p24.1	Transforming Growth Factor beta Rezeptor Typ 2
Loeys-Dietz-Syndrom Typ 3	LDS3	613795	AD	*SMAD3*	603109	15q22.33	SMA- and MAD-related Protein 3
Loeys-Dietz-Syndrom Typ 4	LDS4	614816	AD	*TGFB2*	190220	1q41	Transforming Growth Factor ß2
Loeys-Dietz-Syndrom Typ 5	LDS5	615582	AD	*TGFB3*	190230	14q24.3	Transforming Growth Factor ß3

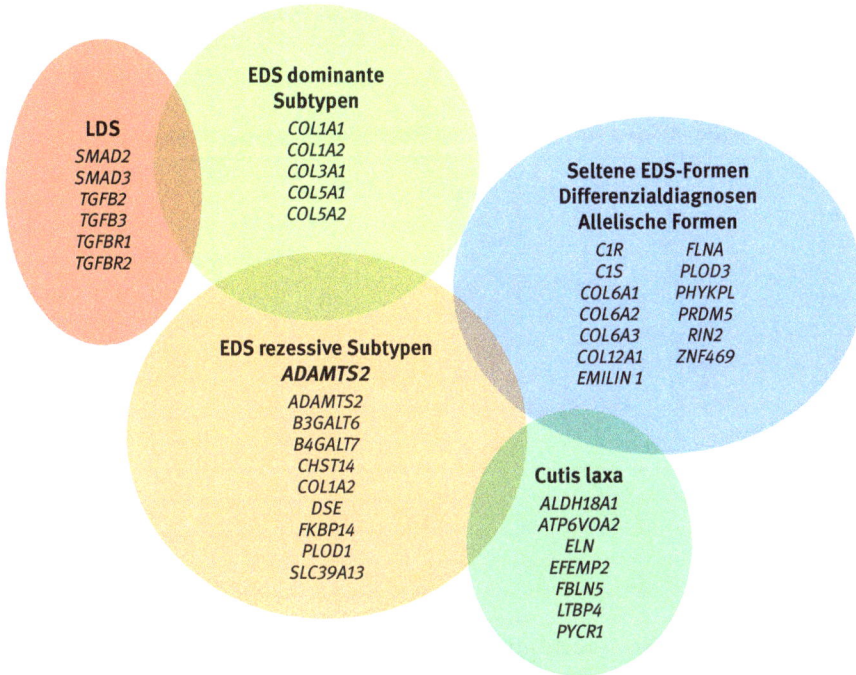

LDS
SMAD2
SMAD3
TGFB2
TGFB3
TGFBR1
TGFBR2

EDS dominante Subtypen
COL1A1
COL1A2
COL3A1
COL5A1
COL5A2

Seltene EDS-Formen Differenzialdiagnosen Allelische Formen

C1R   *FLNA*
C1S   *PLOD3*
COL6A1   *PHYKPL*
COL6A2   *PRDM5*
COL6A3   *RIN2*
COL12A1   *ZNF469*
EMILIN 1

EDS rezessive Subtypen
ADAMTS2
ADAMTS2
B3GALT6
B4GALT7
CHST14
COL1A2
DSE
FKBP14
PLOD1
SLC39A13

Cutis laxa
ALDH18A1
ATP6VOA2
ELN
EFEMP2
FBLN5
LTBP4
PYCR1

Abb. 3.7: Genetische Heterogenität der verschiedenen EDS-Subtypen und Differenzialdiagnosen.

3.5 Differenzialdiagnostik

Zur differenzialdiagnostischen Abklärung einiger EDS-Subtypen kann die elektronenmikroskopische Untersuchung der Ultrastruktur der Kollagenfibrillen einer Hautbiopsie hilfreich sein. In einigen Fällen kann auch die biochemische Kollagenanalyse aus kultivierten Hautfibroblasten, die immunhistochemische Untersuchung einer Hautbiopsie, oder die Urinanalyse zur Eingrenzung des zugrundeliegenden molekularen Defekts beitragen [65].

Tab. 3.2: Wertigkeit der diagnostischen Strategien bei den 6 ursprünglichen EDS-Haupt-Typen entsprechend der Villefranche-Klassifikation.

EDS-Typ (frühere Bezeichnung)	Klinische Untersuchung	Ultrastruktur der Dermis	Kollagen-Elektrophorese	LP/HP im Urin	Genetik
cEDS (I/II)	++	++	(+)	-	++
hEDS (III)	+	-	-	-	(+)
vEDS (IV)	++	++	+	-	+++
kEDS-PLOD1 (VIA)	+++	+	++	+++	+++
mcEDS (VIB)	+++	+	-	-	++
spEDS-SLC39A13 (VIC)	+++	+	-	++	++
kEDS-FKBP14 (VID)	+++	+	-	-	++
aEDS (VIIA)	+++	++	+	-	+++
aEDS (VIIB)	++	+	+++	-	+++
dEDS (VIIC)	+++	+++	+++	-	+++

3.6 Genetische Diagnostik und genetische Beratung

Ausgangsmaterial für die genetische Labordiagnostik ist 1–5 ml Venenblut, dem ein geeigneter Gerinnungshemmer (EDTA) zugegeben wird. Aus den weißen Blutzellen wird das Erbmaterial (DNA) isoliert und auf genetische Veränderungen (Mutationen) untersucht. In Ausnahmefällen kann auch eine Gewebeprobe (z. B. Wangenschleimhaut) oder eine Zellkultur von Hautfibroblasten, sowie eine DNA-Probe aus den entsprechenden Materialien untersucht werden. Die Mutationssuche in den entsprechenden Genen erfolgt in der Regel durch DNA-Sequenzanalyse nach Anreicherung und Vervielfältigung der Einzelabschnitte (PCR/Polymerase-Ketten-Reaktion) in Kombination mit der Suche nach größeren DNA-Rearrangements wie Stückverlusten (Deletionen) und -zugewinnen (Insertionen). Bei klarer klinischer Diagnose können einzelne Gene gezielt mit mehreren Methoden analysiert werden, um alle Arten von DNA-Veränderungen zu erfassen. Oft ist die klinische Abgrenzung der einzelnen EDS-Subtypen aber schwierig und es können Überlappungen mit anderen Bindegewebserkrankungen wie z. B. Cutis laxa oder Loeys-Dietz-Syndrom bestehen. In diesen Fällen ist eine parallele genetische Diagnostik mehrerer in Frage kommender Gene unter Einsatz von Next Generation Sequencing (NGS) sinnvoll, um die Einordnung in ein bestimmtes genetisch definiertes Krankheitsbild zu erleichtern. Da der Aufwand einer sequenziellen Analyse mehrerer Gene von deren Größe abhängt, kann eine komplette Untersuchung großer Gene mehrere Wochen dauern. Dagegen kann bei der massiven parallelen Sequenzierung mittels NGS eine Vielzahl von Genen gleichzeitig angereichert, sequenziert und bioinformatisch analysiert, was eine Zeitersparnis mit sich bringt. Die gezielte Abklärung einer bereits in der Familie bekannten Mutation dauert in beiden Fällen unabhängig von der Methodik nur wenige Tage.

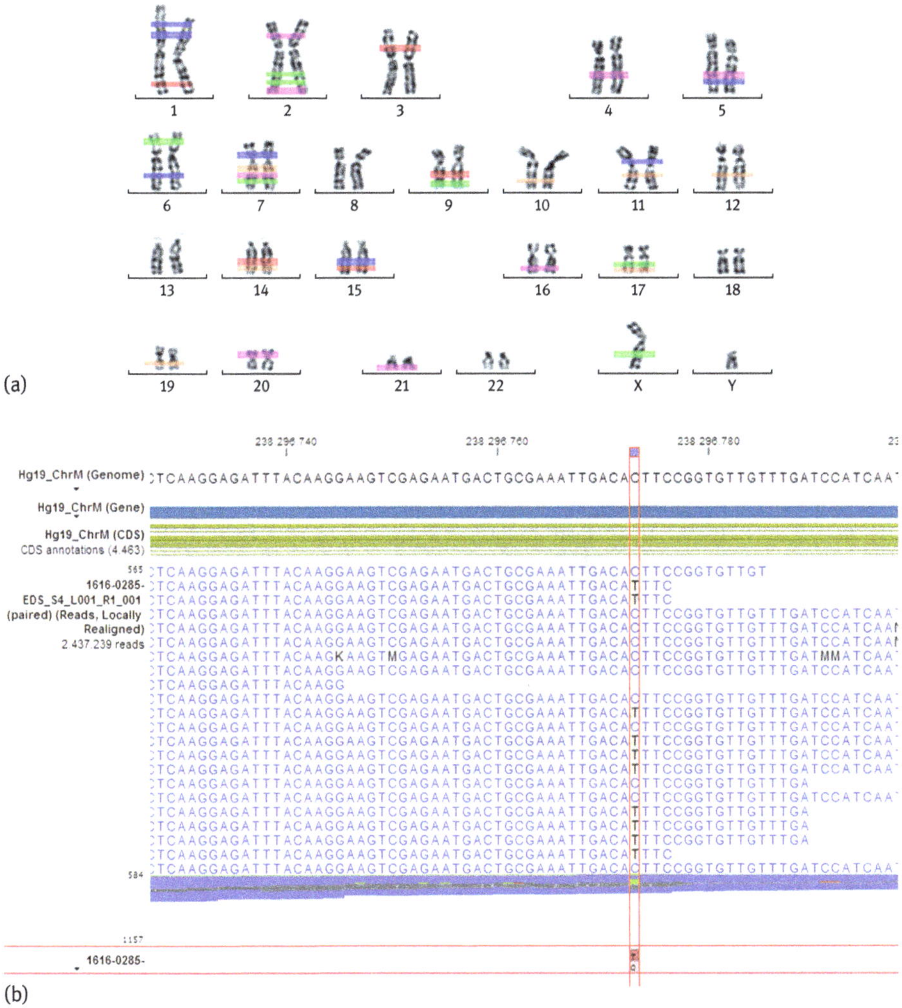

(a)

(b)

Abb. 3.8: Parallele Sequenzierung von insgesamt 37 Genen für verschiedene EDS-Subtypen und Differenzialdiagnosen. (a) Anreicherung der DNA-Sequenzen aus dem Genom, (b) Ausschnitt eines DNA-Abschnitts im Bereich einer heterozygoten C>T Nukleotidsubstitution, die in 50 % der Sequenzen vorkommt.

Da bei humangenetischen Analysen genetische Eigenschaften untersucht werden, ist die Aufklärung und eine schriftliche Einwilligung des Patienten nach dem Gendiagnostikgesetz (GenDG) erforderlich. Gemäß GenDG soll bei einer diagnostischen genetischen Untersuchung eine genetische Beratung angeboten werden. Bei einer prädiktiven genetischen Untersuchung ist die betroffene Person vor der genetischen Untersuchung und nach Vorliegen des Untersuchungsergebnisses genetisch zu beraten. Dies gilt auch für die Pränataldiagnostik (§ 10, GenDG). Die molekulargenetische Untersuchung dient zur Sicherung einer klinischen Diagnose oder Verdachtsdiagnose, ein unauffälliger molekulargenetischer Befund kann jedoch die Verdachtsdiagnose EDS nicht ausschließen. Die Identifikation einer krankheitsverursachenden Mutation bei einem Betroffenen erlaubt die gezielte Diagnostik von Risikopersonen in der Familie und ermöglicht ggf. eine Pränataldiagnostik, wobei sich der Ausprägungsgrad der Erkrankung bei Anlageträgern nicht präzise vorhersagen lässt.

Literatur

[1] Beighton P, et al. Ehlers-Danlos syndromes: revised nosology, Villefranche, 1997. Ehlers-Danlos National Foundation (USA) and Ehlers-Danlos Support Group (UK). Am J Med Genet. 1998;77(1):31–7.

[2] Malfait F, et al. The 2017 international classification of the Ehlers-Danlos syndromes. Am J Med Genet C Semin Med Genet. 2017;175(1):8–26.

[3] Steinmann B, RP, M and A Superti-Furga. The Ehlers-Danlos syndrome, in Connective Tissue and its Heritable Disorders: Molecular, Genetic and Medical Aspects, PM Royce and B Steinmann, Editors. 2002, Wiley-Liss: New York, NY. p. 431–523.

[4] Malfait F, RJ Wenstrup, and A De Paepe. Clinical and genetic aspects of Ehlers-Danlos syndrome, classic type. Genet Med. 2010;12(10):597–605.

[5] Bowen JM, et al. Ehlers-Danlos syndrome, classical type. Am J Med Genet C Semin Med Genet. 2017;175(1):27–39.

[6] Symoens S, et al. Comprehensive molecular analysis demonstrates type V collagen mutations in over 90 % of patients with classic EDS and allows to refine diagnostic criteria. Hum Mutat. 2012;33(10):1485–93.

[7] Ritelli M, et al. Clinical and molecular characterization of 40 patients with classic Ehlers-Danlos syndrome: identification of 18 COL5A1 and 2 COL5A2 novel mutations. Orphanet J Rare Dis. 2013;8:58.

[8] Nuytinck L, et al. Classical Ehlers-Danlos syndrome caused by a mutation in type I collagen. Am J Hum Genet. 2000;66(4):1398–402.

[9] Malfait F, et al. Three arginine to cysteine substitutions in the pro-alpha (I)-collagen chain cause Ehlers-Danlos syndrome with a propensity to arterial rupture in early adulthood. Hum Mutat. 2007;28(4):387–95.

[10] Gaines R, et al. Spontaneous ruptured dissection of the right common iliac artery in a patient with classic Ehlers-Danlos syndrome phenotype. Ann Vasc Surg. 2015;29(3):595 e11–4.

[11] Symoens S, et al. Met > Val substitution in a highly conserved region of the pro-alpha1(I) collagen C-propeptide domain causes alternative splicing and a mild EDS/OI phenotype. J Med Genet. 2004;41(7):e96.

[12] Cabral WA, et al. Mutations near amino end of alpha1(I) collagen cause combined osteogenesis imperfecta/Ehlers-Danlos syndrome by interference with N-propeptide processing. J Biol Chem. 2005;280(19):19259–69.

[13] Malfait F, et al. Helical mutations in type I collagen that affect the processing of the amino-propeptide result in an Osteogenesis Imperfecta/Ehlers-Danlos Syndrome overlap syndrome. Orphanet J Rare Dis. 2013;8:78.

[14] Tinkle B, et al. Hypermobile Ehlers-Danlos syndrome (a.k.a. Ehlers-Danlos syndrome Type III and Ehlers-Danlos syndrome hypermobility type): Clinical description and natural history. Am J Med Genet C Semin Med Genet. 2017;175(1):48–69.

[15] Zweers MC, et al. Haploinsufficiency of TNXB is associated with hypermobility type of Ehlers-Danlos syndrome. Am J Hum Genet. 2003;73(1):214–7.

[16] Zweers MC, et al. Elastic fiber abnormalities in hypermobility type Ehlers-Danlos syndrome patients with tenascin-X mutations. Clin Genet. 2005;67(4):330–4.

[17] Kaufman CS and MG Butler. Mutation in TNXB gene causes moderate to severe Ehlers-Danlos syndrome. World J Med Genet. 2016;6(2):17–21.

[18] Schalkwijk J, et al. A recessive form of the Ehlers-Danlos syndrome caused by tenascin-X deficiency. N Engl J Med. 2001;345(16):1167–75.

[19] Penisson-Besnier I, et al. Compound heterozygous mutations of the TNXB gene cause primary myopathy. Neuromuscul Disord. 2013;23(8):664–9.

[20] Merke DP, et al. Tenascin-X haploinsufficiency associated with Ehlers-Danlos syndrome in patients with congenital adrenal hyperplasia. J Clin Endocrinol Metab. 2013;98(2):E379–87.

[21] Sakiyama T, et al. Recurrent gastrointestinal perforation in a patient with Ehlers-Danlos syndrome due to tenascin-X deficiency. J Dermatol. 2015;42(5):511–4.

[22] Brady AF, et al. The Ehlers-Danlos syndromes, rare types. Am J Med Genet C Semin Med Genet. 2017;175(1):70–115.

[23] Mackenroth L, et al. An overlapping phenotype of Osteogenesis imperfecta and Ehlers-Danlos syndrome due to a heterozygous mutation in COL1A1 and biallelic missense variants in TNXB identified by whole exome sequencing. Am J Med Genet A. 2016;170A(4):1080–5.

[24] Morissette R, et al. Broadening the Spectrum of Ehlers Danlos Syndrome in Patients With Congenital Adrenal Hyperplasia. J Clin Endocrinol Metab. 2015;100(8):E1143–52.

[25] Germain DP. Ehlers-Danlos syndrome type IV. Orphanet J Rare Dis. 2007;2:32.

[26] Pepin MG, et al. Survival is affected by mutation type and molecular mechanism in vascular Ehlers-Danlos syndrome (EDS type IV). Genet Med. 2014;16(12):881–8.

[27] Frank M, et al. The type of variants at the COL3A1 gene associates with the phenotype and severity of vascular Ehlers-Danlos syndrome. Eur J Hum Genet. 2015;23(12):1657–64.

[28] Byers PH, et al. Diagnosis, natural history, and management in vascular Ehlers-Danlos syndrome. Am J Med Genet C Semin Med Genet. 2017;175(1):40–47.

[29] Pepin M, et al. Clinical and genetic features of Ehlers-Danlos syndrome type IV, the vascular type. N Engl J Med. 2000;342(10):673–80.

[30] Drera B, et al. Diagnosis of vascular Ehlers-Danlos syndrome in Italy: clinical findings and novel COL3A1 mutations. J Dermatol Sci. 2011;64(3):237–40.

[31] Pepin MG, ML Murray, and PH Byers. Vascular Ehlers-Danlos Syndrome, in GeneReviews(R), RA Pagon, et al., Editors. 1993, University of Washington, Seattle: Seattle WA.

[32] Giunta C, A Randolph, and B Steinmann. Mutation analysis of the PLOD1 gene: an efficient multistep approach to the molecular diagnosis of the kyphoscoliotic type of Ehlers-Danlos syndrome (EDS VIA). Mol Genet Metab. 2005;86(1–2):269–76.

[33] Miyake N, et al. Loss-of-function mutations of CHST14 in a new type of Ehlers-Danlos syndrome. Hum Mutat. 2010;31(8):966–74.

[34] Malfait F, et al. Musculocontractural Ehlers-Danlos Syndrome (former EDS type VIB) and adducted thumb clubfoot syndrome (ATCS) represent a single clinical entity caused by mutations in the dermatan-4-sulfotransferase 1 encoding CHST14 gene. Hum Mutat. 2010;31(11):1233–9.

[35] Dundar M, et al. Loss of dermatan-4-sulfotransferase 1 function results in adducted thumb-clubfoot syndrome. Am J Hum Genet. 2009;85(6):873–82.

[36] Giunta C, et al. Spondylocheiro dysplastic form of the Ehlers-Danlos syndrome--an autosomal-recessive entity caused by mutations in the zinc transporter gene SLC39A13. Am J Hum Genet. 2008;82(6):1290–305.

[37] Baumann M, et al. Mutations in FKBP14 cause a variant of Ehlers-Danlos syndrome with progressive kyphoscoliosis, myopathy, and hearing loss. Am J Hum Genet. 2012;90(2):201–16.

[38] Byers PH, et al. Ehlers-Danlos syndrome type VIIA and VIIB result from splice-junction mutations or genomic deletions that involve exon 6 in the COL1A1 and COL1A2 genes of type I collagen. Am J Med Genet. 1997;72(1):94–105.

[39] Raff ML, et al. Partial COL1A2 gene duplication produces features of osteogenesis imperfecta and Ehlers-Danlos syndrome type VII. Hum Genet. 2000;106(1):19–28.

[40] Colige A, et al. Novel types of mutation responsible for the dermatosparactic type of Ehlers-Danlos syndrome (Type VIIC) and common polymorphisms in the ADAMTS2 gene. J Invest Dermatol. 2004;123(4):656–63.

[41] Malfait F, et al. The natural history, including orofacial features of three patients with Ehlers-Danlos syndrome, dermatosparaxis type (EDS type VIIC). Am J Med Genet A. 2004;131(1):18–28.

[42] Van Damme T, et al. Expanding the clinical and mutational spectrum of the Ehlers-Danlos syndrome, dermatosparaxis type. Genet Med. 2016;18(9):882–91.

[43] Ritelli M, et al. Insights in the etiopathology of galactosyltransferase II (GalT-II) deficiency from transcriptome-wide expression profiling of skin fibroblasts of two sisters with compound heterozygosity for two novel B3GALT6 mutations. Mol Genet Metab Rep. 2015;2:1–15.

[44] Ritelli M, et al. Expanding the clinical and mutational spectrum of B4GALT7-spondylodysplastic Ehlers-Danlos syndrome. Orphanet J Rare Dis. 2017;12(1):153.

[45] Syx D, et al. Genetic heterogeneity and clinical variability in musculocontractural Ehlers-Danlos syndrome caused by impaired dermatan sulfate biosynthesis. Hum Mutat. 2015;36(5):535–47.

[46] Muller T, et al. Loss of dermatan sulfate epimerase (DSE) function results in musculocontractural Ehlers-Danlos syndrome. Hum Mol Genet. 2013;22(18):3761–72.

[47] Malfait F, et al. Total absence of the alpha2(I) chain of collagen type I causes a rare form of Ehlers-Danlos syndrome with hypermobility and propensity to cardiac valvular problems. J Med Genet. 2006;43(7):e36.

[48] Schwarze U, et al. Rare autosomal recessive cardiac valvular form of Ehlers-Danlos syndrome results from mutations in the COL1A2 gene that activate the nonsense-mediated RNA decay pathway. Am J Hum Genet. 2004;74(5):917–30.

[49] Rahman N, et al. Ehlers-Danlos syndrome with severe early-onset periodontal disease (EDS-VIII) is a distinct, heterogeneous disorder with one predisposition gene at chromosome 12p13. Am J Hum Genet. 2003;73(1):198–204.

[50] Kapferer-Seebacher I, et al. Periodontal Ehlers-Danlos Syndrome Is Caused by Mutations in C1R and C1S, which Encode Subcomponents C1r and C1s of Complement. Am J Hum Genet. 2016;99(5):1005–1014.

[51] Burkitt Wright EM, et al. Brittle cornea syndrome: recognition, molecular diagnosis and management. Orphanet J Rare Dis. 2013;8:68.

[52] Rohrbach M, et al. ZNF469 frequently mutated in the brittle cornea syndrome (BCS) is a single exon gene possibly regulating the expression of several extracellular matrix components. Mol Genet Metab. 2013;109(3):289–95.

[53] Lechner J, et al. Enrichment of pathogenic alleles in the brittle cornea gene, ZNF469, in keratoconus. Hum Mol Genet. 2014;23(20):5527–35.

[54] Chang BS, et al. Reading impairment in the neuronal migration disorder of periventricular nodular heterotopia. Neurology. 2005;64(5):799–803.

[55] Reinstein E, et al. Vascular and connective tissue anomalies associated with X-linked periventricular heterotopia due to mutations in Filamin A. Eur J Hum Genet. 2013;21(5):494–502.

[56] Okajima T, et al. Molecular cloning of a novel alpha2,3-sialyltransferase (ST3Gal VI) that sialylates type II lactosamine structures on glycoproteins and glycolipids. J Biol Chem. 1999;274(17):11479–86.

[57] Faiyaz-Ul-Haque M, et al. A novel missense mutation in the galactosyltransferase-I (B4GALT7) gene in a family exhibiting facioskeletal anomalies and Ehlers-Danlos syndrome resembling the progeroid type. Am J Med Genet A. 2004;128A(1):39–45.

[58] Guo MH, et al. Redefining the progeroid form of Ehlers-Danlos syndrome: report of the fourth patient with B4GALT7 deficiency and review of the literature. Am J Med Genet A. 2013;161A(10):2519–27.

[59] Nakajima M, et al. Mutations in B3GALT6, which encodes a glycosaminoglycan linker region enzyme, cause a spectrum of skeletal and connective tissue disorders. Am J Hum Genet. 2013;92(6):927–34.

[60] Malfait F, et al. Defective initiation of glycosaminoglycan synthesis due to B3GALT6 mutations causes a pleiotropic Ehlers-Danlos-syndrome-like connective tissue disorder. Am J Hum Genet. 2013;92(6):935–45.

[61] Vorster AA, P Beighton, and RS Ramesar. Spondyloepimetaphyseal dysplasia with joint laxity (Beighton type); mutation analysis in eight affected South African families. Clin Genet. 2015;87(5):492–5.

[62] Mohamed M, et al. Cutis Laxa. Adv Exp Med Biol. 2014;802:161–84.

[63] Bertoli-Avella AM, et al. Mutations in a TGF-beta ligand, TGFB3, cause syndromic aortic aneurysms and dissections. J Am Coll Cardiol. 2015;65(13):1324–36.

[64] Loeys BL and HC Dietz. Loeys-Dietz Syndrome, in GeneReviews(R), RA Pagon, et al. Editors. 1993, University of Washington, Seattle: Seattle WA.

[65] Mayer K, I Kennerknecht, and B Steinmann. Clinical utility gene card for: Ehlers-Danlos syndrome types I–VII and variants – update 2012. Eur J Hum Genet. 2013;21(1).

Andreas K. Luttkus

4 Das Ehlers-Danlos-Syndrom – eine Herausforderung für die Gynäkologie und Geburtshilfe

4.1 Einleitung

Das Ehlers-Danlos Syndrom (EDS) ist eine seltene Bindegewebserkrankung. Man geht beim vaskulären Typ von einer Häufigkeit von 1 auf 40.000 Geburten aus. Für Dänemark [1] liegen epidemiologische Daten vor, die eine Prävalenz des EDS mit 0,02 % angeben. Der Anteil der Frauen liegt bei 73,9 %. Die während der Rekrutierungsphase dieser Studie verstorbenen Patienten hatten ein mittleres Alter von 53 Jahren (Standardabweichung +/−21,7). Somit ist es nicht überraschend, dass in der gynäkologischen Sprechstunde die Besonderheiten des EDS wenig geläufig sind. Bei der Erwähnung der Diagnose „Ehlers-Danlos Syndrom" werden viele Ärzte eine außerordentliche Gelenküberstreckbarkeit assoziieren, aber die Besonderheiten im Fach Gynäkologie und die Gefährdungen in der Geburtshilfe sind wenig bekannt. Mit diesem Kapitel soll die Einschätzung vorhandener Risiken im Fachgebiet Geburtshilfe und Gynäkologie erleichtert werden.

Bis zur Veröffentlichung des ersten Bandes „Das EDS. Eine interdisziplinäre Herausforderung" waren elf Untertypen des EDS identifiziert. Es gibt Autoren, die bereits zwanzig Typen des Ehlers-Danlos Syndroms differenzieren [2]. Aber mit Fortschreiten der molekulargenetischen Analysen werden ständig weitere Spezifizierungen veröffentlicht. Damit wird für den nicht spezialisierten Arzt die Zuordnung eines individuellen Patienten zu einem Typen des EDS nicht leichter. Eine international besetzte Arbeitsgruppe hat im Frühjahr 2017 Einigkeit über eine neue Namensgebung erzielt. „Ehlers-Danlos Syndrome" soll durch „Ehlers-Danlos Syndromes and related disorders" ersetzt werden. Darüber hinaus wurde die Terminologie „Hypermobile Spectrum Disorders (HSD)" für andere dem EDS ähnliche Krankheitsbilder mit Hypermobilität vereinbart. Im folgenden Text wird der Name EDS verwendet, obgleich EDS und ähnliche Störungen „Ehlers-Danlos Syndromes and related disorders" gemeint ist. In allen anderen Fällen wird der spezifische EDS-Typ genannt. Unter dem Oberbegriff Ehlers-Danlos-Syndrom werden Bindegewebserkrankungen zusammengefasst, die mit verschiedenen Symptomen wie überstreckbaren Gelenken, überdehnbarer Haut oder Elastizitätsverlust an den Gefäßen einhergehen.

Die Aussagen über Schwangerschaft und Gynäkologie, die im Folgenden getroffen werden, basieren auf einer intensiven Literaturrecherche und auf eigenen klinischen Erfahrungen. Daraus ergibt sich allerdings die Notwendigkeit, auf einen Schwachpunkt dieser Art der Datenanalyse hinzuweisen: Bekanntermaßen werden Kasuistiken, die medizinisch schwerwiegende Komplikationen beschreiben, weit-

https://doi.org/10.1515/9783110474909-004

aus häufiger zur Veröffentlichung angeboten und auch tatsächlich häufiger veröffentlicht als weitgehend unspektakuläre Fallbeschreibungen. Dies dürfte zu einer Überbewertung des Gefährdungspotentials und des Schweregrades von Komplikationen bei Patientinnen mit Ehlers-Danlos-Syndrom führen. In der Tat ist seit der ersten Auflage dieses Werkes die Anzahl und Qualität der Publikationen zum Thema EDS rasant angestiegen. Dies hat Konsequenzen im Bereich der Geburtshilfe. Die hohe peripartale Mortalität für das vaskuläre EDS, die im ersten Band angegeben wurde, scheint vor dem Hintergrund der aktuellen Daten überbewertet.

Für den Frauenarzt ist eine gesicherte Diagnose eines Ehlers-Danlos-Syndroms und die Typenzuordnung für die weitere Diagnostik, Beratung und Interventionen sehr wichtig. Nicht selten jedoch liegt keine gesicherte Diagnose vor, obgleich verschiedene elektronenmikroskopische, biochemische oder molekulargenetische Verfahren zur typenspezifischen Einordnung beziehungsweise zum Ausschluss des EDS verfügbar sind. Leider werden diese Möglichkeiten häufig nicht ausgeschöpft. Dies hat verschiedene Gründe. Krankenkassen verwehren nicht selten eine Kostenübernahme für Diagnostik in der Annahme, eine Therapie existiere nicht. Ohne Kenntnis der tatsächlichen Diagnose ist eine kompetente und auch angemessene Beratung der Patientin nicht möglich. Das Ausmaß möglicher Komplikationen in einer Schwangerschaft hängt stark vom Typ des EDS ab. Die Betreuung der Schwangerschaft ist bei Patientinnen mit vaskulärem EDS grundlegend anders strukturiert als bei einer Patientin mit einem EDS vom klassischen Typ. Aus Sicht der Geburtshilfe und Frauenheilkunde sollte daher dringend auf die elektronenmikroskopische oder molekulargenetische Diagnoseabklärung gedrungen werden.

Die Erstdiagnose des EDS wird häufig verspätet gestellt. So hatte eine 31-jährige Erstgebärende in der Preßphase eine Ruptur der arteria subclavia erlitten, die nach einigen Komplikationen letal verlief. Die Diagnosestellung „EDS" erfolgte jedoch erst am neunten Tag post partum [3]. Natürlich kann auch eine molekulargenetische Diagnostik in Einzelfällen Fragen aufwerfen. So ist eine Kasuistik eines 42-jährigen Mannes veröffentlicht worden, der Zeichen eines vaskulären EDS mit Ruptur der Arteria Iliaca hatte. Die Molekulardiagnostik zeigte jedoch bei der Sequenzierung des *COL5A1*-Gens eine de-novo Non-sense Mutation, woraus sich eine Zuordnung zum klassischen Typ ergab. Dies soll beispielhaft auf die sehr variable Symptomatik beim EDS hinweisen.

Im Folgenden wird zunächst auf Besonderheiten bei der Betreuung von Patientinnen mit EDS, gemeint ist hiermit: „Ehlers-Danlos Syndromes and related disorders", in der gynäkologischen Versorgung eingegangen. Im zweiten Teil werden die Besonderheiten bei der Betreuung der Schwangerschaft, der Entbindung und dem Wochenbett erörtert. Für das EDS vom vaskulären und vom hypermobilen Typen sind eigene Kapitel vorbereitet. Bei Patientinnen mit EDS sind verschiedenste und auch schwerwiegende Komplikationen in der Schwangerschaft und während der Entbindung beschrieben worden [4]. Dieser Beitrag versucht, auf die verschiedenen Facetten des Ehlers-Danlos-Syndroms einzugehen, ohne einen Anspruch auf Vollständigkeit erheben zu können.

4.2 Gynäkologie

Über zwei Drittel der EDS-Patienten sind weiblich. Die Prävalenz gynäkologischer Auffälligkeiten ist bei EDS-Patientinnen stark erhöht [5]. Psychische Auffälligkeiten bis zu psychiatrischen Erkrankungen sind beim EDS signifikant häufiger als in der Normalbevölkerung [6]. Darunter sind Depressionen, Suizidversuche, Aufmerksamkeits-Defizit-Störungen und andere psychogene Erkrankungen vertreten. Eine regelmäßige Vorsorge, die Behandlung gynäkologischer Erkrankungen, die Beratung über Familienplanung, die Betreuung von Schwangerschaften und die Beratung bei der Hormonumstellung im Alter bis hin zu den Besonderheiten im Senium gehören zu den Aufgaben der gynäkologischen Betreuung. Das hormonelle Gleichgewicht der Frau ist ein wichtiger Faktor für ihr Wohlbefinden. Nicht selten werden Hormone bewusst eingesetzt, um die Befindlichkeit von Frauen positiv zu beeinflussen. Dies gilt auch für Patientinnen mit EDS. Die positiven Effekte einer peri- und postmenopausalen Hormonersatztherapie auf die Kollagenstruktur der Haut sind lange bekannt.

Besonders bei Frauen mit EDS Typ IV kann eine Schwangerschaft ein nicht unerhebliches Risiko darstellen. Daher hat der betreuende Arzt eine Verantwortung für eine zuverlässige Kontrazeption. Die Erfahrung eines mütterlichen Todesfalles nach Einleitung bei intrauterinem Fruchttod im dritten Trimenon aufgrund einer erst bei der Obduktion diagnostizierten Ruptur der rechten Iliaca interna veranlasste die Autoren zu folgender Forderung: „Aggressiv muss für eine zuverlässige Kontrazeption gesorgt werden bei Patientinnen mit kyphoskoliotischem EDS." [7]. Eine kompetente, individuelle Risikoeinschätzung für oder gegen die Umsetzung eines Kinderwunsches ist in jedem Einzelfall notwendig. Unerwünschte Nebenwirkungen der Kontrazeptionsverfahren sollten in den Hintergrund treten in der Abwägung gegen die Risiken einer ungewollten und mit schweren Komplikationen verlaufenden Schwangerschaft. Die Auswahl einer geeigneten Verhütungsmethode hängt von vielen, individuell sehr unterschiedlichen Faktoren ab. Die klinische Ausprägung des EDS und die Beteiligung der Genitalorgane sind von Fall zu Fall außerordentlich unterschiedlich, so dass eine Verallgemeinerung der nun folgenden Empfehlungen nicht unproblematisch ist.

Bei EDS besteht keine Kontraindikation zur Anwendung der hormonellen Kontrazeption. Durch die Einnahme dieser oralen Kontrazeptiva wird die Reifung von Follikeln am Eierstock unterdrückt. Gerade bei Frauen mit EDS, die zur Zystenbildung am Eierstock neigen, stellt diese Form der Verhütung einen Vorteil dar. Darüber hinaus wird eine Zyklusstabilität [5] erzielt. Frauen mit EDS leiden sehr häufig an irregulären Menstruationsblutungen (28–54 %) und rezidivierender Anovulation in 41,3 % der Fälle [8]. Dies ist eine Ursache für eine reduzierte Fertilität. Zur Gewährleistung der Zyklusstabilität ist bei vielen, von speziellen Kontraindikationen abgesehen, die Antibabypille ein sicheres und zuverlässiges Verfahren. Niedrigdosierte Pillen, welche mit 15 µg Ethinyl-Estradiol auskommen, bieten gute Zyklusstabilität und Kontrolle der Blutungsstärke. Sollten Zwischenblutungen auftreten, kann auf eine Pille mit höherer Ethinyl-Estradiol-Konzentration umgestiegen werden. Eine Endometriose (15 %) ist bei Frauen mit EDS ebenfalls gehäuft zu finden. Hier kann eine gestagen-betonte Antibabypille die Beschwerden lindern. Die Kontrazeption mit einer reinen Gestagengabe (Minipille) ist ebenfalls möglich. Im individuellen Einzelfall kann bei einem Ehlers-Danlos-Syndrom eine Kontrazeption mittels eines Intrauterinpessars geboten sein. Vor allen Dingen moderne, mit Gestagen beschichtete Spiralen können im Falle von Hypermenorrhoe, die bei 32 % der untersuchten Frauen mit EDS gefunden wurde, eine Normalisierung der Blutungsstärke erreichen. Daten von größeren Kollektiven und bis zu 1225 per Fragebogen untersuchten Frauen fanden Dysmenorrhoe zwischen 80 und 92 %. In manchen Fällen von Uterus myomatosus lassen sich so zur Anämie führende Blutungen gut kontrollieren. In einigen Fällen ist so eine Hysterektomie vermeidbar. Sollten vaginale Infekte im Falle des Spiraleneinsatzes auftreten, sind diese konsequent zu behandeln. Daraus ergibt sich primär keine Kontraindikation zum Einsatz der Spirale.

Blutungsstörungen, genitale Schmerzen, Descensusprobleme und andere Symptome führen dazu, dass Frauen mit EDS überproportional oft eine Hysterektomie (44 %) erfahren. Die Gründe sind sicher vielfältig. Es ist bekannt, dass die Kollagenstruktur von Leiomyomen bei Patientinnen mit EDS vom vaskulären Typ sich deutlich von Uterusmyomen gesunder Frauen unterscheidet. Dies mag im Zusammenhang mit den häufiger gestellten Indikationen zur Hysterektomie bei Frauen mit EDS und Uterus myomatosus stehen [9]. Unter den verschieden Indikationen zur Hysterektomie sind auch die Pathologie der Zervix in Form von Dysplasien, Descensus uteri und Blutungsstörungen zu nennen. Physiologische und pathologische Blutungen sind in der Gynäkologie häufig Thema. Umso wichtiger ist die Differenzialdiagnose sämtlicher pathologischer Blutungen in der Gynäkologie, gerade beim Ehlers-Danlos-Syndrom. Die Differenzialdiagnose der verschiedensten Blutungsursachen, wie z. B. hereditäre Thrombophilien, Willebrand-Jürgens-Syndrom oder Autoimmunthrombozytopenien müssen berücksichtigt werden.

Die Zytologie der Zervix von Frauen mit EDS weist bei etwa jeder fünften Patientin Auffälligkeiten auf, die häufig eine Vorstufe der Zervixdysplasie darstellen. Die Ursache für diese Besonderheit der Patientinnen mit EDS ist nicht bekannt. Veränderungen der Zervix sollten durch Kolposkopie, Biopsie, Histologie und gegebenenfalls Konisation abgeklärt werden. Beim EDS sind auch rezidivierende vaginale Infektionen häufig. Bestimmte Viruserkrankungen (Humanes Papillomvirus), sind für die Entstehung des Gebärmutterhalskrebses verantwortlich. Eine Impfung gegen bestimmte Typen des HPV-Virus ist heute möglich. Seit dem Jahre 2009 ist die Impfung junger Mädchen vor Aufnahme der Geschlechtsreife gegen HPV bei den meisten Krankenkassen fester Bestandteil der Leistungen. Die HPV-Infektion der Virustypen 9, 11, 16 und 18 begünstigt die Entwicklung von Zervixdysplasien und somit auch für das Zervixkarzinom. Bei fortgeschrittenen Dysplasien oder invasiven Karzinomen unterscheidet sich die Therapie bei von EDS betroffenen Frauen nicht im Vergleich zu Frauen ohne EDS. Allerdings muss, wie bei jeder anderen onkologischen Erkrankung, die Verträglichkeit einer Chemotherapie vor dem Hintergrund der individuellen Belastbarkeit der Patientin eingeschätzt werden.

Die häufigste Krebserkrankung der Frau ist der Brustkrebs. In Deutschland gehört die Untersuchung der Brust zu den jährlichen Vorsorgeuntersuchungen. Hierzu gehört die Tastuntersuchung und Ultraschalluntersuchung. Aus den internationalen Veröffentlichungen über EDS geht hervor, dass Frauen mit EDS nicht häufiger an Brustkrebs erkranken. Natürlich sollten Patientinnen mit EDS die üblichen Vorsorgemaßnahmen zur Früherkennung eines Karzinoms der Brustdrüse vornehmen. Die Leitlinien zur Diagnostik und Therapie des Mammakarzinoms sollten eingehalten werden. Individuelle Abweichungen von der leitliniengestützten Therapie können nur aufgrund der individuellen Krankheit oder Verträglichkeit verlassen werden.

EDS und Kinderwunsch

Bei Patientinnen mit EDS kommt der Risikostratifizierung und einer präkonzeptionellen Beratung eine hohe Bedeutung zu. In einer Befragung von über 1.200 EDS-Patientinnen wurde in 44 % eine Infertilität angegeben. Das Ehlers-Danlos-Syndrom ist eine heterogene Gruppe von Bindegewebserkrankungen. Die klinischen Manifestationen beim EDS variieren erheblich in Abhängigkeit des Typs. Es ist nur bedingt möglich, für die seltenen Typen des EDS schwangerschaftsspezifische Empfehlungen zu formulieren, da zum Teil keine Veröffentlichungen über diese seltenen Typen vorliegen. Dennoch liegt bei jedem Typ eine besondere Risikokonstellation vor hinsichtlich Schwangerschaftsverlauf, Entbindung und Wochenbett. Die variierende Manifestation und Ausprägung dieses Krankheitsbildes und die Organbeteiligung erlauben praktisch nicht, einheitliche Behandlungsempfehlungen zum Thema EDS und Schwangerschaft zu geben. Beim Typ I, II und III sind gehäuft Zervixinsuffizienz, vorzeitige Wehen, aber auch eine erhöhte Abortrate beobachtet worden. Bei gesichertem EDS vom vaskulären Typ sollte eine Kinderwunschbehandlung, die invasive Prozeduren, wie laparoskopische oder transvaginale Punktion der Ovarien beinhaltet, sehr kritisch gesehen werden. Mittlerweile sind Publikationen zu finden über die Ergebnisse von IVF bei Frauen mit EDS. Vor einer solchen Therapie sollte in jedem Fall eine humangenetische Beratung stehen.

Da die meisten EDS-Typen autosomal-dominant vererbt werden, besteht eine 50-prozentige Wahrscheinlichkeit der Übertragung der Erkrankung auf das Kind. Bei einigen EDS-Typen ist der Übertragungsmodus autosomal-rezessiv (vEDS). Dennoch ist die präkonzeptionelle Beratung auch durch einen Humangenetiker wichtig. Für diese Beratung ist selbstverständlich wichtig, dass eine gesicherte Diagnose und somit auch eine Typeneinordnung vorliegen. Prinzipiell ist bei Bekanntheit des Genortes eine pränatale Diagnostik der meisten Typen des Ehlers-Danlos-Syndroms am Fetus möglich. Unbedingt sollte man vor einer Schwangerschaft mit dem Paar über die Möglichkeiten moderner Pränataldiagnostik und aller daraus erwachsenen Konsequenzen sprechen. Das seit dem 1. Februar 2010 in Kraft getretene Gen-Diagnostik-Gesetz sanktioniert die pränatale Diagnostik von Erkrankungen, die erst im Erwachsenenalter manifest werden. Auch erscheint die Stigmatisierung von Betroffenen bei dem sehr unterschiedlichen Ausprägungsgrad der Erkrankung problematisch. Aus heutiger Sicht ist der Wissensstand unzureichend, um eine zuverlässige Prognose über den Schweregrad der Erkrankung abzugeben. Eine Ausnahme von dieser Position stellt der vaskuläre Typ des EDS dar. Hier könnte im Einzelfall eine Präimplantationsdiagnostik geboten sein. Die Bedeutung einer intensiven Beratung schlägt sich nieder in der humangenetischen Beratungspflicht, welche im neuen Gen-Diagnostik-Gesetz vorgeschrieben ist.

Neben dem Thema Vererbung des EDS gibt es aber auch den Spannungskreis der Pränataldiagnostik, wie sie jede Schwangere betrifft. So berichten verschiedene Arbeiten über die erhöhte Rate von Fehlbildungen des Feten bei Müttern mit EDS. Invasive diagnostische Interventionen, wie Chorionzottenbiopsie, Amnio- oder Chordozentese können durch nicht-invasive Verfahren ersetzt werden. Für den vaskulären Typ des EDS empfehlen einige Autoren, invasive Verfahren zu umgehen [10]. Mit der nicht-invasiven Pränataldiagnostik (NIPT) können fetale Zellen aus mütterlichem Blut gewonnen werden. Damit können mit großer diagnostischer Sicherheit numerische Störungen der Chromosomen des Feten erkannt werden. Dieses Verfahren ist von einer hohen Patientenzufriedenheit begleitet [11]. Allerdings sind bisher keine Publikationen erschienen zu spezifischen Genortanalysen beispielsweise zum Ausschluss eines vEDS durch NIPT.

Es liegen keine Publikationen über Veränderungen der Nackentransparenz bei Feten mit EDS vor. Durch die Nackentransparenzmessung zwischen 12 und 14 SSW in Kombination mit biochemischen Parametern ergibt sich eine weitere Option, eine invasive Diagnostik zu vermeiden. Dennoch wird hier ein Dilemma deutlich: Einerseits sollte bei von EDS betroffenen Paaren eine Klarheit über den Kinderwunsch auch in Kenntnis möglicher Komplikationen bestehen. Andererseits können durch die Pränataldiagnostik Fehlbildungen oder Anlagestörungen aufgedeckt werden, die u. U. zu einer vorzeitigen Beendigung der Schwangerschaft führen können. In diesem Dilemma ist eine sehr umsichtige und individualisierte Beratung notwendig.

Da es keine kausale Therapie des EDS gibt, kann auch keine spezielle, präkonzeptionelle Behandlung von Frauen mit EDS empfohlen werden. Jedoch sind die Supplementierungen von Spurenelementen, Eisen und Vitaminen auch bei EDS sinnvoll. Der Wert einer präkonzeptionellen Beratung zeigt sich auch hier. Auch ist die Substitution von Folsäure bei Patientinnen mit EDS (600 μg) eine sinnvolle Maßnahme, um das Risiko von fetalen Spaltfehlbildungen zu reduzieren. Ebenso ist eine straffe, präkonzeptionelle Normoglycämie bei Diabetikerinnen wichtig zur Vermeidung von kardialen Fehlbildungen beim Kind. Eine unerkannte Glucosestoffwechselstörung sollte präkonzeptionell ausgeschlossen sein.

Die Rate von Fehl- und Frühgeburten ist bei Patientinnen mit EDS erhöht. Zur Frage der Extrauteringraviditäten liegen widersprüchliche Daten vor. Während

Hurst (2014) 5,5 % angibt [12], sehen andere Autoren keine Häufung. Auch der frühe vorzeitige Blasensprung ist nicht selten beim EDS [13]. Im Kreißsaal oder auf der Wochenbettstation sind die Kinder, die später ein EDS entwickeln in der Regel unauffällig. Dies gilt auch für die Feten in utero. Neugeborene mit einem hypermobilen EDS jedoch können durch ausgeprägte Hypotonie auffallen. Hierfür wird im englischen Sprachgebrauch „floppy infant" verwendet.

Die Mortalitätsraten bei unbekanntem EDS-Typ und vaskulärem EDS sind am höchsten. Somit sollte ein Grundprinzip zum Umgang bei EDS verinnerlicht werden: Wenn immer möglich konservativ statt operativ. Eine große Zahl von Publikationen belegen dies [14]. Im Folgenden werden die Daten aus Studien erörtert, die nicht explizit auf den vaskulären (vEDS) oder den hypermobilen Typen fokussieren.

4.3 Schwangerschaftsverlauf

Patientinnen mit EDS sollten sich in der Frühschwangerschaft rechtzeitig in der frauenärztlichen Praxis vorstellen, um die Intaktheit der Schwangerschaft, den intrauterinen Sitz, ein möglichst präzises Gestationsalter sowie eine eventuelle Mehrlingsschwangerschaft früh festzustellen. Ein besonderes Augenmerk muss auf Früh- oder Fehlgeburtssymptomatik im Laufe des zweiten und zu Beginn des dritten Trimenons gerichtet werden. Regelmäßige Messung der Zervixlänge, des Vaginal-pH's sowie der Vaginalflora sind Maßnahmen, die bei Patientinnen mit EDS engmaschig kontrolliert werden sollten. Ergeben sich Symptome wie Kontraktionstätigkeit, Verkürzung der Zervix, auch schmerzlos, Blutungen oder gar ein vorzeitiger Blasensprung, sollte die Betreuung in einem Perinatalzentrum mit Erfahrung in der Betreuung von EDS-Patientinnen erfolgen. Keinesfalls sollte bei drohender Frühgeburt eine Frauenklinik ohne angeschlossene Kinderklinik aufgesucht werden. Ebenso ist für Hochrisikosituation oder beim vEDS zu fordern, dass das spezialisierte Zentrum über die nötigen Fachabteilungen, wie z. B. Blutbank, Gefäßchirurgie, Intensivmedizin verfügt. Schwerwiegende Komplikationen müssen jederzeit beherrscht werden können.

Eine interessante dänische Arbeit vergleicht die Rate von Frühgeburten bei mit EDS erkrankten Frauen mit gesunden Frauen, von Kindern die später ein EDS entwickelt haben. Es zeigt sich bei den erkrankten Kindern eine Rate von Frühgeborenen von 40 % [15] während die erkrankten Frauen lediglich zu 25 % Frühgeburten hatten.

In den meisten chirurgischen oder internistischen Disziplinen gehört eine Prophylaxe mit niedrigmolekularen Heparinen zum klinischen Standard. Bei Patientinnen mit EDS ist bei der erhöhten Blutungsneigung hier eine individuelle Therapieadaptation notwendig. Bei einer Immobilisation, z. B. bei vorzeitiger Wehentätigkeit oder auch im postoperativen Bereich sollte nicht a priori auf eine Thromboseprophylaxe verzichtet werden. Es wird kasuistisch von Fällen von Lungenarterienembolien nach Schnittentbindungen bei Patientinnen mit EDS berichtet [16,17]. Die Standards der Heparinisierung in Schwangerschaft und Wochenbett sollten berücksichtigt werden [18]. Auch im Wochenbett ist beim EDS besondere Vorsicht angebracht. Neben einem individuell erhöhten Thromboserisiko dürfen die unerwartet auftretenden Blutungskomplikationen nicht unterschätzt werden. Es wurde von einer Ruptur und Dissektion der Arteria subclavia mit letalem Ausgang berichtet, die erst am 9. Tag post partum diagnostiziert wurde [19]. Es wird angenommen, dass die Dissektion in der Pressphase entstanden sein dürfte. In einem anderen Fall wurde drei Wochen post sectionem eine Hemiplegie links bei einer 35-jährigen Frau beobachtet. Die Angiographie zeigte eine Dissektion der Carotis interna im proximalen sowie distalen Anteil. Eine folgende Schwangerschaft wurde nach „Gefäßmonitoring" zu einem guten Ende gebracht.

4.4 Entbindungsmodus

Es besteht in der Literatur kein Konsens über den idealen Entbindungsweg bei Patientinnen mit EDS. Einzelne Autoren belegen anhand von Einzelfallbeschreibungen erfolgreiche Schwangerschaftsverläufe und Entbindungen auf abdominalem Wege [20], jedoch belegt dies keineswegs die Überlegenheit der Schnittentbindung. Die verfügbare Literatur legt den Schluss nahe, dass bei EDS keine erhöhte Rate von Schnittentbindungen notwendig wird. Dies gilt nicht für das vaskuläre EDS (vEDS). Dies ist sicher im Zusammenhang mit der besonderen Bindegewebsstruktur und der relativ häufigen Zervixinsuffizienz und Frühgeburtsbestrebungen bei EDS zu sehen. Natürlich sind die allgemeinen Indikationen zur Schnittentbindung aus fetaler oder maternaler Indikation unberührt. Die immer wieder berichteten häufiger auftretenden Wundheilungsstörungen bei EDS rechtfertigen nicht den Verzicht auf eine medizinisch indizierte Schnittentbindung.

Bei vaginal-operativen Entbindungen sollte die Vakuumextraktion gegenüber der Forzepsentbindung wegen der geringeren Traumatisierung der Weichteile bevorzugt werden. Der Handgriff nach Kristeller sollte bei Frauen mit EDS unbedingt vermieden werden. Luxationen oder Subluxationen des Hüftgelenkes (Typ I bis III) kommen sub partu vor und sollten auch in der Pressphase das Kreißsaalteam nicht überfordern. Hilfsmittel zur Lagerung haben sich bewährt. Verlässliche Daten über die Häufigkeit und Notwendigkeit von Episiotomien liegen nicht vor. Eigene Erfahrungen legen eher den Schluss nah, dass die Episiotomie bei Patientinnen mit EDS seltener notwendig wird als bei der gesunden Kreißenden. Dennoch sollte beim vaskulären Typ des EDS der Schwangerschaftsverlauf bei drohender Uterus- oder Gefäßruptur höchst kritisch überwacht werden. Die Veröffentlichungen belegen, dass bei sich verschärfender Risikokonstellation in Abwägung fetaler Unreife und maternaler Gefährdung vielfach die geburtsunreife Zervix eine primäre Schnittentbindung notwendig macht. Bei vorzeitiger Wehentätigkeit und entbindungsbereiter Zervix ist der vaginale Entbindungsweg zu bevorzugen.

In den Niederlanden wurden die Erfahrungen aus 353 Schwangerschaften von EDS-Patientinnen der holländischen EDS-Selbsthilfegruppe publiziert [21]. Diese Ergebnisse belegen, dass eine zu negative Prognoseeinschätzung nicht gerechtfertigt ist. Sicherlich ist davon auszugehen, dass auch in den Niederlanden eine relativ hohe Dunkelziffer von Patientinnen mit EDS besteht. Die in dieser Studie erfassten Frauen wurden in zwei Gruppen aufgeteilt. In der ersten Gruppe wurden die Frauen mit bekanntem EDS erfasst (erkrankte Frauen). In der zweiten Gruppe wurden Frauen erfasst, die kein EDS hatten, die jedoch entweder einen am EDS erkrankten Partner hatten oder ein Kind mit einer spontanen Neumutation eines EDS zur Welt gebracht hatten (gesunde Frauen).

In der Gruppe der Frauen mit EDS wurden insgesamt 246 Schwangerschaften beobachtet. Dieser Gruppe wurden 33 gesunde Frauen gegenüber gestellt. Diese 33 Frauen hatten 107 Schwangerschaften mit 14 Früh- oder Spätaborten. 93 Kindern kamen mit einer Reife von mehr als 24 Schwangerschaftswochen zur Welt. Von diesen Kindern hatten 46 % eine Spontanmutation eines EDS und bei 54 % der Kinder wurde das EDS vom betroffenen Vater weitergegeben.

Es zeigte sich in dem holländischen Kollektiv, dass die betroffenen Frauen mit 23 % etwa eine doppelt so hohe Abortrate hatten wie die nicht betroffenen Frauen (13 %). Am höchsten war die Rate bei Frauen mit nicht typisiertem EDS (39 %, Spätaborte 8 %). Die Rate der Präeklampsiefälle war bei den Frauen mit EDS um 15 % erhöht, wobei auffällig häufig hier der vaskuläre Typ betroffen war. Bemerkenswert ist, dass in beiden Gruppen die Frühgeburtenrate deutlich erhöht war (21 % und 14 %). Ursächlich für die Frühgeburt war in dieser Population in den meisten Fällen ein vorzeitiger Blasensprung. In der Gruppe der betroffenen Frauen wurden vier Zwillingsschwangerschaften beobachtet, in der Gruppe der gesunden Frauen war lediglich eine Zwillingsschwangerschaft.

Die Entbindung einer Patientin mit EDS vom klassischen Typ (früher Typ I) war durch einen protrahierten Verlauf kompliziert. Es wurde der Handgriff nach Kristeller in der Austreibungsphase eingesetzt. Dabei kam es zu einem Abriss der Zervix. Diese musste operativ versorgt werden. Insgesamt wiesen 8 % der betroffenen Frauen relevante Geburtsverletzungen im Vaginalbereich auf. Fünf Fälle von Dammverletzung mit Einriss ins Rektum, fünf Fälle mit Wundheilungsstörung bei der Episiotomie wurden beobachtet.

In der Gruppe der betroffenen Frauen wurden sieben durch Sectio caesaera entbunden. Die Indikationen ergaben sich in vier Fällen aufgrund von Zervixdystokie und drohender intrauteriner Hypoxie in drei Fällen. In Kenntnis der zu erwartenden Wundheilungsstörungen wurde operativ größte Vorsicht umgesetzt, so dass es schließlich in diesen sieben Fällen lediglich in einem Fall zu einer Wundinfektion mit Dehiszenz kam. Im Rahmen der Epiduralanästhesie einer Frau mit EDS vom vaskulären Typ war es zu einem Austritt von Spinalflüssigkeit und schweren Kopfschmerzen gekommen. Relevante Blutungen post partum traten in der Gruppe von Frauen mit EDS dreimal so häufig (19 %) auf, als in der Gruppe der nicht betroffenen Frauen (7 %). Waren allerdings das Neugeborene und die Mutter an EDS erkrankt, so betrug die Rate der Blutungen 33 %.

Insgesamt traten vier Fruchttode im Laufe des zweiten Trimenons auf. Über die Ursachen dieser Fruchttode können keine detaillierten Aussagen gemacht werden. In dieser niederländischen Untersuchungsgruppe trat peripartal oder im Verlauf der Schwangerschaft kein mütterlicher Todesfall auf, allerdings ist eine Frau sechs Jahre nach der Entbindung an einer Darmruptur verstorben. Symphysenlockerungen wurden bei 26 % der betroffenen Frauen beschrieben. Ebenso trat chronischer Unterbauchschmerz häufig in der Gruppe der betroffenen im Zusammenhang mit der Schwangerschaft auf. Eine Frau mit einem EDS vom klassischen Typ hatte eine Blutung in Orbita während der Entbindung erlitten. Dies konnte konservativ behandelt werden.

Der Zustand nach Sektio bedeutet auch für jede völlig gesunde Frau ein erhöhtes Risiko der Uterusruptur sub partu für die folgende Schwangerschaft. Umso bemerkenswerter ist die Vaginalgeburt bei Zustand nach Sektio bei einer Schwangeren des klassischen mitis Typs (früher TYP II) [22]. Im Wochenbett drei Wochen nach Schnittentbindung einer 35-jährigen Erstgebärenden trat eine linksseitige Hemiplegie ein. Die Angiographie zeigte einen akuten Verschluß der rechten Carotis interna aufgrund eine Dissektion. Die Hautbiopsie lieferte die Diagnose: EDS [23].

4.5 Das vaskuläre EDS (vEDS)

Der vaskuläre Typ des EDS wird autosomal-rezessiv vererbt. Ein abnormes Typ-3-Kollagen wird aufgrund von verschiedenen Mutationen im Typ-3-Pro-Kollagen-Gen (COL-3-A1) synthetisiert. Die Gefahr dieses Erkrankungsbildes geht von unvorhersehbaren arteriellen Dissektionen und Rupturen der mittleren und großen Arterien aus. Auch die Koronararterien können hiervon im Einzelfall betroffen sein. Beim vaskulären Typ des EDS ist die Schwangerschaft als Hochrisikosituation zu betrachten [24]. Gefürchtete Komplikationen sind spontane Rupturen des Darmes, der Aorta, der Vena cava oder Gebärmutter [25,26]. Manifestationen des vaskulären Typs im Kindesalter sind selten [27]. Andererseits sind Blutungskomplikationen oder andere Komplikationen in der Schwangerschaft der jungen Frau gelegentlich Erstmanifestationen, die erst im weiteren Verlauf zur Diagnose eines EDS führen. Spontan auftretende Darmperforationen sollten den Pathologen an das EDS vom vaskulären Typ denken lassen, wenn es zu erheblichen Schwankungen im Kaliber der Lamina muscularis, zu sekundären Divertikeln und abnormalem Kollagenaufbau kommt [28].

Eine aktuelle Publikation gibt die Mortalität beim vEDS in der Schwangerschaft oder peripartal mit 5,3 % (30 von 565) an [29]. Auch im Schwangerschaftsverlauf können plötzliche Blutungen eintreten [30]. Die schweren Blutungskomplikationen beim vEDS sind in der Schwangerschaft besonders gefürchtet. Dennoch ist eine

Risikoeinschätzung, wie sehr aktuelle Daten belegen, sehr schwer. Einer französischen Arbeitsgruppe gelang es, fünf unterschiedliche Defekte auf der molekularen Ebene zu identifizieren [31] und einen Zusammenhang zwischen der Schwere von Komplikationen und dem definierten molekularen Defekt beispielsweise der Aminosäurensequenz darzustellen. So ist das Fehlen der Aminosäure Glycin mit besonders schweren Komplikationen vergesellschaftet. Dies mag erklären, warum in der Literatur so unterschiedliche Angaben über die Mortalität beim vEDS zu finden sind, auch wenn der vaskuläre Typ nachgewiesen war.

Spezialisierte Zentren setzen beim vEDS ab dem zweiten Trimenon Betablocker (Celiprolol) ein und propagieren die elektive Sektio bereits bei 32 SSW [32] oder 34 SSW [33]. Hier steht eine abschließende Bewertung aus. Außerhalb der Schwangerschaft hat sich der Einsatz von Celiprolol in einer prospektiv randomisierten Studie als überlegen gezeigt [34].

In einer Familie mit vEDS wurden insgesamt sieben Schwangerschaftsverläufen verfolgt. Es kam zu sechs komplikationsarmen Vaginalgeburten und einer Sectio caesarea [35]. Dies obgleich die Frauen schon schwere vaskuläre Komplikationen in ihrer Anamnese hatten. Die Autoren folgern, daß beim potentiell lebensbedrohlichen vEDS in der Schwangerschaft durch ein interdisziplinäres Vorgehen die Risiken beherrschbar und bisher etwas überbewertet erscheinen.

Gelegentlich sind molekulargenetische Spezialverfahren notwendig, um die Diagnose vEDS stellen zu können [36]. Mit dieser Technik konnte schon in der 8. Schwangerschaftswoche die Beratung der gesunden, bisher völlig symptomfreien Frau erfolgen, um die Risiken der Komplikationen des vEDS zu minimieren. Schließlich konnte sie am Termin komplikationslos ihr Kind zur Welt bringen.

Es sollte beim vaskulären Typ des EDS der Schwangerschaftsverlauf bei drohender Uterus- und Gefäßruptur sehr umsichtig und vorausschauend überwacht werden. Die schon erwähnte abnorme Kollagenstruktur der Leiomyome bei Patientinnen mit EDS dürften in Zusammenhang stehen mit dem erhöhten Rupturrisiko. Bei sich zuspitzender Risikokonstellation wird in Abwägung fetaler Reife und maternaler Gefährdung vielfach die geburtsunreife Zervix eine primäre Schnittentbindung notwendig machen. Bei vorzeitiger Wehentätigkeit und entbindungsbereiter Zervix ist der vaginale Entbindungsweg zu bevorzugen. Dennoch ist kein Konsensus in der Literatur über einen bestimmten Entbindungsweg von Patientinnen mit vaskulärem Typ erzielt [37].

Im Rahmen der vaginalen Geburt sind stark blutende Scheidenverletzungen und atonische, postpartale Blutungen ebenfalls außerordentlich ernst zu nehmen. Einzelne Quellen geben eine Mortalitätsrate von 25 % an [38].

Wenn die Diagnose eines vaskulären EDS gestellt ist, muss eine Nachsorge in Kooperation zwischen Internisten, Radiologen, Gynäkologen und Gefäßchirurgen organisiert sein. Plötzliche, unerwartete Komplikationen sollten beherrschbar sein. In der Literatur wird über eine 30-jährige Erstgebärende mit vaskulärem Typ berichtet, welche aufgrund einer arteriellen Dissektion der Koronargefäße im Alter von 24 Jahren einen Herzinfarkt erlitten hatte. Durch einen arteriellen Bypass war diese Patientin behandelt worden. Im Laufe der einige Jahre später eingetretenen Schwangerschaft wurde sie mit -beta-2-Sympatomimetika behandelt. Bei 29 Wochen wurde dann allerdings auf Grund einer befürchteten Uterusruptur die Schnittentbindung durchgeführt. Mutter und Kind waren wohlauf [39].

Patientinnen mit Marfan-Syndrom können im Laufe der Schwangerschaft durch sonographische Messung des Aortendurchmessers relativ gut überwacht werden. Die transösophageale Echokardiographie ist bei Patientinnen mit Marfan-Syndrom ebenfalls hilfreich [40]. So können sich entwickelnde Aortendissektionen in der Schwangerschaft relativ befriedigend erkannt werden. Für den vaskulären Typ des EDS ist dieses Verfahren weniger geeignet, da häufig die Gefäße mittleren und auch kleineren Durchmessers betroffen sind. Auch für die häufig auftretende Uterus- oder Darmruptur gibt es kaum Möglichkeiten der sonographischen Früherfassung.

Eine Differenzialdiagnose des EDS ist das Marfan-Syndrom. Hier liegt eine erbliche Störung im Aufbau und in der Struktur des Bindegewebes zugrunde. Das Fibrillin-1-Gen, welches auf dem langen Arm des Chromosoms 15 liegt, ist verändert. Menschen mit Marfan-Syndrom haben lange Extremitäten, lange Finger, überstreckbare Gelenke, der Brustkorb ist häufig deformiert; Fußfehlstellungen und Hüftveränderungen treten häufig auf. Neben verschiedenen äußeren Veränderungen sollte das Herz-Kreislauf-System hier untersucht werden. Ein Mitralklappenprolaps tritt ebenfalls häufig auf. Auch eine Mitralklappeninsuffizienz wird beobachtet. Wichtig ist die Erweiterung der Wurzel der Hauptschlagader (Aneurysma). Bei einem Verdacht auf Marfan-Syndrom werden regelmäßig Echokardiographien und Sonographien der Bauchaorta durchgeführt.

Das Loeys-Dietz Syndrom wurde in der Literatur 2006 beschrieben [41]. Es liegt eine Publikation vor, die einen Schwangerschaftsverlauf mit einer ganz ähnlichen Symptomatik wie beim vaskulären Typ des EDS darstellt [42]. In der Tat hat der Typ II des Loeys-Dietz Syndroms einen identischen Genort, der für den vaskulären Defekt verantwortlich ist. Patientinnen mit einem vaskulären Typ des Ehlers-Danlos Syndroms oder einem Loeys-Dietz Syndrom profitieren von einer prophylaktischen Gefäßversorgung, wenn das betroffene Gefäß rechtzeitig erkannt werden kann.

Akute Aortendissektionen in der Schwangerschaft werden neben dem vEDS auch beim Marfan-, beim Turner- und auch beim Loeys-Dietz Syndrom beobachtet [43]. Für das Marfan-Syndrom ist der Einsatz von Betablockern verbreitet. So ist mittlerweile beim vEDS der Betablockereinsatz nicht selten.

Anders als bei anderen Erkrankungen Muskelbeteiligung [44] und Gelenkbeteiligung ist beim EDS der Fetus und die ersten Jahre der Kindheit nicht betroffen. Eine Ausnahme stellt das hEDS dar mit Hypotonie („floppy infant").

4.6 Der hypermobile Typ des EDS

Der hypermobile Typ wird sicherlich am häufigsten beobachtet. Daher ist in der Frauenarztpraxis am ehesten die Betreuung zu erwarten. Die große Häufigkeit von gynäkologischen Beschwerdebildern legt den Schluss nahe, daß die gynäkologische Praxis wohl häufig in Anspruch genommen wird. In einer Gruppe von 82 postmenopausalen Frauen wurden folgende Symptome beobachtet: Dysmenorrhoe (82,9 %), Meno-Metrorrhaghien (53,7 %), Zyklustempostörungen (46,3 %) und Dyspareunie sowie Vulvodynie (31,7 %) [45].

Diese italienische Studie zeigte geburtshilflich eine hohe Spontanabort(16,1 %) und Frühgeburtenrate (23,3 %). Nur 66,7 % der Schwangerschaften erreichten den Termin. Dabei lag die Rate der Schnittentbindungen mit 22,3 % weit unter dem Landesdurchschnitt. Der Anteil vaginal operativer Geburten betrug 5,5 %. Bemerkenswert ist der hohe Anteil (46,1 %) an Keloidbildung der Narben und verstärkte Blutungen bei jeder fünften Entbindung (19,4 %).

Im Widerspruch zu diesen Daten steht eine epidemiologische Studie aus Skandinavien [46]. Im Vergleich zur Kotrollpopulation wurden keine signifikanten Unterschiede hinsichtlich folgender geburtshilflich relevanter Parameter gefunden: Rate an Frühgeborenen, an vorzeitigen frühen Blasensprüngen, an Schnittentbindungen, an postnatalen Depressionszuständen, an small oder large for date Babies. Eine Schwäche dieser Untersuchung ist allerdings, dass neben EDS auch andere Erkrankungen mit Hypermobilität der Gelenke eingeschlossen wurden. Somit wird die hohe Frühgeburtenrate, die in der Literatur angegeben wird, nicht widerlegt.

Der Gynäkologe, der Patientinnen mit EDS behandelt darf wissen, dass psychiatrische Erkrankungen bei hEDS signifikant häufiger sind [47].

4.7 Seltene EDS-Typen

Das kyphoskoliotische EDS (kyEDS) ist seltener als das vaskuläre EDS. Auch beim kyphoskoliotischen Typ können arterielle Komplikationen eintreten. Daraus ergibt sich auch in der Schwangerschaft ein erhöhtes Risiko von Gefäßrupturen. Dies ist kasuistisch beschrieben. Daher ist die interdiszplinäre und umsichtige Schwangerenvorsorge genauso wie bei vEDS notwendig. Der Einsatz von Betablockern in der Schwangerschaft zur Blutdruckkontrolle und Vermeidung der Komplikationen hypertensiver Krisen ist für den kyphoskoliotischen Typ des EDS beschrieben [48], wird aber auch beim vEDS eingesetzt.

Das Dermatosparaxis Ehlers-Danlos-Syndrom (nach alter Nomenklatur EDS Typ VIIC) ist eine sehr seltene autosomal rezessive Bindegewebserkrankung, charakterisiert durch extreme Hautbrüchigkeit, Spontanrupturen innerer Organe und in der Schwangerschaft durch den frühen vorzeitigen Blasensprung [49]. In der vorgestellten Kasuistik kam das Kind mit einer Schädelfraktur und ausgedehnten Hautabschilferungen zur Welt.

4.8 Geburtshilfliche Anästhesie beim Ehlers-Danlos-Syndrom

Verschiedene Quellen belegen die Vorteile der regionalen Anästhesie bei geburtshilflichen Operationen [50]. Es gibt Veröffentlichungen, die über Schwierigkeiten bei der Intubation von Patientinnen mit EDS vom hypermobilen Typ im Rahmen der Allgemeinanästhesie aufgrund eines notfallmäßigen Kaiserschnittes berichten. Bei Geburtsstillstand in der Austreibungsphase war die Sektio notwendig geworden. In der Analyse des Falles zeigte sich, dass eine Deformation des fibroelastischen Gewebes des Knorpels der Trachea schon aufgrund des korrekten und angemessenen Druckes auf das Krikoit aufgetreten sein dürfte. Es wurde darauf hingewiesen, dass die Anlage einer Epiduralanästhesie bei Patienten mit EDS auf Grund von Instabilitäten der Wirbelsäule erschwert sein kann und daher gelegentlich Komplikationen zu erwarten sind [51]. Aufgrund der Verschiedenartigkeit der Typen des EDS besteht in der Literatur kein Konsens über das zu bevorzugende Narkoseverfahren. Ähnliche Schwierigkeiten sind auch beim kyphoskoliotischen Typ des EDS veröffentlicht. In einer anderen Kasuistik musste nach gescheiterter Epiduralanästhesie auf eine Spinalanästhesie umgeschaltet werden. Dabei kam es jedoch zu einer ausgeprägten orthostatischen Dysregulation, was die Autoren in Zusammenhang mit dem hypermobilen EDS (früher: Typ III) interpretierten [52]. Eine französische Arbeitsgruppe berichtete über 17 Schwangerschaften mit vEDS mit 18 vaginalen Entbindungen unter komplikationsloser Periduralanästhesie. In fünf Fällen war eine Schnittentbindung notwendig. Nur zwei schwerwiegende nicht letale Komplikationen (Darmruptur, Bicuspidalklappeneinriß in der Preßphase) wurden beobachtet [53]. Auf Grund dieser schwerwiegenden Komplikationen muss noch einmal mit aller Deutlichkeit darauf hingewiesen werden, dass ungewünschte Schwangerschaften auf alle Fälle vermieden werden sollten und eine zuverlässige Kontrazeption notwendig ist.

4.9 Zusammenfassung

Das EDS bildet eine Gruppe seltener Bindegewebserkrankungen, die mit hyperelastischer Haut, überstreckbaren Gelenken und besonderer Gewebefragilität einhergeht. Allein auf Grund der Seltenheit des EDS ist in der gynäkologischen Praxis eher ausnahmsweise damit zu rechnen. Dennoch wäre eine kompetente Betreuung der Betroffenen von der Adoleszenz bis zum Alter wünschenswert. Die große Herausforderung in der Frauenheilkunde liegt in der Begleitung der reproduktiven Lebensphase der Frauen mit EDS.

Man sollte die besondere Gefährdung der Frauen beim vaskulären EDS kennen. Unerwartete Dissektionen und Rupturen mittelgroßer Arterien können zu lebensbedrohlichen Blutungen in der Schwangerschaft und im Wochenbett bei Frauen mit vEDS führen. Die Letalitätsraten werden zwischen 5,5 % und 25 % in der Schwangerschaft und peripartal angegeben. Daher sind die Vermittlung einer qualifizierten präkonzeptionellen Beratung und eine absolut zuverlässige Kontrazeption wichtige Beiträge zur sicheren Versorgung der Frauen. Beim klassischen und hypermobilen Typ des EDS sind die Blutungskomplikationen selten. Jedoch ist die Rate der Frühgeburten hoch. Der rechtzeitigen Diagnostik und Intervention kommt bei diesen Patientinnen große Bedeutung zu. Da 75 % der vom Ehlers-Danlos-Syndrom Betroffenen Frauen sind und da darüber hinaus bei den betroffenen Frauen gynäkologische Beschwerden und gynäkologische Erkrankungen weit überproportional häufig sind, stellt das EDS für den Gynäkologen eine wirkliche Herausforderung dar. Von der richtigen Weichenstellung für eine kompetente Kinderwunschberatung über die Kontrazeption und endokrinologische Supportivtherapie ist hier hohes frauenärztliches Engagement erforderlich.

Literatur

[1] Kulas Søborg ML, Leganger J, Quitzau Mortensen L, Rosenberg J, Burcharth J. Establishment and baseline characteristics of a nationwide Danish cohort of patients with Ehlers-Danlos syndrome. Rheumatology (Oxford). 2017 May 1;56(5):763–767. doi: 10.1093/rheumatology/kew478.

[2] Castori M, Tinkle B, Levy H, Grahame R, Malfait F, Hakim A: A framework for the classification of joint hypermobility and related conditions. Am J Med Genet C Semin Med Genet. 2017 Feb 1.

[3] Björck M, Pigg M, Kragsterman B, Bergqvist D. Fatal bleeding following delivery: a manifestation of the vascular type of Ehlers-Danlos' syndrome. Gynecol Obstet Invest. 2007;63(3):173–175.

[4] Tassart S, Bernard P, Debieve F, Devylder M, Hubinont C. Dissection of renal artery aneurysm in a pregnant woman with Ehlers-Danlos disease type IV. J Gynecol Obstet Biol Reprod. 2006;35(3):275–279.

[5] Hurst BS, Lange SS, Kullstam SM, Usadi RS, Matthews ML, Marshburn PB, Templin MA, Merriam KS. Obstetric and gynecologic challenges in women with Ehlers-Danlos syndrome. Obstet Gynecol. 2014 Mar;123(3):506–13.

[6] Cederlöf M, Larsson H, Lichtenstein P, Almqvist C, Serlachius E, Ludvigsson JF. Nationwide population-based cohort study of psychiatric disorders in individuals with Ehlers-Danlos syndrome or hypermobility syndrome and their siblings. BMC Psychiatry. 2016 Jul 4;16:207. doi: 10.1186/s12888-016-0922-6.

[7] Esaka EJ, Golde SH, Stever MR, Thomas RL. A maternal and perinatal mortality in pregnancy complicated by the kyphoscoliotic form of Ehlers-Danlos syndrome. Obstet Gynecol. 2009;113(2Pt2):515–518.

[8] Sorokin Y, Johnson MP, Rogowski N, Richardson DA, Evans MI. Obstetric and gynecologic dysfunction in the Ehlers-Danlos syndrome. J Reprod Med. 1994;39(4):281–284.

[9] Wegrowski Y, Bellon G, Quéreux C, Maquart FX. Biochemical alterations of uterine leiomyoma extracellular matrix in type IV Ehlers-Danlos syndrome. Am J Obstet Gynecol. 1999;180(4):1032–1034.

[10] Germain DP. Ehlers-Danlos syndrome type IV. Orphanet J Rare Dis. 2007;19:2:32.

[11] van Schendel RV, Page-Christiaens GCML, Beulen L3, Bilardo CM, de Boer MA, Coumans ABC, Faas BHW, van Langen IM, Lichtenbelt KD, van Maarle MC, Macville MVE, Oepkes D, Pajkrt E, Henneman L; Dutch NIPT Consortium. Women's Experience with Non-Invasive Prenatal

Testing and Emotional Well-being and Satisfaction after Test-Results. J Genet Couns. 2017 Jun 30. doi: 10.1007/s10897-017-0118-3.

[12] Hurst BS, Lange SS, Kullstam SM, Usadi RS, Matthews ML, Marshburn PB, Templin MA, Merriam KS: Obstetric and gynecologic challenges in women with Ehlers-Danlos syndrome. Obstet Gynecol. 2014 Mar;123(3):506–13

[13] De Vos M, Nuytinck L, Verellen C, De Paepe A. Preterm premature rupture of membranes in a patient with the hypermobility type of the Ehlers-Danlos syndrome. A case report. Fetal Diagn Ther. 1999;14(4):244–247.

[14] Wheeler SM, Russo M, Wilson-Murphy M, Shen W. Gynecologic and surgical complications in type IV Ehlers-Danlos syndrome. Obstet Gynecol. 2014 Feb;123(2 Pt 2 Suppl 2):431–3.

[15] Lind J, Wallenburg HC. Pregnancy and the Ehlers-Danlos syndrome: a retrospective study in a Dutch population. Acta Obstet Gynecol Scand. 2002 Apr;81(4):293–300.

[16] Adachi T, Hashiguchi K, Arai Y, Ohta H. Clinical study of venous thromboembolism during pregnancy and puerperium. Semin Thromb Hemost. 2001;27(2):149–153.

[17] Gdynia HJ, Huber R. Bilateral internal carotid artery dissections related to pregnancy and childbirth. Eur J Med Res. 2008;13(5):229–230.

[18] Bates SM, Greer IA, Pabinger I et al. Venous thromboembolism, thrombophilia, antithrombotic therapy, and pregnancy: American College of Chest Physicians Evidence-Based Clinical Practice Guidelines (8th Edition). Chest 2008;133(6 Suppl):844–886.

[19] Björck M, Pigg M, Kragsterman B, Bergqvist D. Fatal bleeding following delivery: a manifestation of the vascular type of Ehlers-Danlos' syndrome. Gynecol Obstet Invest. 2007;63(3):173–175.

[20] Bruno PA, Napolitano V, Votino F, Di Mauro P, Nappi C. Pregnancy and delivery in Ehlers-Danlos syndrome type V. Clin Exp Obstet Gynecol. 1997;24(3):152–153.

[21] Lind J. The Marfan and EDS-Syndromes and Pregnancy. Thesis der Erasmus-Universität, Rotterdam; 2000.

[22] Maraj H, Mohajer M, Bhattacharjee D. Successful vaginal birth after caesarean section in patient with Ehler-Danlos syndrome type 2. Obstet Med. 2011 Dec;4(4):164–5.

[23] Gdynia HJ1, Huber R. Bilateral internal carotid artery dissections related to pregnancy and childbirth. Eur J Med Res. 2008 May 26;13(5):229–30.

[24] Erez Y, Ezra Y, Rojansky N. Ehlers-Danlos type IV in pregnancy. A case report and a literature review. Fetal Diagn Ther. 2008;23(1):7–9.

[25] De Paepe A, Thaler B, Van Gijsegem M, Van Hoecke D, Matton M. Obstetrical problems in patients with Ehlers-Danlos syndrome type IV; a case report. Eur J Obstet Gynecol Reprod Biol. 1989;33(2):189–193.

[26] Brees CK, Gall SA. Rupture of the external iliac artery during pregnancy: a case of type IV Ehlers-Danlos syndrome. J Ky Med Assoc. 1995;93(12):553–555.

[27] Kato T, Hattori H, Yorifuji T, Tashiro Y, Nakahata T. Intracranial aneurysms in Ehlers-Danlos syndrome type IV in early childhood. Pediatr Neurol. 2001;25(4):336–339.

[28] Bläker H, Funke B, Hausser I, Hackert T, Schirmacher P, Autschbach F. Pathology of the large intestine in patients with vascular type Ehlers-Danlos syndrome. Virchows Arch. 2007 May 9;450(6):713–177.

[29] Murray ML, Pepin M, Peterson S, Byers PH. Pregnancy-related deaths and complications in women with vascular Ehlers-Danlos syndrome. Genet Med. 2014 Dec;16(12):874–80.

[30] Cereda AF1, Canova PA, Soriano FS. Spontaneous Coronary Artery Dissection After Pregnancy as First Manifestation of a Vascular Ehlers-Danlos Syndrome. J Invasive Cardiol. 2017 Jun;29(6):E67–E68.

[31] Frank M, Albuisson J, Ranque B, Golmard L, Mazzella JM, Bal-Theoleyre L, Fauret AL, Mirault T, Denarié N, Mousseaux E, Boutouyrie P, Fiessinger JN, Emmerich J, Messas E, Jeunemaitre X. The type of variants at the COL3A1 gene associates with the phenotype and severity of vascular Ehlers-Danlos syndrome. Eur J Hum Genet. 2015;23:1657–64.

[32] Jamard A1, Le Hello C, Simonet T, Dreyfus M. Vascular Ehlers-Danlos syndrome and pregnancy: an obstetrical specific support. J Gynecol Obstet Biol Reprod (Paris). 2012 Nov;41(7):676–8.

[33] Hammond R1, Oligbo N. Ehlers Danlos Syndrome Type IV and pregnancy. Arch Gynecol Obstet. 2012 Jan;285(1):51–4.

[34] Ong KT1, Perdu J, De Backer J, Bozec E, Collignon P, Emmerich J, Fauret AL, Fiessinger JN, Germain DP, Georgesco G, Hulot JS, De Paepe A, Plauchu H, Jeunemaitre X, Laurent S, Boutouyrie P. Effect of celiprolol on prevention of cardiovascular events in vascular Ehlers-Danlos syndrome: a prospective randomised, open, blinded-endpoints trial. Lancet. 2010 Oct 30;376(9751):1476–84. doi: 10.1016/S0140-6736(10)60960-9.

[35] Baas AF, Spiering W, Moll FL, Page-Christiaens L, Beenakkers IC, Dooijes D, Vonken EP, van der Smagt JJ, Knoers NV, Koenen SV, van Herwaarden JA, Sieswerda GT. Six uneventful pregnancy outcomes in an extended vascular Ehlers-Danlos syndrome family. Am J Med Genet A. 2017 Feb;173(2):519–523.

[36] Naing BT, Watanabe A, Tanigaki S, Ono M, Iwashita M, Shimada T. Presymptomatic genetic analysis during pregnancy for vascular type Ehlers-Danlos syndrome. Int Med Case Rep J. 2014 Jun 19;7:99–102.

[37] Palmquist M, Pappas JG, Petrikovsky B, Blakemore K, Roshan D. Successful pregnancy outcome in Ehlers-Danlos syndrome, vascular type. J Matern Fetal Neonatal Med 2009;22(10):924–927.

[38] Rudd NL, Nimrod C, Holbrook KA, Byers PH. Pregnancy complications in type IV Ehlers-Danlos Syndrome. Lancet. 1983;1(8314–5):50–53.

[39] Ohkuchi A, Matsubara S, Takahashi K, Inoue S, Saito T, Mitsuhashi T et al. Ehlers-Danlos type IV in pregnancy with a history of myocardial infarction. J Obstet Gynaecol Res. 2009;35(4):797–800.

[40] Flachskampf FA. Assessment of aortic dissection and hematoma. Semin Cardiothorac Vasc Anesth. 2006;10(1):83–88.

[41] Loeys BL, Schwarze U, Holm T, Callewaert BL, Thomas GH, Pannu H et al. Aneurysm syndromes caused by mutations in the TGF-beta receptor. N Engl J Med 2006;355(8):788–798.

[42] Gutman G, Baris HN, Hirsch R, Mandel D, Yaron Y, Lessing JB et al. Loeys-Dietz syndrome in pregnancy: a case description and report of a novel mutation. Fetal Diagn Ther. 2009;26(1):35–37.

[43] Coulon C: Thoracic aortic aneurysms and pregnancy. Presse Med. 2015 Nov;44(11):1126–35. doi: 10.1016/j.lpm.2015.02.024.

[44] Punetha J1,2, Kesari A1, Hoffman EP1,2, Gos M3, Kamińska A4, Kostera-Pruszczyk A4, Hausmanowa-Petrusewicz I5, Hu Y6, Zou Y6, Bönnemann CG6, JĘdrzejowska M. Novel Col12A1 variant expands the clinical picture of congenital myopathies with extracellular matrix defects. Muscle Nerve. 2017 Feb;55(2):277–281. doi: 10.1002/mus.25232.

[45] Castori M, Morlino S, Dordoni C, Celletti C, Camerota F, Ritelli M, Morrone A, Venturini M, Grammatico P, Colombi M. Gynecologic and obstetric implications of the joint hypermobility syndrome (a.k.a. Ehlers-Danlos syndrome hypermobility type) in 82 Italian patients. Am J Med Genet A. 2012 Sep;158A(9):2176–82.

[46] Sundelin HE, Stephansson O, Johansson K, Ludvigsson JF: Pregnancy outcome in joint hypermobility syndrome and Ehlers-Danlos syndrome. Acta Obstet Gynecol Scand. 2017 Jan;96(1):114–119

[47] Cederlöf M, Larsson H, Lichtenstein P, Almqvist C, Serlachius E, Ludvigsson JF. Nationwide population-based cohort study of psychiatric disorders in individuals with Ehlers-Danlos syndrome or hypermobility syndrome and their siblings. BMC Psychiatry. 2016 Jul 4;16:207. doi: 10.1186/s12888-016-0922-6.

[48] Yeowell HN, Steinmann B. Ehlers-Danlos Syndrome, Kyphoscoliotic Form. In: Pagon RA, Adam MP, Ardinger HH, Wallace SE, Amemiya A, Bean LJH, Bird TD, Ledbetter N, Mefford HC, Smith RJH, Stephens K (eds.). GeneReviews® [Internet]. Seattle (WA): University of Washington, Seattle; 1993–2017. 2000 Feb 02 [updated 2013 Jan 24].

[49] Solomons J, Coucke P, Symoens S, Cohen MC, Pope FM, Wagner BE, Sobey G, Black R, Cilliers D. Dermatosparaxis (Ehlers-Danlos type VIIC): prenatal diagnosis following a previous pregnancy with unexpected skull fractures at delivery. Am J Med Genet A. 2013 May;161A(5):1122–5

[50] Goldstein M, Miller R. Anesthesia for cesarean delivery in a patient with Ehlers-Danlos syndrome type II. Reg Anesth. 1997;22(3):280–283.

[51] Sood V, Robinson DA, Suri I. Difficult intubation during rapid sequence induction in a parturient with Ehlers-Danlos syndrome, hypermobility type. Int J Obstet Anesth. 2009;18(4):408–12. Epub 2009.

[52] Jones TL, Ng C. Anaesthesia for caesarean section in a patient with Ehlers-Danlos syndrome associated with postural orthostatic tachycardia syndrome. Int J Obstet Anesth. 2008;17(4):365–369.

[53] Dubruc E, Dupuis-Girod S, Khau Van Kien P, Denis-Belicard E, Chirossel C, Fokstuen S, Touraine R, Plauchu H. Pregnancy and Ehlers-Danlos vascular syndrome: patients' care and complications. J Gynecol Obstet Biol Reprod (Paris). 2013 Apr;42(2):159–65. doi: 10.1016/j.jgyn.2012.08.003.

Finja Arndt und Barbara Behnke

5 Chronische Schmerzen und Fatigue-Symptomatik beim Ehlers-Danlos-Syndrom

5.1 Wissenschaftlicher Hintergrund

Die Problematik chronischer Schmerzen bei EDS-Patienten findet als Minor-Kriterium für den Hypermobilen Typ bereits Erwähnung in der Villefranche-Klassifikation [1], detaillierte Studien zu diesem Thema blieben jedoch lange Zeit aus. Chronische Schmerzen, Tagesmüdigkeit (Fatigue) und verminderte körperliche Belastbarkeit bei EDS-Patienten treten erst seit einigen Jahren stärker in den Fokus der Betrachtung. Auch die anfängliche Reduktion der Schmerzen bei EDS auf eine rein gelenkbezogene Problematik infolge Hypermobilität und Instabilität weicht allmählich einer differenzierteren Sichtweise und Evaluation verschiedener Schmerzentitäten und -ursachen mit dem Ziel der Entwicklung effektiverer Therapieoptionen.

Erste Studien zum Auftreten von chronischen Schmerzen beim Ehlers-Danlos-Syndrom stammen aus den 1990er-Jahren. Sie zeigten eine hohe Prävalenz von chronischen insbesondere gelenkbezogenen Schmerzen (Arthralgien) bei EDS-Patienten (41–93 %). Hierbei waren – wie in der Villefranche-Klassifikation angegeben – Patienten mit einem EDS vom hypermobilen Typ am häufigsten betroffen.

Es folgten differenziertere Studien, welche die Aspekte Lebensqualität, chronische Schmerzen und Krankheitsverlauf bei EDS-Patienten in den Mittelpunkt stellten. Eine Fragebogenaktion bei 273 Mitgliedern der niederländischen EDS-Selbsthilfegruppe mit EDS-Patienten aller drei Haupttypen (klassisch, hypermobil, vaskulär) bestätigte mit 90 % betroffener Patienten die hohe Prävalenz chronischer Schmerzen des Bewegungsapparates mit Bevorzugung des hypermobilen EDS im Vergleich zu den anderen Typen [2].

In einer ersten Klassifikation der Schmerzen bei Patienten mit einem Hypermobilitätssyndrom bzw. EDS vom hypermobilen Typ [3] wurde als Hauptanteil ein gelenkbezogener Schmerz (Arthralgie) beschrieben und in akut, subakut und chronisch unterteilt. Ein zweiter großer Anteil der Schmerzen wurde als überwiegend muskulärer Schmerz im Bereich der Extremitäten angegeben. Daneben wurden neuropathische Schmerzen, Rücken-, Nacken-, Becken- und Kopfschmerzen beschrieben und in der Klassifikation als weniger häufiger betrachtet. Diese Klassifikation stellt damit den hauptsächlich bestehenden Gelenkschmerzen eine zweite große Schmerzentität muskulär bedingter Schmerzen mit diffusem Charakter gegenüber.

Eine eigene klinische Untersuchung an 131 EDS-Patienten [4] versuchte die von Castori et al. aufgestellte Klassifikation mit den Hauptschmerztypen klinisch zu belegen. Hierbei bestätigte sich die hohe Prävalenz chronischer Schmerzen bei 68,7 % der 131 EDS-Patienten mit erneuter Bevorzugung der Patienten mit einem EDS vom hypermobilen Typ (79,6 %) im Vergleich zum klassischen (64,2 %) und vaskulären EDS-Typ (40 %). Bei der Auswertung verschiedener Altersgruppen zeig-

https://doi.org/10.1515/9783110474909-005

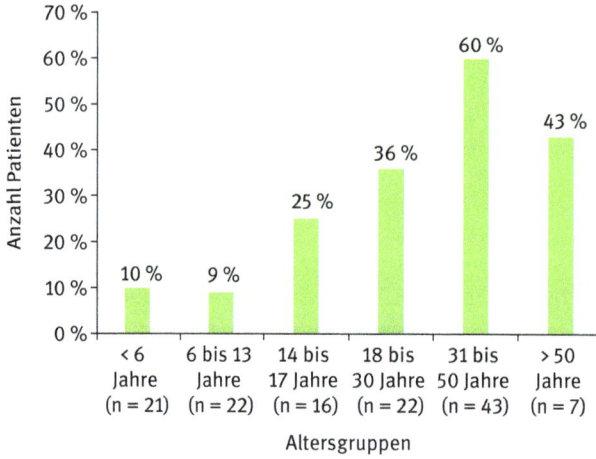

Abb. 5.1: Schmerzmitteleinnahme in den sechs Altersgruppen (n = Patientenanzahl je Altersgruppe) (Arndt et al. 2012 [4]).

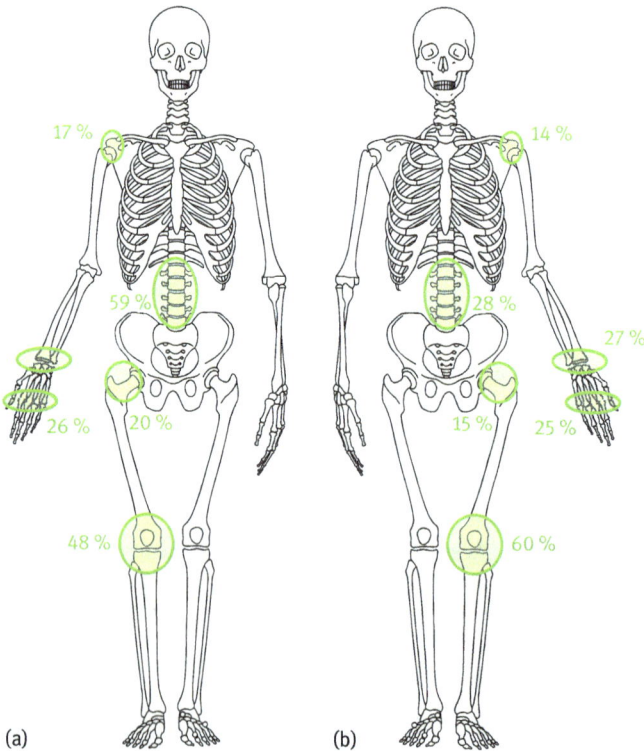

Abb. 5.2: Arthralgien: Gegenüberstellung häufig betroffener Gelenke bei Ruheschmerzen und belastungsabhängigen Schmerzen (Arndt et al. 2012 [4]). (a) Ruheschmerzen (n = 46); (b) belastungsabhängige Schmerzen (n = 52).

te sich ein signifikanter Anstieg der Schmerzprävalenz parallel zum Alter mit höchster Schmerzprävalenz in der Gruppe der 31- bis 50-Jährigen (86 %) (Abb. 5.1).

Es erwiesen sich gelenkbezogene Schmerzen (Arthralgien) als häufigste Schmerzentität (86,7 %) (Abb. 5.2). Daneben ließ sich bei insgesamt 30 % aller untersuchten EDS-Patienten das Vorhandensein der von Castori et al. [3] beschriebenen muskulär bedingten Schmerzen bestätigen, der als nicht-gelenkbezogener chronischer Schmerz mit diffus muskulärem Charakter imponierte.

5.2 Pathogenese der verschiedenen Schmerzentitäten im Bereich des Bewegungsapparates

Bei gelenkbezogenen Schmerzen (Arthralgien) bei EDS-Patienten muss auch ohne akute Luxationsereignisse von einem chronischen Überschreiten des physiologischen Bewegungsausmaßes mit repetitiven Mikrotraumata, Reizzuständen, Knorpelschäden und allmählich eintretenden degenerativen Prozessen ausgegangen werden. Bei erhöhtem Bewegungsausmaß der Extremitäten- sowie Wirbel- und Rippengelenke treten auch segmentale Funktionsstörungen und rezidivierende Blockierungsphänomene gehäuft auf, die chronische gelenkbezogene Schmerzen durch das gestörte Gelenkspiel bedingen. Primäre und schmerzbedingt sekundäre Änderungen der Bewegungsabläufe führen zu Fehlbelastungen nicht nur der betroffenen sondern auch der angrenzenden Gelenke mit konsekutiven Beschwerden. Ein zusätzlicher Faktor der gestörten Bewegungsabläufe und Fehlbelastungen scheint eine insuffiziente Propriozeption der hypermobilen Gelenke bei EDS-Patienten zu sein. Ob es sich hierbei primär um eine Funktionsstörung aufgrund der Kapsel- oder Bandlaxität handelt oder ob es infolge wiederholter Mikrotraumata des Kapselbandapparates hypermobiler Gelenke sekundär zu Störungen der Propriozeption kommt, ist jedoch unklar.

Pathogenetisch scheinen die diffusen muskulären Beschwerden mit ausgeprägten muskulären Verspannungen infolge von Überlastungen der gelenkstabilisierenden Muskulatur durch die chronische Hypermobilität zusammenzuhängen [5]. Ein geringerer Muskeltonus und eine verminderte Kraftentwicklung bei EDS-Patienten müssen erschwerend berücksichtigt werden. Überlappungen zur Schmerzsymptomatik bei Fibromyalgie wurden ebenfalls beschrieben. Voermans et al. fanden bei 40 untersuchten EDS-Patienten in 85 % anamnestisch und klinisch eine milde bis mäßige Muskelschwäche verbunden mit dem Auftreten von Muskelschmerzen [6]. Auffälligkeiten in der Elektromyographie im Sinne einer gemischt neurogen-myopathischen Störung zeigten dabei 60 % ihrer Patienten. Weitere Studien anhand von dynamometrischen Untersuchungen zeigten eine objektivierbare Kraftminderung an verschiedenen Muskelgruppen mit verringerten Werten für Muskelkraft und -ausdauer [7,8]. Diese Untersuchungsergebnisse stützen die Theorie der Entstehung von Schmerzen und Verspannungen aufgrund eines Missverhältnisses zwischen hoher Anforderung an die muskuläre Stabilisierung hypermobiler Gelenke im Verhältnis zu einem niedrigen Muskeltonus bzw. geringer Kraftentfaltung. Insgesamt scheint sich im Krankheitsverlauf ein Vermeidungsverhalten zu entwickeln, das die muskuläre Situation weiter verschlechtert und zu mehr Schmerzen bei immer geringeren Anlässen führt.

Neben den muskuloskelettalen und biomechanischen Überlegungen zur Schmerzentstehung bei EDS-Patienten müssen auch neurologische Mechanismen berücksichtigt werden [9]. So fand sich Anhalt für eine generalisierte Hyperalgesie mit deutlich erhöhter Schmerzempfindlichkeit auf standardisierte Reize im Vergleich zu gesunden Kontrollen sowie Hinweise auf eine geringere Wirkung von Lokalanästhetika oder Opiaten. Ob es sich hierbei um ein primäres Phänomen oder um eine sekundäre zentrale Veränderung der Schmerzschwelle handelt, ist wiederum unklar.

In allen Studien wurde eine höhere Schmerzprävalenz beim hypermobilen EDS-Typen im Vergleich zum klassischen EDS gefunden. Hinsichtlich der unterschiedlichen Schmerzentitäten ist jedoch eine ähnliche Verteilung anzunehmen. Bei beiden EDS-Typen treten Gelenkschmerzen häufiger auf als muskuläre Schmerzen. Bei Patienten mit einem vaskulären Typ hingegen ist die Prävalenz der chronischen Schmerzen insgesamt deutlich geringer [4], was in der geringer ausgeprägten Gelenkhypermobilität begründet sein kann [1].

5.3 Verminderte körperliche Belastbarkeit/ Chronic-Fatigue-Symptomatik

Neben den chronischen Schmerzen besteht häufig eine zusätzliche Beeinträchtigung der Lebensqualität von EDS-Patienten durch eine verminderte körperliche Belastbarkeit und verstärkte Tagesmüdigkeit. Diese Symptomatik ist wie die chronischen Schmerzen bei Patienten mit einem EDS von hypermobilen Typ am häufigsten [10, 4] (Abb. 5.3). Sie zeigt bei einem Großteil der Patienten Überlappungen zum chronischen Müdigkeitssyndrom (Chronic fatigue syndrome, CFS), welches

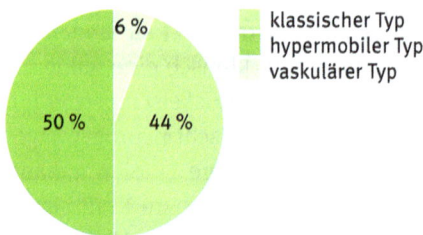

Abb. 5.3: Fatigue-Symptomatik: Zuteilung der Patienten mit verstärkter Müdigkeit (n = 32) zu den drei untersuchten EDS-Typen (Arndt et al. 2012 [4]).

Tab. 5.1: Chronic fatigue syndrome (CFS) – Diagnosekriterien (Diagnosestellung bei Vorliegen von min. 4 von 8 Kriterien).

- Nicht-erholsamer Schlaf
- 24 h lang anhaltendes Unwohlsein nach körperlichen Belastungen
- Subjektiv empfundene Konzentrationsschwäche oder Einschränkung des Kurzzeit-Gedächtnisses
- Halsschmerzen
- Empfindliche Lymphknoten der Hals- oder Axillarregion
- Muskelschmerzen
- Multiple Gelenkschmerzen ohne Schwellungen
- Neu, anders oder stärker auftretende Kopfschmerzen

definiert ist als ein über 6 Monate anhaltendes überwältigendes Gefühl der Müdigkeit und Erschöpfung mit Fehlen von Energie und verminderter Fähigkeit zu geistiger und körperlicher Arbeit. Die CFS-Diagnosekriterien nach Fukuda beinhalten Symptome der Hypermobilität mit chronischen Muskel- bzw. Gelenkschmerzen (Tab. 5.1) [11]. Als mögliche Ursachen CFS-artiger Symptome bei EDS-Patienten wird eine orthostatische Intoleranz infolge der Bindegewebsschwäche mit vermehrtem venösem Pooling, muskuläre Hypotonie und autonome Dysfunktion (Dysautonomie) [12] diskutiert. Auch führen Störungen des Schlafes durch nächtliche Schmerzen, gehäuftes Auftreten eines Schlafapnoesyndroms und Restless-leg-Syndroms sowie psychosoziale Probleme und reaktive Depression zu mangelnder Erholung während der Nachtruhe und können ebenso wie chronische Schmerzen am Tage und die Einnahme von Analgetika die Tagesmüdigkeit und das Gefühl der Erschöpfung verstärken.

Auf Grundlage ihrer o. g. Fragebogenaktion befassten sich Voermans et al. auch mit dem thematischen Schwerpunkt der gesteigerten Tagesmüdigkeit und daraus resultierenden Einschränkungen im täglichen Leben bei EDS-Patienten [10]. Siebzig Prozent der befragten Patienten gaben eine verstärkte Müdigkeit an. Die höchste Prävalenz zeigte sich wiederum bei Patienten mit einem Hypermobilen EDS (84 %). Hierbei wurde ein relevanter negativer Einfluss von Schmerzen und Müdigkeit auf die körperliche Belastbarkeit im alltäglichen Leben ermittelt, was aus Sicht der Patienten zu den wichtigsten subjektiven Beeinträchtigungen durch die EDS-Erkrankung zählt. Auch weitere Studien beobachteten einen sich gegenseitig verstärkenden Zusammenhang zwischen verminderter körperlicher Belastbarkeit, Fatigue-Symptomatik und chronischen Schmerzen, so dass von einem Symptomenkomplex ausgegangen werden muss.

5.4 Konservative Therapie der Gelenk- und Muskelschmerzen

Die im Folgenden ausgeführten Empfehlungen zur Therapie der Gelenk- und Muskelschmerzen gelten nur für Patienten mit EDS vom hypermobilen und klassischen

Typ. Diesbezügliche Daten zum vaskulären EDS fehlen in der Literatur, so dass verlässliche Aussagen zu Therapieansätzen und deren möglichen Risiken beim vaskulären EDS nicht möglich sind. Insgesamt sollte bei allen Patienten mit klassischem oder hypermobilem EDS und Schmerzen im Bereich des Bewegungsapparates eine orthopädische Anbindung der Patienten sowie eine begleitende Betreuung durch einen Schmerztherapeuten erfolgen. Eine interdisziplinäre Betreuung, die auch weitere Fachbereiche umfasst, ist bei parallel bestehenden nicht-muskuloskelettalen Schmerzen (Kopfschmerzen, abdominelle Schmerzen, neuropathische Schmerzen etc.) sinnvoll.

Als wesentliche Säule der Behandlung der häufigsten Schmerzentitäten im Bereich des Bewegungsapparates wird eine regelmäßige und langfristige Physiotherapie empfohlen. Obwohl nur wenige evidenzbasierte Studien zur Effektivität der verschiedenen Therapieformen bei EDS-Patienten existieren, herrscht Einigkeit über die diesbezügliche Empfehlung als Grundlage der therapeutischen Strategie. Die Zielsetzung der Physiotherapie sollte eine muskuläre Stabilisierung und Besserung der propriozeptiven Funktion beinhalten. Jeglicher Druckaufbau muss vermieden werden. Bei muskulären Schmerzen können eine Tonusregulation und leichtes Dehnen des hypertonen Muskels zunächst beschwerdelindernd wirken. Günstig ist das Erlernen eines häuslichen Übungsprogrammes zur idealerweise täglichen, selbständigen Durchführung begleitet von einer einmal wöchentlichen Betreuung durch einen Therapeuten. Auch ein paralleles mildes Ausdauertraining (Fahrrad, Laufen, Nordic Walking, Schwimmen etc.) hat sich analog zur Therapie bei Fibromyalgie als beschwerdelindernd erwiesen und kann sich positiv auf die muskuläre Hypotonie, verminderte Belastbarkeit und Müdigkeit auswirken. Chirotherapeutische Manipulationen sind bei Hypermobilität kontraindiziert.

Zur Durchführung einer langfristigen regelmäßigen Physiotherapie kann bei Patienten mit schweren dauerhaften funktionellen und strukturellen Störungen eine sogenannte Langfrist-Verordnung von Heilmitteln erfolgen. Hierzu wurde eine Reihe von Erkrankungen vom Gemeinsamen Bundesausschuss (GBA) aufgelistet, bei denen regelhaft solche dauerhaften schweren Störungen vorliegen. Das Ehlers-Danlos-Syndrom ist aufgrund der variablen Ausprägung der funktionellen bzw. strukturellen Störungen in dieser Liste nicht enthalten. Die Genehmigung einer solchen Heilmittel-Langfrist-Verordnung kann jedoch auch für EDS-Patienten bei der Krankenkasse beantragt werden, wenn entsprechend schwere Störungen vorliegen. Da dem EDS eine dauerhafte strukturelle Schädigung des Bindegewebes zugrunde liegt, welche funktionelle Störungen bedingt, ist es mit anderen vom GBA gelisteten Diagnosen vergleichbar, so dass die Genehmigung einer entsprechenden Heilmittel-Langfrist-Verordnung prinzipiell gerechtfertigt ist (§ 32 Abs. 1a SGB V in Verbindung mit § 8 Abs. 5 der Heilmittel-Richtlinie; HeilM RL). Die Beantragung der Genehmigung einer Heilmittel-Langfristverordnung erfolgt durch den Vertragsarzt oder die Vertragsärztin in einem formlosen Antrag mit Angabe der vorliegenden Beschwerden und funktionellen Beeinträchtigungen bei gesichertem Ehlers-Danlos-Syndrom. Zusätzlich müssen dem Antrag eine Heilmittelverordnung mit medizinischer Begründung, wie bei Verordnung außerhalb des Regelfalls, sowie medizinische Befunde und Unterlagen zur Erkrankung und den hiermit verbundenen Störungen beigefügt werden. Die Krankenkassen entscheiden bei vollständigen Unterlagen über die Genehmigung einer langfristigen Heilmittelbehandlung innerhalb von vier Wochen.

Neben der Physiotherapie kommen zur Behandlung chronischer Gelenkbeschwerden im Einzelfall orthopädietechnische Hilfsmittel zur Gelenkstabilisierung zum Einsatz, um rezidivierende Reizzustände und wiederholte Traumata instabiler Gelenke zu vermeiden. Sprunggelenks- und Knieorthesen haben sich ebenso als hilfreich erwiesen wie eine weichbettende gewölbestützende Schaleneinlagenversorgung zur Optimierung der Bewegungsabläufe beim Gehen. Studien über den Effekt sensomotorischer Einlagen zur Beeinflussung des Muskeltonus bei EDS-Patienten liegen nicht vor, ein positiver Effekt ist jedoch bei anderen Formen der muskulären Hypotonie beschrieben.

Insgesamt sind Modifikationen des Lebensstils unvermeidbar und unterstützen die Effektivität einer Therapie. Überlastungen müssen ebenso vermieden werden wie ein Vermeidungsverhalten hinsichtlich Aktivitäten des täglichen Lebens. Das beinhaltet ein gelenk- und rückenschonendes Verhalten, das Vermeiden schweren Hebens und Tragens sowie einseitiger Belastungen und Zwangshaltungen. Eine berufliche Tätigkeit im Wechselrhythmus oder Teilzeittätigkeit ebenso wie ein regelmäßiger Tagesablauf mit Einhalten von Pausen, Regenerationsphasen aber auch regelmäßiger Bewegung auf individuellem Niveau sind hilfreich. Begleitend ist eine psychologische Unterstützung bei chronischen Schmerzen wesentlich, um reaktiver Depression und Rückzugsverhalten entgegen zu wirken. Neben individueller Psychotherapie hat sich die kognitive Verhaltenstherapie als effektiv erwiesen [13].

Obwohl ein hoher Prozentsatz der EDS-Patienten mit Fatigue-Symptomatik und eingeschränkter körperlicher Belastbarkeit gleichzeitig über chronische Schmerzen klagt, bleibt fraglich, ob die verminderte körperliche Belastbarkeit und vermehrte Müdigkeit unter suffizienter Therapie der chronischen Schmerzen ebenfalls positiv beeinflusst werden können. Dennoch scheinen beide Symptomenkomplexe eng miteinander verbunden, so dass Therapieansätze individuell beide Probleme berücksichtigen sollten.

Die Therapie chronischer Schmerzen bei EDS-Patienten stellt aufgrund der Komplexität der Symptomatik eine Herausforderung für den behandelnden Arzt, alle beteiligten Therapeuten und für den Patienten dar. Ein großer Anteil Eigenverantwortlichkeit für die Behandlung muss vom Patienten übernommen werden. Dem behandelnden Arzt kommt hierbei im Verlauf eine wichtige begleitende, modifizierende und v. a. motivierende Funktion zu. Eine individuelle Schulung der EDS-Patienten zu therapeutischen Möglichkeiten und Verhalten im Alltag kann auch über Selbsthilfeorganisationen und Patientenratgeber erfolgen, wie sie z. B. in den Vereinigten Staaten bereits in verschiedenen Versionen vorliegen (z. B. „Joint hypermobility handbook – A guide for the issue & management of Ehlers-Danlos syndrome hypermobility type and the hypermobility syndrome", Tinkle B 2010) [14].

Literatur

[1] Beighton P, De Paepe A, Steinmann B, Tsipouras P, Wenstrup RJ. Ehlers-Danlos syndromes: revised nosology, Villefranche, 1997. Ehlers-Danlos National Foundation (USA) and Ehlers-Danlos Support Group (UK). Am J Med Genet. 1998;77:31–37.

[2] Voermans NC, Knoop H, Bleijenberg G, van Engelen BG. Pain in ehlers-danlos syndrome is common, severe, and associated with functional impairment. J Pain Symptom Manage. 2010;40:370–378.

[3] Castori M. Ehlers-Danlos Syndrome, Hypermobility Type: An Underdiagnosed Hereditary Connective Tissue Disorder with Mucocutaneous, Articular, and Systemic Manifestations. ISRN Dermatology. 2012:1–22.

[4] Arndt F, Schuermann M, Russlies M, Behnke B. Chronic pain in Ehlers-Danlos syndrome – a clinical analysis of 131 patients. International Symposium on the EHLERS-DANLOS SYNDROME, 8.–11. 09. 2012, Ghent, Belgium (Poster, Abstract).

[5] Levy HP. Ehlers-Danlos Syndrome, Hypermobility Type. In: Pagon RA, Adam MP, Bird TD, Dolan CR, Fong C-T, Stephens K (Hrsg.). GeneReviewsTM. Seattle, Seattle (WA): University of Washington; 1993. http://www.ncbi.nlm.nih.gov/books/NBK1279/ [07. 12. 2013].

[6] Voermans NC, van Alfen N, Pillen S, Lammens M, Schalkwijk J, Zwarts MJ, van Rooij IA, Hamel BCJ, van Engelen BG. Neuromuscular involvement in various types of Ehlers-Danlos syndrome. Ann Neurol. 2009;65:687–697.

[7] Voermans NC, Knoop H, Bleijenberg G, van Engelen BG. Fatigue is associated with muscle weakness in Ehlers-Danlos syndrome: an explorative study. Physiotherapy. 2011;97:170–174.

[8] Rombaut L, Malfait F, De Wandele I, Taes Y, Thijs Y, De Paepe A, Calders P. Muscle mass, muscle strength, functional performance, and physical impairment in women with the hypermobility type of Ehlers-Danlos syndrome. Arthritis Care & Research. 2012;64:1584–1592.

[9] Scheper MC, de Vries JE, Verbunt J, Engelbert RH. Chronic pain in hypermobility syndrome and Ehlers–Danlos syndrome (hypermobility type): it is a challenge. J Pain Res. 2015;8:591–601.

[10] Voermans NC, Knoop H, van de Kamp N, Hamel BC, Bleijenberg G, van Engelen BG. Fatigue is a frequent and clinically relevant problem in Ehlers-Danlos Syndrome. Semin Arthritis Rheum. 2010;40:267–274.

[11] Fukuda K1, Straus SE, Hickie I, Sharpe MC, Dobbins JG, Komaroff A. The chronic fatigue syndrome: a comprehensive approach to its definition and study. International Chronic Fatigue Syndrome Study Group. Ann Intern Med. 1994;121(12):953–9.

[12] Hakim AJ, Grahame R. Non-muskuloskeletal symptoms in joint hypermobility syndrome. Indirect evidence for autonomic dysfunction? Rheumatology (Oxford). 2004;43:1194–1195.

[13] Grahame R. Joint hypermobility syndrome pain. Curr Pain Headache Rep. 2009;13(6):427–33.

[14] Tinkle BT. Joint hypermobility handbook – A guide for the issue & management of Ehlers-danlos syndrome hypermobility type and the hypermobility syndrome. Greens Fork (Indiana): Left aw Press; 2010.

Günther Wittenberg

6 Moderne Bildgebung und radiologische Interventionen beim Ehlers-Danlos-Syndrom

Die heterogene Krankheitsbildgruppe des Ehlers-Danlos-Syndroms (EDS), beruhend auf der Synthesestörung des Kollagens bzw. des Elastins, fordert die Radiologie im Bereich der Bildgebung, aber auch im Bereich der interventionellen Techniken [1,11]. Die diagnostische Bildgebung unterstützt die anderen medizinischen Fachbereiche bei deren Therapieentscheidungen und -planungen durch möglichst detailgenaue Darstellung der pathologischen Befunde. Die interventionelle Radiologie ermöglicht mit ihren minimal-invasiven Techniken die effektive Therapie, z. B. von Gefäßkomplikationen. Der erste Teil dieses Beitrages setzt sich mit der Bildgebung der vielfältigen Komplikationen beim EDS auseinander und im zweiten Teil werden einige relevante radiologisch gesteuerte Behandlungsmethoden vorgestellt.

6.1 Diagnostische Möglichkeiten der Radiologie beim EDS

Die weitverbreitete Sonographie ermöglicht unter anderem die schnelle Untersuchung des Bauchraumes bei akuten Beschwerden und kann damit schon wegweisend sein für die weitere Therapie des Patienten, z. B. bei akuten Blutungen im Bauchraum durch Organzerreißungen, die einer schnellen chirurgischen Intervention bedürfen [2]. Durch den Einsatz hochauflösender Schallköpfe besteht zudem die Option kleinste oberflächliche Läsionen, z. B. hypo- bzw. hypertrophes Narbengewebe der Haut, im Submillimeterbereich zu vermessen und im Verlauf zu kontrollieren [7]. Bei Säuglingen wird die Sonographie auch eingesetzt zur Beurteilung der Hüftgelenke hinsichtlich Luxationen und Gelenkhypoplasien (Abb. 6.1) und im Erwachsenenbereich auch zur Beurteilung des Kapsel- und Bandapparates der großen Gelenke. Ein Problem der Sonographie besteht darin, dass sie in stark lufthaltigen Körperbereichen keine bzw. nur eingeschränkte Untersuchungsergebnisse liefern kann. Dies betrifft insbesondere die Lunge und den Bauchraum bei geblähten Patienten. Ergänzend werden dann Schnittbildverfahren wie die Computertomographie (CT) und die Magnetresonanztomographie (MRT) eingesetzt.

Die farbkodierte Duplexsonographie erlaubt die nicht-invasive Beurteilung der Hals-, der Arm- und der Beinarterien mit einer hohen Genauigkeit. Sie vermag in der Hand des erfahrenen Untersuchers Gefäßwanddissektionen (Abb. 6.2), Gefäßstenosen, Aneurysmen und auch Kurzschlussverbindungen zwischen Arterien und Venen (AV-Fisteln) der Gefäßperipherie zu detektieren [6]. Auch dieses sonographische Untersuchungsverfahren weist Limitationen auf, z. B. bei bestehenden Gefäßwandverkalkungen, bei ausgeprägten Weichteil- oder Luftüberlagerungen der Gefäße. Im Körperstammbereich ist die farbkodierte Duplexsonographie nicht geeignet

https://doi.org/10.1515/9783110474909-006

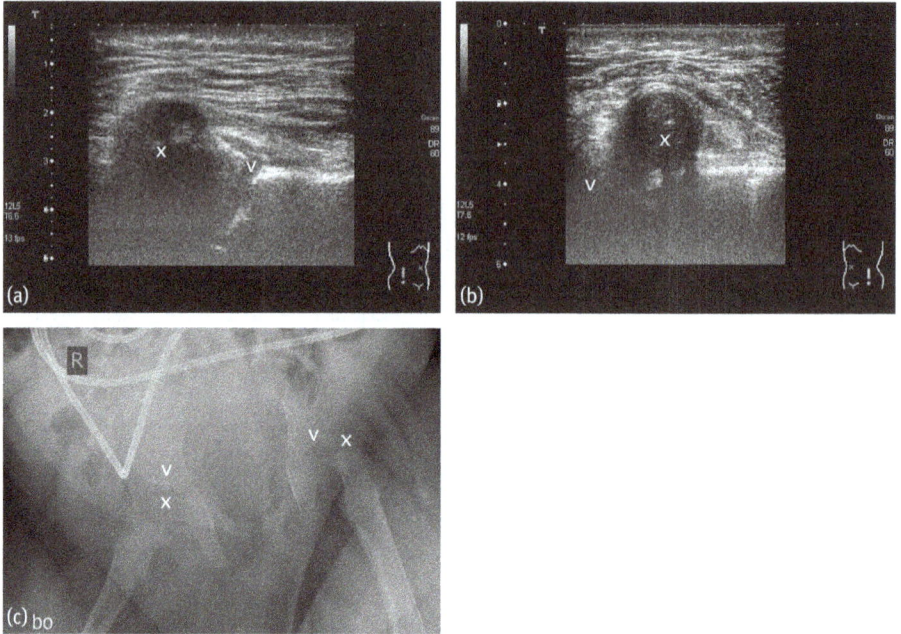

Abb. 6.1: Angeborene Hüftgelenksdysplasie beidseits mit Hüftgelenksluxation links.
(a) Sonographie der rechten Hüfte: Ungenügende Überdeckung des Hüftkopfes (x)
durch die Hüftgelenkspfanne (V). (b) Sonographie der linken Hüfte: Der Hüftkopf (x) ist aus
der Hüftgelenkspfanne disloziert und steht oberhalb der Gelenkpfanne; (c) Röntgenaufnahme
des Beckens: Hüftgelenksluxation links bei beidseitiger Hüftgelenksdysplasie.

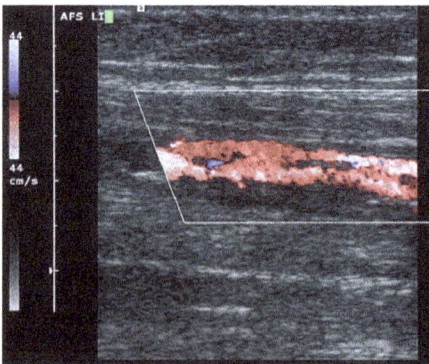

Abb. 6.2: Gefäßwanddissektion der Arteria femoralis superficialis (V).

um Veränderungen der kleineren Gefäße mit Sicherheit nachzuweisen, z. B. Darstellung von Darmblutungen. An weiterführenden Verfahren stehen hierfür, in Abhängigkeit von der Fragestellung, die digitale Subtraktionsangiographie (DSA), die Computertomographie und die Magnetresonanztomographie zur Verfügung.

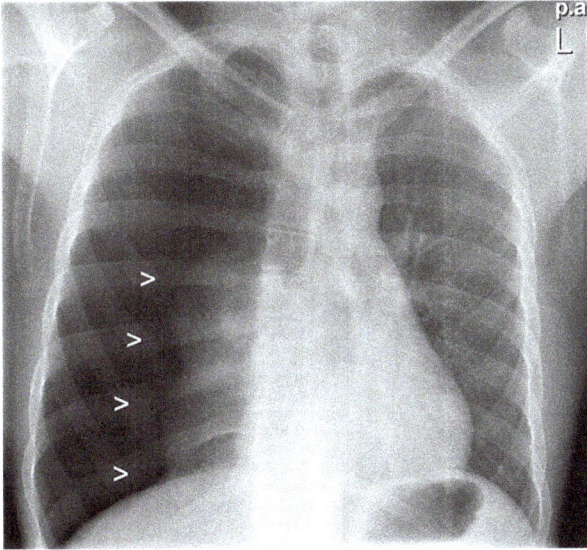

Abb. 6.3: Pneumothorax rechts. Die Pfeile markieren die zusammengefallene rechte Lunge (>).

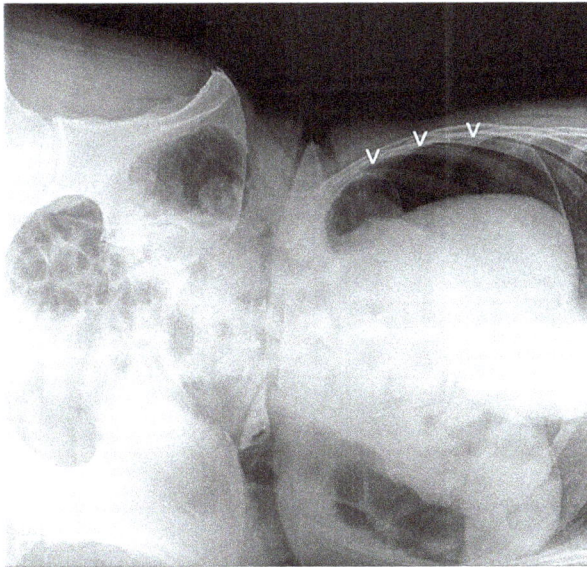

Abb. 6.4: Freie intraabdominelle Luft bei Darmperforation (V).

Mit konventionellen Röntgenbildern lassen sich unter anderem im Bereich des Brustkorbes und des Bauchraumes schnell lebensrettende Diagnosen erheben, z. B. die eines Pneumothorax (Abb. 6.3) oder von freier Luft im Bauchraum bei einer Darmperforation (Abb. 6.4). Konventionelle Röntgenaufnahmen ermöglichen eben-

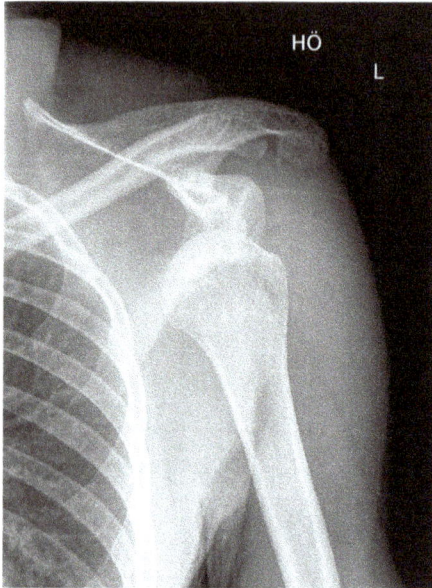

Abb. 6.5: Luxation des Humeruskopfes aus der Gelenkpfanne mit knöcherner Absprengung.

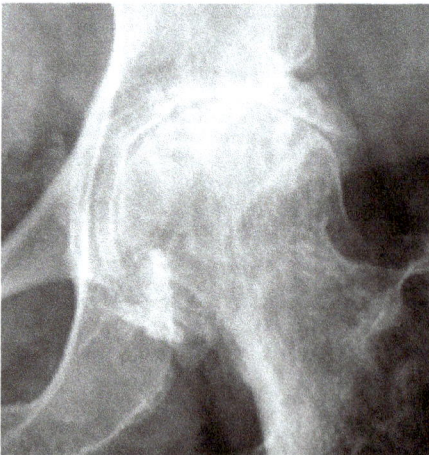

Abb. 6.6: Schwere Hüftgelenksarthrose mit fast komplettem Aufbrauch des Gelenkspaltes.

falls die Darstellung von Wirbelsäulenskoliosen zur OP-Planung, die Darstellung von Gelenkluxationen (Abb. 6.5) aber auch die Darstellung von Gelenkarthrosen (Abb. 6.6), die bei EDS-Patienten vorzeitig im Rahmen der Kapsel-Band-Instabilitäten auftreten können und ermöglichen somit die weiteren Therapieplanungen.

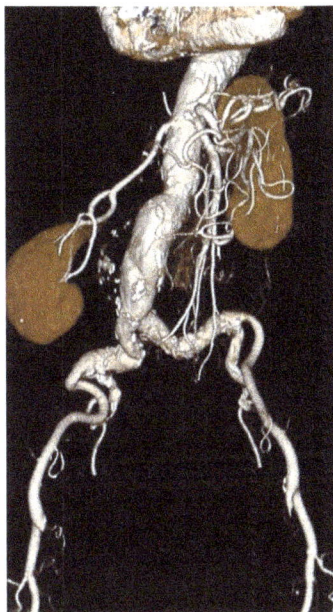

Abb. 6.7: 3-D Rekonstruktion eines Bauchaortenaneurysmas (>) unterhalb der Nierenarterien mit Übergriff auf die Beckenarterien

Die Computertomographie (CT) ermöglicht die Betrachtung des Körpers in dünnen Schichten mit einer hohen Detailauflösung. Das Verfahren beruht auf der Röntgentechnik. Aus den ermittelten einzelnen Schichtbildern lassen sich unter anderem auch computergestützte 3D-Rekonstruktionen errechnen (Abb. 6.7). Diese 3D-Rekonstruktionen ermöglichen dem Operateur, besonders bei komplexen Befunden, eine verbesserte Orientierung und Vorbereitung von aufwendigen Operationen z. B. zur Planung des Zugangsweges. Mit der CT können die meisten Komplikationen des EDS mit hoher diagnostischer Sicherheit und Genauigkeit dargestellt werden, auch wenn es sich um ausgedehnte und schwierige Befunde handelt, sei es z. B. die Darstellung von Organzerreißungen, von Blutungen (Abb. 6.8) oder von größeren Gefäßveränderungen. Für die Optimierung der Untersuchung, insbesondere bei der Suche nach Blutungen oder Gefäßveränderungen (z. B. Gefäßwandaneurysmen und -dissektionen), ist die i.v. Gabe von jodhaltigen Kontrastmitteln notwendig [3]. Die eigentliche Untersuchungszeit des gesamten Brustkorbes und des Bauchraumes liegt bei der modernsten CT-Gerätegeneration im Sekundenbereich.

Die Magnetresonanztomographie (MRT) erlaubt ebenfalls die schichtweise Darstellung des Körpers in jeder gewünschten Ebene des Raumes ohne den Einsatz von Röntgenstrahlen. Im Vergleich mit der CT ist sie wesentlich untersuchungszeitaufwendiger und somit für lebensbedrohliche Notfälle meist nicht geeignet. In solchen Notfallsituationen ist die CT mit ihren extrem kurzen Untersuchungszeiten zu bevorzugen. Die MRT bietet sich vor allem an für Untersuchungen im Bereich der

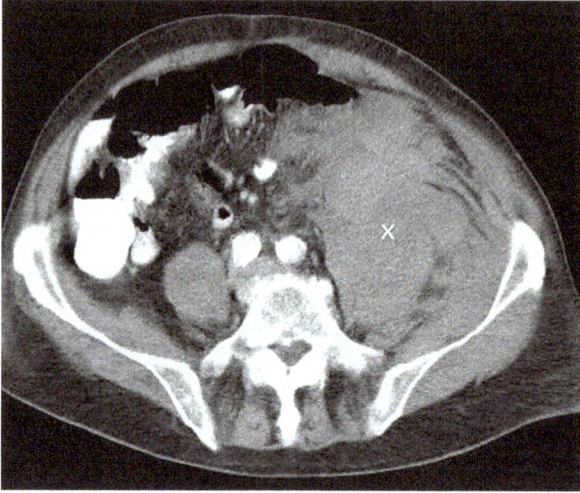

Abb. 6.8: Große mesenteriale Einblutung (X) nach Zerreißung der Milz.

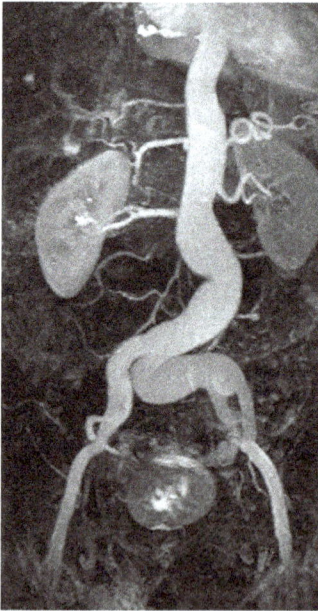

Abb. 6.9: MR-Angiographie der Aorta abdominalis
mit Nachweis eines langstreckigen Aneurysmas
vom Diaphragma bis in die Beckenarterien.

Gefäße, des Gehirns, der Wirbelsäule, des Kapsel-Band-Apparates der Gelenke und des Spinalkanales [9]. Die MRT ermöglicht die Visualisierung von Strukturen die mit anderen Verfahren nicht bzw. nur bedingt dargestellt werden können, z. B. der

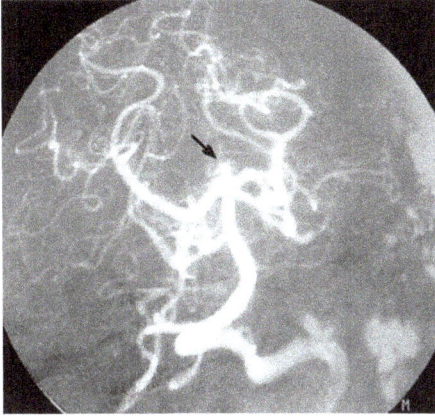

Abb. 6.10: Kleines Aneurysma der Arteria basilaris im Kopf (Pfeil).

Kapsel-Band-Apparat von Gelenken. Je nach Fragestellung ist bei der MRT die i.v. Gabe eines gadoliniumhaltigen Kontrastmittels notwendig, z.B. bei Gefäßdarstellungen (Abb. 6.9), aber auch die Kontrastmittelinjektion in Gelenke wird durchgeführt zur verbesserten Diagnostik. Eine Einschränkung erfährt der Einsatz der MRT bei Patienten mit Herzschrittmachern, ferromagnetischen Fremdkörpern oder eingesetzten Medikamentenpumpen und Neurostimulatoren, da diese Patienten dem Magnetfeld nicht bzw. nur bedingt ausgesetzt werden dürfen.

Beiden Schnittbildverfahren, der CT und der MRT, ist gemein, dass sie Gefäßveränderungen in kleinen Gefäßen, z.B. Darmarterien, untersuchungstechnisch bedingt nicht ausreichend darstellen können. Um diese kleinen Gefäße darzustellen kommt die diagnostische digitale Subtraktionsangiographie (DSA) zum Einsatz. Hierbei erfolgt in Lokalanästhesie über einen arteriellen Zugang, im Regelfall in der Leiste, die selektive Katheterdarstellung der interessierenden Gefäßprovinz unter Röntgenkontrolle [5]. Für die Visualisierung der Gefäße wird jodhaltiges Kontrastmittel gespritzt. Die DSA ermöglicht die ortsgenaue Darstellung von arteriellen Blutungen, z.B. in den Darm (Abb. 6.13a), von Gefäßverschlüssen, aber auch die Darstellung von AV-Fisteln, sinocavernöser Fisteln oder intrakranieller Aneurysmen (Abb. 6.10).

6.2 Therapeutische Möglichkeiten der Radiologie beim EDS

Die interventionelle Radiologie verfügt über etablierte Verfahren, die es ermöglichen Gefäßkomplikationen therapeutisch anzugehen. Diese, meist kathetergesteuerte, Verfahren werden aufgrund ihrer geringen Invasivität zunehmend eingesetzt bzw. finden ihren Einsatz in Körperregionen bei denen eine operative Sanierung des Befundes nur mit einem hohen Risiko oder überhaupt nicht möglich ist. Vor

Tab. 6.1: Gefäßkomplikationen von 112 Patienten, die an einem vaskulären Ehlers-Danlos-Syndrom leiden. (Nach Perdu, J. et al. 2006 [8]).

Gefäßkomplikationen	Patienten, n (%)
Arterielle Aneurysmen (12 aortal)	54 (48)
Arterielle Gefäßruptur (außer Aneurysmen)	42 (38)
Sinus-cavernosus-Fisteln	27 (24)
Hämatome	21 (19)
Perioperative Hämorrhagien	18 (17)
Arterielle Dissektionen (12 aortal)	14 (13)
Aneurysmaruptur	10 (9)
Aneurysma spurium	6 (6)
Arteriovenöse Fisteln	3 (3)
Koronar-Aneurysma	2 (2)

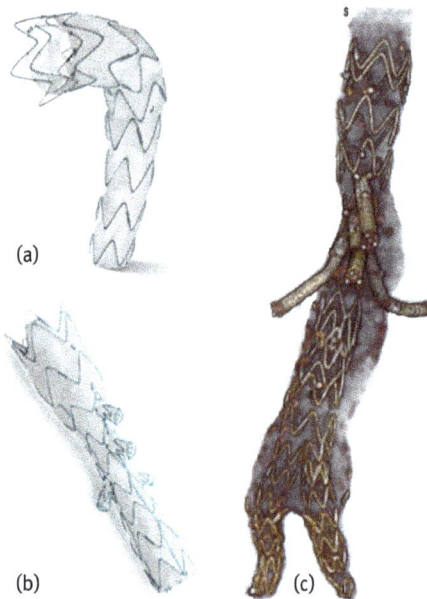

(a)

(b)   (c)

Abb. 6.11: (a) Stentgraft (gecoverter Stent) zur Ausschaltung von Aneurysmen oder Gefäß-zerreißungen im Bereich der Aorta thorakalis. (b,c) Gebranchter Stentgraft zur Ausschaltung von Aneurysmen der Aorta abdominalis unter Erhaltung der Perfusion von Organarterien durch die kleinen Seitäste (mit freundlicher Genehmigung der Fa. Jotec GmbH Hechingen).

dem Hintergrund der Gefäßkomplikationszahlen von 112 EDS-Patienten, die Perdu und Mitarbeiter 2006 publizierten (Tab. 6.1) [8], wird auf verschiedene interventio-nelle Verfahren zur Therapie dieser Läsionen hingewiesen. Diese Zusammenstel-lung interventioneller Techniken erhebt keinen Anspruch auf Vollständigkeit, denn dies würde den Umfang dieses Übersichtsreferates bei weitem übersteigen. Des

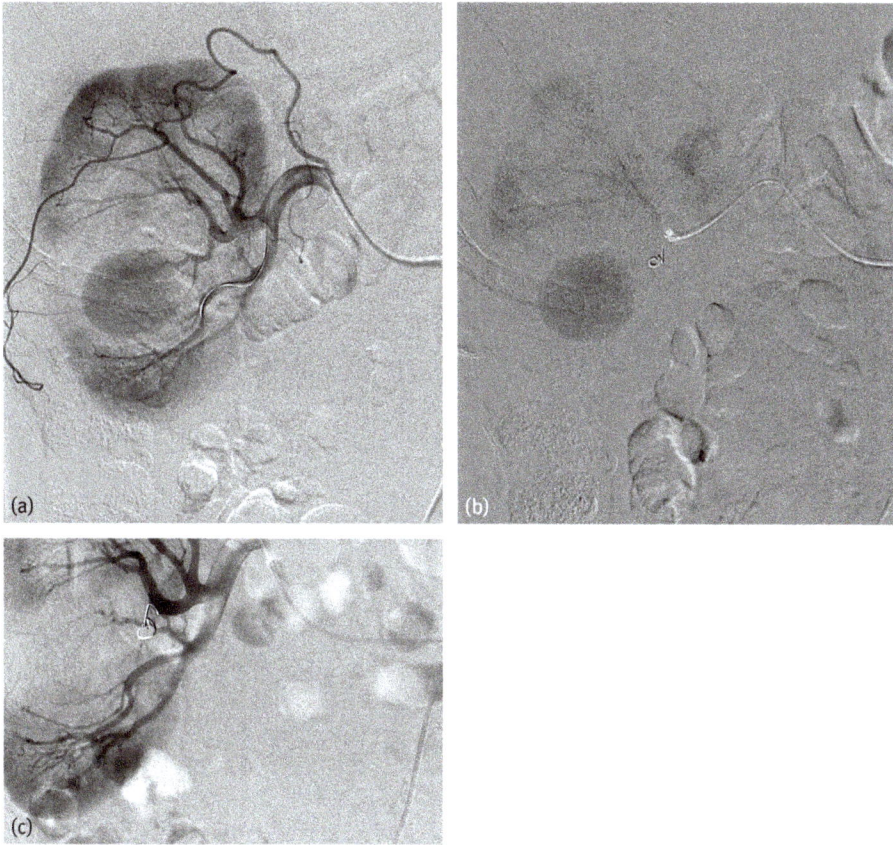

Abb. 6.12: Aneurysma der rechten Niere.
(a) Darstellung eines ca. 3 cm großes Aneurysma intraparenchymal (x). (b) Platzierung des ersten Mikrocoils über einen Mikrokatheter. (c) Komplette Ausschaltung des Nierenarterienaneurysmas.

Weiteren muss darauf hingewiesen werden, dass diese Verfahren in jedem einzelnen Fall individuell hinsichtlich ihrer Eignung und des Risikos für den Patienten abgewägt werden müssen.

Eine Therapieform für Aneurysmen oder Blutungen aufgrund einer Gefäß- oder Aneurysmaruptur eines größeren Gefäßes ist der perfusionserhaltende Einsatz speziell ummantelter Gefäßstützen (Stentgraft, Endoprothese (Abb. 6.11)). Diese speziellen selbstexpandierenden Stents werden in die Arterie eingeführt und vor Ort freigesetzt. Durch ihre Überdimensionierung, in Bezug auf den Gefäßdurchmesser, fixieren sie sich selbst an der Gefäßwand. Bei der Beurteilung, ob dieses Verfahren zum Einsatz kommen kann, ist es unter anderem wichtig, dass entsprechende Verankerungszonen, ober- und unterhalb des Aneurysmas bzw. der Blutungsstelle, für eine optimale Fixierung und Abdichtung des Stents vorhanden sind. Dies kann mit der CT oder MR geklärt werden. Ist keine ausreichende Landungszone für die

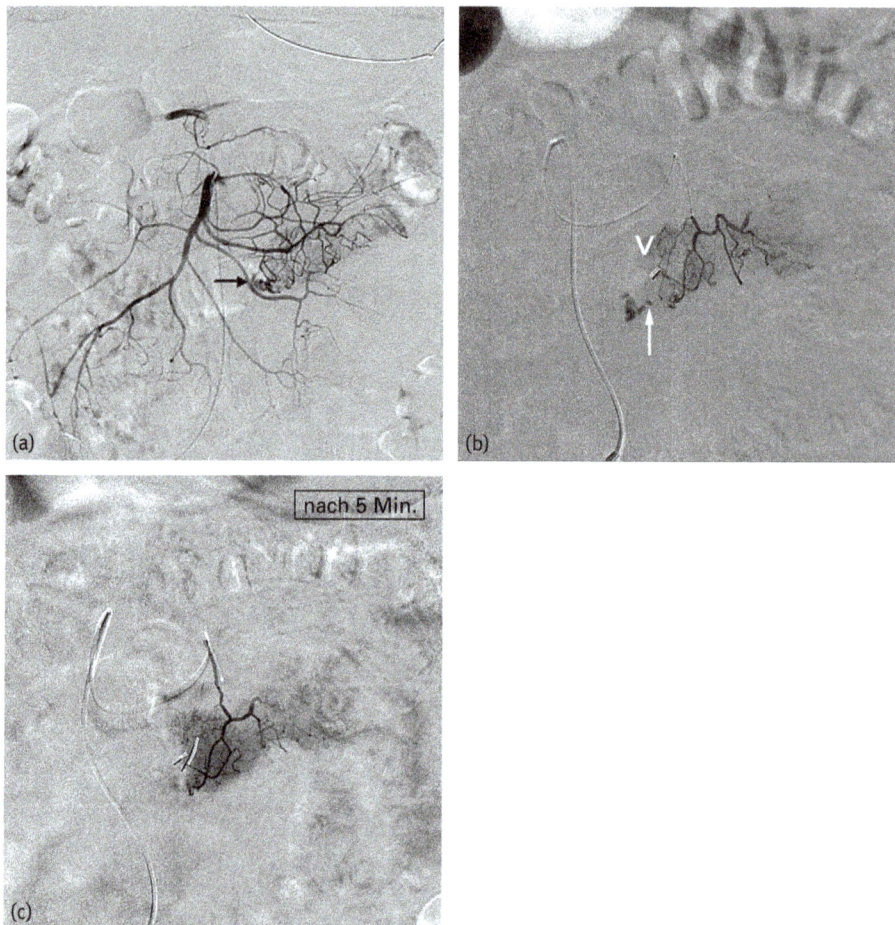

Abb. 6.13: Darmblutung. (a) Lokalisierung der Blutung im oberen Dünndarm (Pfeil). (b) Platzierung des Mikrokatheters vor der zweiten blutenden Darmarterie (Pfeil) nach der Embolisation der 1. Blutungsstelle mit Mikrocoils (V). (c) In der Kontrolldarstellung Ausschluss einer Restblutung nach der Embolisationstherapie.

Endoprothese vorhanden, so wird sie weiter hinterblutet und das Aneurysma weiter perfundiert bzw. die Blutung wird nicht gestoppt. Das Einsatzgebiet gecoverter Stents hat sich in den letzten Jahren erweitert durch die Entwicklung neuer Prothesenmodelle mit denen es möglich ist, Gefäßseitäste durch in den Prothesenkörper integrierte Seitarme zu erhalten und zu perfundieren. Im Falle einer akut lebensbedrohenden Aneurysmaruptur steht im Regelfall aber weiterhin die operative Sanierung des Befundes im Vordergrund [4].

In Abhängigkeit von der Lage und der Form eines Aneurysmas kann es notwendig werden, dass das Aneurysma selbst verschlossen wird, z. B. im Bereich des Gehirns. Dies erfolgt meist durch den Einsatz kleiner Metallspiralen (Mikrocoils),

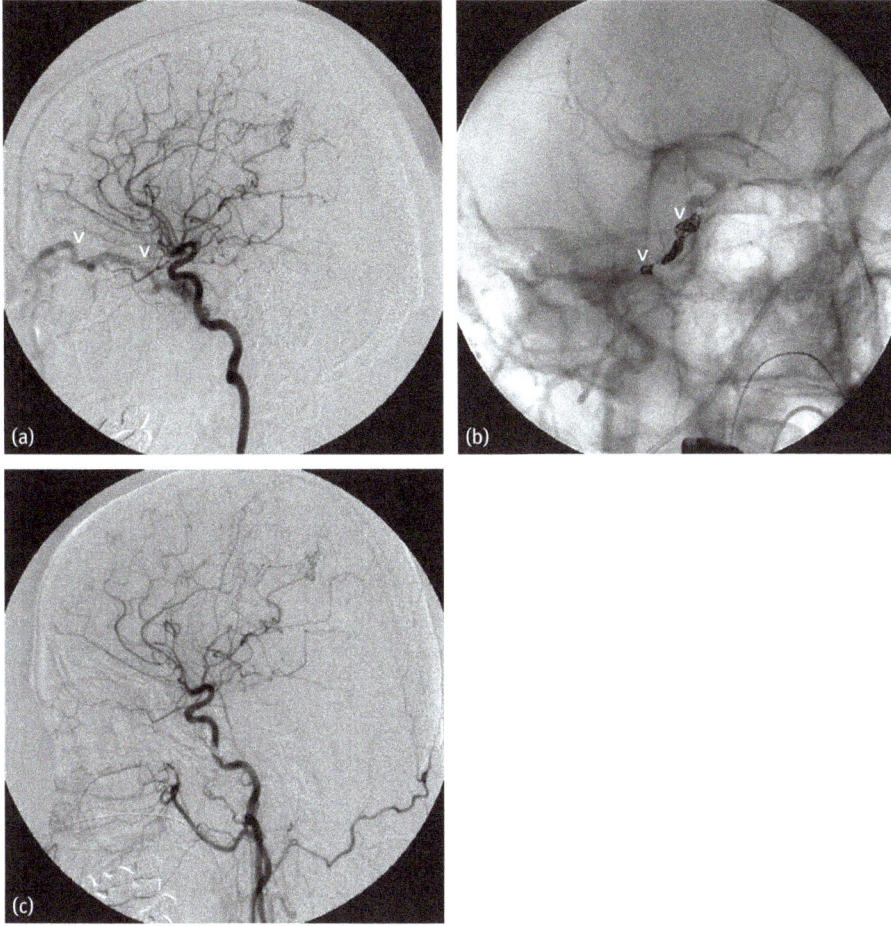

Abb. 6.14: Therapie einer sinocavernösen Fistel im Kopf.
(a) Große spontane sinocavernöse Fistel (V). (b) Okklusion der Fistel durch Mikrocoils (V).
(c) Verschluss der sinocavernösen Fistel in der Kontroll-DAS.

die über einen Mikrokatheter vor Ort gebracht werden. Je nach Lage und Form des Aneurysmas kommt entweder die komplette Ausfüllung des Aneurysmas (meist im Kopf) bzw. der selektive Verschluss des Aneurysmahalses unter Durchleuchtungskontrolle in Frage (Abb. 6.12). Diese Mikrocoils finden auch Einsatz bei dem Verschluss arterieller Blutungen kleiner Arterien, z. B. Darmblutung (Abb. 6.13), sinocavernöser (Abb. 6.14) oder arteriovenöser Fisteln. An weiteren gefäßokkludierenden Substanzen stehen unter anderem flüssige Klebstoffe (z. B. Zyanoakrylat oder EVOH-Kopolymer) oder nicht resorbierbare Partikel (z. B. Polyvinylalkohol-Partikel) zur Verfügung, die aber wesentlich seltener bei der Therapie von akuten Blutungen zum Einsatz gelangen [4,9].

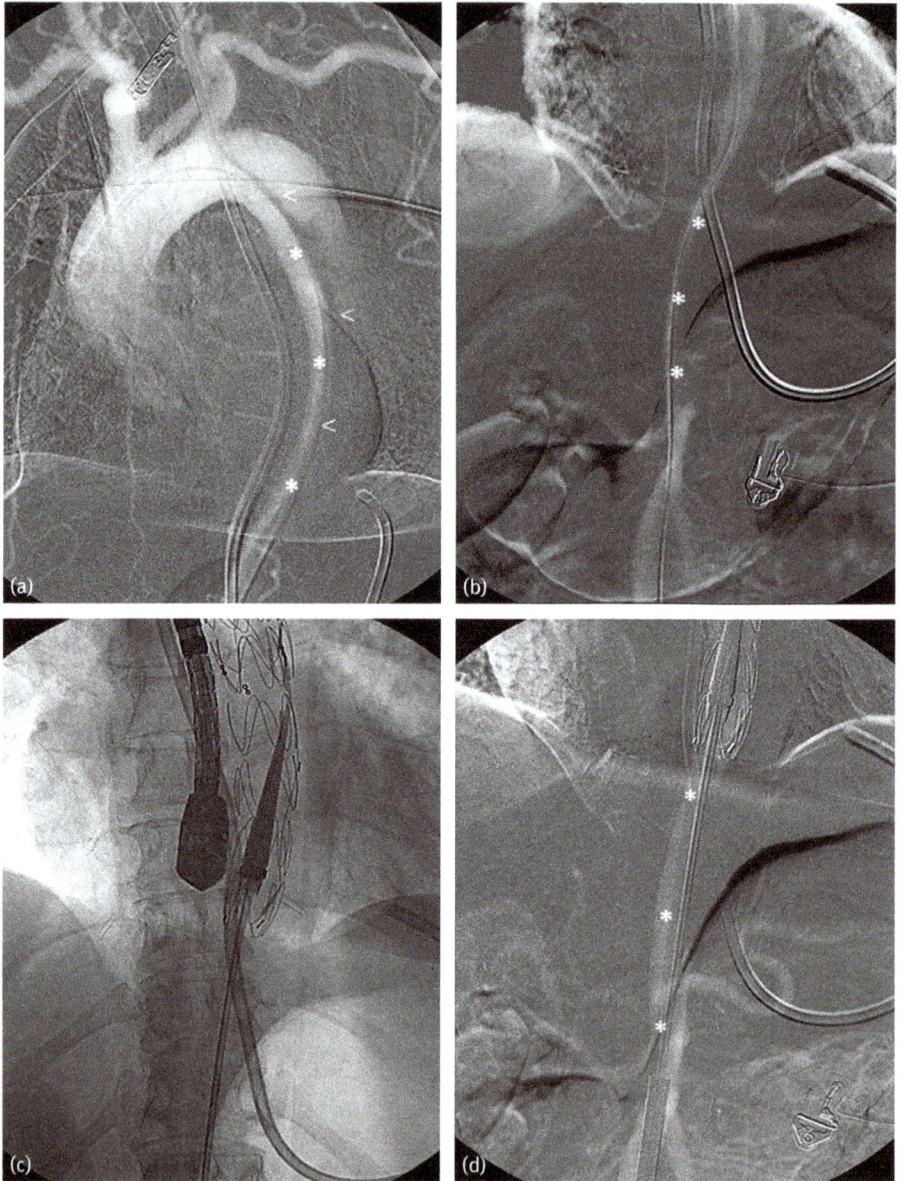

Abb. 6.15: Aortendissektion (Typ Stanford B).
(a) Einengung des wahren Gefäßlumens (*) durch die Dissektionsmembran.
(b) Hochgradige Einengung des wahren Gefäßlumens (*). (c) Einbringung einer großlumigen
Endoprothese zur Wiedereröffnung des wahren Gefäßlumens. (d) Deutlich verbesserte Perfusion
der Aorta durch die Wiedereröffnung des wahren Gefäßlumens (*).

Für die Therapie von Gefäßwanddissektionen der Aorta nach Abgang der gehirn- und armversorgenden Arterien finden ebenfalls gecoverte Stents (Endoprothesen) gelegentlich ihren Einsatz. Sie überdecken den oberen Einriss der innersten Gefäß- wandschichten und pressen die Dissektionsmembran langstreckig wieder in ihre ursprüngliche Lage zurück und verbessern dadurch wieder die Durchblutung der nachgeschalteten Körperabschnitte (Abb. 6.15). Dieses Verfahren ist im Vergleich mit der operativen Sanierung mit einer wesentlich geringeren Komplikationsrate behaftet [4].

Zusammenfassend kann festgestellt werden, dass die Radiologie mit ihren bild- gebenden Möglichkeiten die Komplikationen beim EDS mit großer Sicherheit und Genauigkeit darstellt und damit die anderen Fachrichtungen bei der Verlaufsbeob- achtung bzw. ihren Therapien unterstützt. Durch die stetige Verbesserung der inter- ventionellen Therapien stehen mittlerweile minimal-invasive therapeutische Ver- fahren zur Verfügung, die größere und riskantere operative Eingriffe ersetzen bzw. unterstützen können.

Literatur

[1] Böhm S, Behrens P, Martinez-Schramm A, Löhr JF. Das Ehlers-Danlos-Sndrom. Orthopädie. 2002;31:108–121.
[2] Delorme S, Debus J, Jenderka K-V. Sonographie. Thieme; 2012.
[3] Prokop M, Galanski M, Schaefer-Prokop C. Ganzkörper-Computertomographie. Thieme; 2013.
[4] Hahn D. Freyschmidt. Handbuch diagnostische Radiologie. Kardiovaskuläres System. Thieme; 2007.
[5] Radeleff BA. Interventionelle angiographische Diagnostik und Therapie. Springer; 2013.
[6] Kubale R, Stiegler H. Farbkodierte Duplexsonographie. Thieme; 2015.
[7] Machet L, Ossant F, Bleuzen A, Gregoire J-M, Machet M-C, Vaillant L. L'echographie cutanee haute resolution: Utilite pour le diagnostic, le traitement et la surveillance des maladies dermatologiques. J Radiol. 2006;87:1946–61.
[8] Perdu J, Boutouyrie P, Lahlou-Laforêt K, Khau Van Kien P, Denarié N, Mousseaux E, Sapoval M, Julia P, Zinzindohoué F, Touraine P, Dumez Y, Trystram D, Vignal-Clermont C, Gimenez-Roqueplo AP, Jeunemaitre X, Fiessinger JN. Presse Med. 2006;35:1864–75.
[9] Rummeny EJ, Reimer P, Heindel W. Ganzkörper-MR-Tomographie. Thieme; 2006.
[10] Schild H. Angiographie. Thieme; 2003.
[11] Watanabe A., Shimada T. The vascular type of Ehlers-Danlos Syndrome. J Nippon Med Sch. 2008;75:254–61.

Albert Busch

7 Die chirurgische Behandlung des Ehlers-Danlos-Syndroms

7.1 Einleitung

Die chirurgische Behandlung von EDS-Patienten stellt aufgrund der Seltenheit der einzelnen Subtypen und der speziellen ihr zugrundeliegenden Pathophysiologie eine besondere Herausforderung für die Behandelnden dar. Bei jedem operativen Eingriff an einem EDS-Patienten muss mit einer hohen Morbidität gerechnet werden. Als Behandlungsmaxime sollte daher bei diesen Patienten, wann immer vertretbar, konservativ vorgegangen weden [1–3].

> Wann immer möglich, sollte die konservative Behandlung der operativen Therapie vorgezogen werden!　**i**

Da sich jedoch aufgrund der vorliegenden Schwächung des Bindegewebes immer wieder Notfallsituationen ergeben, die ein konservatives Vorgehen nicht erlauben, sollte man als Chirurg, Gynäkologe oder Interventionalist einige pathophysiologische Besonderheiten kennen, deren Beachtung helfen kann, die Morbidität und Letalität für den Patienten zu reduzieren. Diese Besonderheiten und die sich daraus ergebenden chirurgischen Implikationen sind Gegenstand dieses Kapitels. Zusätzlich ist zu beachten, dass alle Symptome und Komplikationen stark heterogen zwischen den einzelnen EDS-Typen ausgeprägt sind (Tab. 7.1).

Eine große Bedeutung kommt bei chirurgischen Eingriffen an EDS-Patienten der Arzt-Patient-Beziehung zu. Viele Betroffene haben eine lange Leidensgeschichte hinter sich, die häufig auch Unkenntnis auf ärztlicher Seite aufdeckt [4]. Probleme bei der Krankheitsauffassung und Krankheitsbewältigung können die Folgen sein. Darüber hinaus leiden bis zu 42% aller EDS Patienten unter psychischen Problemen, häufig Depressionen und Angststörungen, die sich ohne angemessene Würdigung negativ auf den Heilungsverlauf auswirken können [5]. Damit assoziiert sind somatische Störungen wie Bauch- und Gelenkschmerzen, Migräne, Fatigue und Muskelschwäche [6]. Das besondere, operative Risikoprofil dieser Patienten einerseits und die nicht selten problematische Krankheitsbewältigung andererseits machen eine vertrauensvolle Beziehung des Betroffenen zum Chirurgen unerlässlich.

> Ein gutes Arzt-Patienten-Verhältnis ist wichtig!　**i**

Dabei kann es nicht selten auch zum Dilemma eines gezielten Operationswunsches kommen, um beispielsweise eine ausgeprägte Varikosis oder eine große Hernie zu behandeln. Auch elektive operative Eingriffe können jedoch mit unvorhersehbaren

https://doi.org/10.1515/9783110474909-007

Tab. 7.1: Betroffenheit unterschiedlicher Organe und Gewebe je nach Typ des EDS basierend auf der Verteilung des entsprechend veränderten Genproduktes sowie der beschriebenen Komplikationen aus der Literatur.

EDS-Typ (verändertes Gen)	Sehnen/Bänder/Kapseln/Haut	Muskulatur	Innere Organe	Gefäße
mögliche Manifestationsformen	Überdehnbarkeit, Risse, Luxationen, Hämatome, Wundheilungsstörung	Muskelschwäche, motorische Defizite, Schmerzen, Risse	Perforationen, Motilitätsstörung, Funktionsstörung	Ruptur, Dissektion, AV-Fistelbildung, Aneurysmabildung
klassischer Typ (COL5A1/2;COL1A1)	+++	+	+	+
hypermobiler Typ (COL5A3;TNXB)	+++	+	+	+
vaskulärer Typ (COL3A1)	+++	+++	+++	+++
kyphoskoliotischer Typ (PLOD1)	+++	+++	+++	+++
Arthrochalasie Typ (COL1A1/2)	+++	+	?	–
Dermatosparaxis Typ (COL1)	+++	?	+	–

– = keine zu erwartende Beteiligung; + = Beteiligung; ++ = Beteiligung wahrscheinlich, einzelne Fallberichte vorhanden; +++ = Beteiligung aufgrund der Gewebeverteilung des Genproduktes und vielfach beschriebener Komplikationen; ? = aktuell nicht einschätzbar.

Komplikationen für den Patienten verbunden sein. Dies erfordert zum einen eine differenzierte, risikoadaptierte Aufklärung und zum anderen eine umfassende perioperative Betreuung des Patienten.

Die Literatur zur operativen Behandlung des EDS ist von Berichten über Einzelfälle und Kleinstserien, der Überrepräsentation des vaskulären Typs und der Selektion erfolgreich behandelter Fälle gekennzeichnet, was eine epidemiologische Einschätzung und das Erstellen einer Behandlungsrichtlinie unmöglich macht. Publikationen über größere Patientenkollektive, insbesondere der amerikanischen Mayo-Kliniken, und einzelnen, unabhängigen Reviews ist es zu verdanken, dass sich einige Empfehlungen für den operativen und perioperativen Umgang mit EDS-Patienten ableiten lassen.

Einleitend muss festgehalten werden, dass jedes akute Schmerzereignis, insbesondere bei den Hochrisikotypen, ernst genommen werden muss. Unabhängig von vorangegangenem Trauma, welches nur in ca. 10 % der akuten Behandlungsfälle vorliegt, muss aufgrund des hohen Blutungsrisikos zunächst von einem Notfall ausgegangen werden und entsprechend rasch eine vollständige Diagnostik eingeleitet werden [3].

> Die meisten Notfälle entstehen spontan, ohne Trauma! **i**

Nach einer akuten Notfallbehandlung, operativer oder interventioneller Natur, besteht in den ersten 24–72 Stunden Stunden ein gesteigertes Morbiditäts- und Letalitätsrisiko für den Patienten. Dies drückt sich in erhöhten Re-Operations-, bzw. Re-Interventionsindikationen aufgrund sekundärer Blutungs- oder Perforationskomplikationen aus. Diese können sich im Zugangsgebiet, genauso häufig aber auch ohne Beziehung zum Primärereignis, manifestieren [7]. Ursächlich hierfür werden eine gesteigerte Aktivität proteolytischer Enzyme und eine Verbrauchskoagulopathie vermutet [8].

> 24–72 h nach einem Notfall gibt es eine besonders vulnerable Phase! **i**

7.2 Perioperatives Management

Das perioperative Management von EDS-Patienten ist komplex und umfasst viele Teilgebiete. Einige multimodale Ansatzpunkte können dabei allgemein helfen, diese Phase positiv zu beeinflussen.
- EDS-Patienten sind häufig chronische Schmerzpatienten. In der perioperativen Analgesie sollte daher frühzeitig über den Einsatz von Opioiden nachgedacht werden, da diese in Studien die beste Wirksamkeit bei verschiedenen Schmerzarten gezeigt haben. Zusätzlich gibt es bei bis zu 50 % der Patienten eine ernst

zu nehmende neuropathische Schmerzkomponente, die den zusätzlichen Einsatz von Neuroleptika oder Antikonvulsiva erforderlich machen kann [4,9].

– Frühzeitige Mobilisierung und intensive Physiotherapie zur Vermeidung von Muskelabbau und Verbesserung der Stabilität im Rahmen einer umfassenden physiotherapeutischen Betreuung sind essentiell, um dauerhafte Immobilität und deren Folgen zu vermeiden [10].

– Geringere Eigenspannung von Kapseln und Bändern sollten bei der Physiotherapie, aber auch bei der Lagerung des Patienten bedacht werden. Insbesondere Hyperextension führt leicht zu Gelenkblockierung.

– Da Kollagene auch im Kauapparat eine tragende Rolle spielen sind dentale und parodontale Probleme nicht selten. Eine Überprüfung des Zahnstatus, ggf. eine Sanierung sowie eine Antibiotika-Prophylaxe bei Einsatz oder vorhandenem Kunststoffmaterial können ebenfalls indiziert sein [11].

– Im Falle einer assistierten Ernährung müssen gestörter Kieferschluss, erhöhte enorale Mukosaverletzlichkeit und verlangsamte Rachenentleerung bedacht werden [12].

– Die Anwendung von Lokalanästhesien ist möglich, Wirkdauer und -stärke der Substanzen können jedoch erheblich vermindert sein [13].

– Intraoperativ kann eine permissive Hypotension mit einem systolischen Blutdruck von 70–90 mmHg helfen, das Blutungsrisiko zu minimieren [7].

– Derzeit gibt es keine Empfehlung zur Thromboseprophylaxe. Jedoch finden sich keine Berichte über gesteigerte Raten von tiefen Beinvenenthrombosen oder Lungenembolien bei EDS-Patienten, sodass sich die Prophylaxe an den Empfehlungen für die allgemeine Bevölkerung orientieren sollte.

– Jeder Patient sollte nach operativen Eingriffen, auch ambulant, engmaschig nachbeobachtet werden.

– Im Todesfall sollte immer eine Obduktion erfolgen, um genaue Ursachenforschung und Diagnosesicherung betreiben zu können [14]. Dies kann im Einzelfall auch für die Hinterbliebenen bei der Krankheitsverarbeitung wichtig sein.

7.3 Labordiagnostik und Gerinnungsmanagement

7.3.1 Gerinnungsdiagnostik und -management

Hämatombildung und Blutungsneigung sind wesentliche Charakteristika aller EDS-Typen. Neben Gefäßfragilität und veränderter Subkutis verstärken primäre Thrombozytenfunktionsstörungen die hämorrhagische Diathese. Diese finden sich bei ca. 25 % der nicht-vaskulären Typen und bei bis zu 70 % des vaskulären Typs [15].

> **i** Vor jedem Eingriff sollte eine differenzierte Gerinnungsdiagnostik erfolgen!

Dabei funktioniert die Hämostase mit pro- und antikoagulatorischen Faktoren im Alltag meist ausreichend – dekompensiert jedoch schnell bei akutem Verbrauch. Normale Gerinnungswerte schließen einen Defekt allerdings nicht aus, insbesondere die Diagnose von Thrombozytenfunktionsstörungen erfordert Spezialuntersuchungen (Aggregometrie nach Born, PFA100©). Je umfangreicher die Diagnostik im Vorfeld ist, desto genauer lässt sich intraoperativ die Gerinnung verbessern bzw. auf Blutungsprobleme reagieren. Dies misst auch den Point-of-care-Verfahren (Multiplate©, ROTEM©) eine gewisse Bedeutung bei.

Die Diagnostik sollte aus verschiedenen, sich teilweise überlappenden Tests bestehen:
- kleines Blutbild mit Thrombozytenzahl
- Quick, INR, PTT
- Faktor VIII und Faktor XIII
- von-Willebrand-Syndrom-Diagnostik
- mindestens ein Thrombozytenaggregationstest: PFA100©; Multiplate©; Aggregometrie nach Born
- Blutgruppenbestimmung und Kreuzproben für Konservenbereitstellung.

Zur gezielten Substitution stehen verschiedene Substanzen zur Verfügung:
- Desmopressin: wirkt prokoagulatorisch durch die rasche Freisetzung von von-Willebrand-Faktor aus Endothelzellen.
- Tranexamsäure: wirkt antifibrinolytisch durch Hemmung von Plasminogen und stabilisiert somit das Gerinnsel.
- Faktor VII: kann als ultima ratio bei unkontrollierbaren Blutungen verwendet werden, um Gerinnung unabhängig vom auslösenden Gewebefaktor zu induzieren [16].
- Faktor VIII: wird normalerweise zur Behandlung der Hämophilie eingesetzt. Ein Einsatz bei EDS-Patienten empfiehlt sich nur bei nachgewiesenem Mangel.
- Plättchentransfusion (Thrombozytenkonzentrate): Das Verfahren wurde laut einer Studie im Rahmen einer intraoperativen Blutung durchgeführt. Es zeigte sich zudem, dass Thrombozyten gesunder Probanden normal mit dem Kollagen EDS-Erkrankter interagieren [16].

Desmopressin und Tranexamsäure können dabei unabhängig von der Operation und dem intraoperativen Verlauf in entsprechender Dosierung prophylaktisch verabreicht werden.

Die Faktor-VII-Gabe bleibt natürlich auch beim EDS der nicht kontrollierbaren Massenblutung vorbehalten, während die Indikation zur Plättchentransfusion von der Plättchenzahl, der intraoperativen Blutungsneigung, der beobachteten Gerinnselbildung und ggf. den Ergebnissen einer Point-of-care-Analyse abhängig gemacht werden sollte.

Eine enge Zusammenarbeit zwischen Gerinnungsambulanz, Chirurg und Anästhesist zur Optimierung der Gerinnung ist somit ein entscheidendes Detail für den Ausgang jeder Operation bei einem EDS-Patienten.

7.3.2 Vitamin-D-Diagnostik

Eine weniger akute, dafür umso wichtigere Bedeutung für den langfristigen Krankheitsverlauf kommt einem ausgeglichenen Vitamin-D-Haushalt zu. Ein Mangel findet sich bei bis zu 60 % der untersuchten EDS-Patienten mit entsprechenden Folgen für den Knochen- und Bandapparat. Die daraus resultierenden orthopädischen Probleme stellen einen Großteil der nicht akuten, alltäglichen Symptome der Patienten dar und sind häufig auch Hauptmerkmal der chronischen Schmerzsymptomatik.

i Bei jedem EDS-Patient sollte ein Vitamin-D-Spiegel bestimmt werden!

Dies ist insbesondere sinnvoll, da sich bei EDS-Patienten eine erhöhte Rate von Osteoporose findet [17]. Diese drückt sich beispielsweise in der Häufigkeit okkulter Wirbelkörperfrakturen aus, an die speziell bei chronischen Rückenschmerzen immer gedacht werden muss.

Die Substitution mit Cholecalciferol ist einfach und wird zumeist gut vertragen, sollte aber stets mit einem Endokrinologen abgestimmt werden, da multiple Faktoren zu berücksichtigen sind. Zusätzlich gibt es aktuelle vaskulär-biologische Ansätze, dass ein ausreichend hoher Vitamin D-Spiegel für die Integrität der Gefäßwand von Bedeutung sein könnte.

7.4 Allgemeine chirurgische Implikationen

Auch an dieser Stelle sei nochmals auf die Bedeutung der konservativen Therapie beim EDS hingewiesen:

i Therapie der Wahl ist die konservative Behandlung!

Allgemeine chirurgische Implikationen resultieren aus den pathologischen Gewebeeigenschaften bei EDS-Patienten und einer eventuell veränderten Anatomie, welche die gewohnte Orientierung im Situs erschweren kann. Die Hautdicke und die mechanische Stabilität sind vermindert, während die Elastizität erhöht ist (Abb. 7.1) [18].

Für den behandelnden Chirurgen ergibt sich das Problem einer hohen Gewebefragilität und dadurch veränderter Nahteigenschaften, wie Reißfestigkeit, Gewebedurchzug und Haltevermögen, allesamt entscheidend für den Ausgang einer Operation. Alle Bemühungen müssen daher zum Ziel haben, die Zugkräfte am Gewebe zu minimieren.

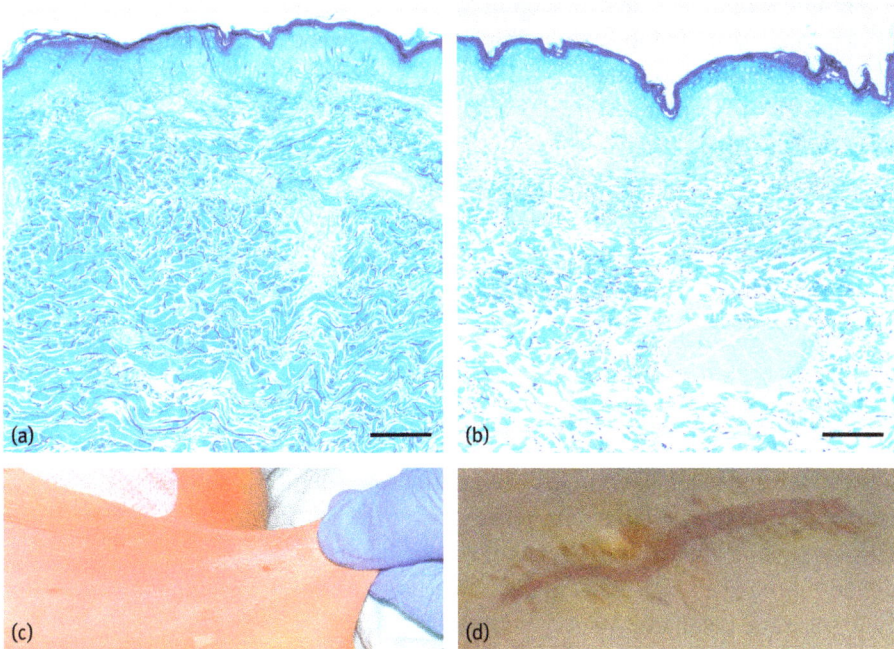

Abb. 7.1: Lichtmikroskopische Aufnahme der Haut mit Epidermis und Bindegewebe der Unterhaut eines gesunden Probanden (a) und eines Patienten mit vaskulärem EDS (b) in Methylenblaufärbung. Während die Epidermis (nach oben orientiert) bei beiden Individuen ähnlich gestaltet ist, zeigt sich das darunter liegende Bindegewebe deutlich verändert. Ein geringerer Kollagengehalt und eine lockerere Orientierung der dermalen Matrix sind typisch für das EDS (b). Diese veränderten Struktureigenschaften führen u. a. zu einem veränderten Turgor und erklären die klinisch zu beobachtende gesteigerte Dehnbarkeit der Haut, gezeigt am Hals eines EDS-Patienten (c). Dadurch ergeben sich eine schwierige Wundheilung und eine veränderte Narbenbildung nach chirurgischen Eingriffen (d) (gezeigt ist die Narbe einer Medianlaparotomie, acht Jahre nach dem Eingriff). (Gewebeaufnahmen zur Verfügung gestellt von Fr. Dr. I. Haußer, Heidelberg. Originalvergrößerung 10 ×; Maßstab = 100 μm; Fotografien sind Eigentum von A. Busch, München.)

Folgende Maßnahmen können hierbei hilfreich sein:

- Matratzennähte mit einem Nahtwiderlager und Verstärkung durch Steristrips sind einfachen Nähten vorzuziehen, da sie die Zugkräfte am Gewebe über eine größere Fläche verteilen (Abb. 7.3).
- Beim Bauchwandverschluss können verschiedene Maßnahmen helfen, das Risiko für Dehiszenzen zu reduzieren. Die Verwendung einer primären Netzaugmentation, von barbed sutures, Nähten mit Widerhaken zur Kraftverteilung im gesamten Nahtkanal, oder von redressierenden Nähten sollte überlegt werden, ebenso wie tiefer durchgreifende Stiche in engeren Abständen.
- Das Verwenden von Klammernahtmaterial zum Hautverschluss kann aufgrund der punktuellen Belastung nicht empfohlen werden.

- Erhöhte Sekretion im Wundgebiet aufgrund der veränderten Kapillarstruktur und der verminderten Wasserbindung des Gewebes mit mehreren Litern pro Tag ist üblich. Die Anlage von Unterdruckverbänden kann hier hilfreich sein.
- Zusätzlich ist wegen veränderter Zahl und Eigenschaften der Fibrozyten bei EDS-Patienten primär von einer langsameren Wundheilung auszugehen, weshalb Nähte, Verbände und Drainagen länger als gewöhnlich belassen werden sollten.
- Hauttransplantationen (meshgraft) zur Wunddeckung sind dennoch möglich, es empfiehlt sich jedoch nur ein begrenztes Splitting.

7.5 Viszeralchirurgische Implikationen

Viszeralchirurgischer Handlungsbedarf ergibt sich bei EDS-Patienten, v. a. vom hypermobilen und vaskulären Typ, insbesondere durch Rupturen von Hohlorganen, aber auch parenchymatösen Organen, welche häufig zu lebensbedrohlichen Situationen führen (Tab. 7.1). Diese stellen beim vaskulären Typ in immerhin 20 % der Fälle sogar die Erstmanifestation dar [19]. Unabhängig davon sind gastrointestinale Symptome häufig, über 50 % der Betroffenen klagen über gelegentliches Auftreten von Bauchschmerzen, Übelkeit, Sodbrennen, Reflux, Konstipation oder Reizdarmsyndrom [20]. Diese Beschwerden haben nicht zwangsläufig eine operative Sanierung zur Folge, können jedoch zu einer viszeralchirurgischen Konsultation führen.

Leider lassen sich nur wenige Maßnahmen mit gesicherter Evidenz empfehlen:
- Protonenpumpeninhibitoren und H2-Rezeptor-Antagonisten können bei entsprechender Indikation auch bei EDS-Patienten eingesetzt werden.
- Gedeckte Perforationen mit lokalen Abszessen sollten nach Möglichkeit einer interventionellen Behandlung mit Drainageeinlage und Antibiotika-Therapie zugeführt werden.
- Gastrointestinale Blutungen sollten, soweit vertretbar, primär durch eine Optimierung der Gerinnungssituation und entsprechende supportive Maßnahmen behandelt werden. Gastroskopien sind möglich, sollten bei EDS-Patienten aber nicht als primäre Diagnostik eingesetzt werden, da die Mukosa besonders kontaktvulnerabel ist [21].
- Sollte eine viszeralchirurgische Operation notwendig sein, wie z. B. bei einer Hohlorganperforation, dann sollte die Durchführung von primären Anastomosen zugunsten eines zweizeitigen Vorgehens vermieden werden. Eine Kontinuitätswiederherstellung im Bereich des Dickdarmes wird generell als Hochrisikoeingriff gesehen, da sich hier eine erhöhte Fragilität des Gewebes zeigt sowie zusätzlich eine negative Beeinflussung der Wundheilung durch die Darmflora.
- Die Applikation von Hebe-Senk-Einläufen als abführende Maßnahme geht mit einem hohen Perforationsrisiko einher und ist bei Risikopatienten zu vermeiden.

7.6 Gefäßchirurgische Implikationen

Insbesondere bei der Gefäßchirurgie treten die Probleme einer deutlich veränderten Physiologie in den Vordergrund. Die Intima-Media-Dicke ist beim Patienten mit einem vaskulären EDS deutlich vermindert im Vergleich zu einem gesunden Gefäß, wodurch die Nahteigenschaften und Rekonstruktionsmöglichkeiten eingeschränkt sind (Abb. 7.2) [22].

Die besondere therapeutische Dringlichkeit ergibt sich aus den gefäßspezifischen EDS-Erscheinungsformen, wie Ruptur, Aneurysmabildung, Dissektionen und arterio-venöser-Fistelbildung (z. B. spontane Carotis-Sinus Cavernosus Fistel), die sich häufig als Blutungsnotfall präsentieren.

Folgende Empfehlungen sollten berücksichtigt werden, um die Handhabung eines arteriellen Gefäßes „von der Integrität feuchten Küchenpapiers" zu verbessern:

> Die Embolisation mittels Microcoils ist das einzige Verfahren, für das sich eine postinterventionelle Reduktion von Letalität und Morbidität gezeigt hat! **i**

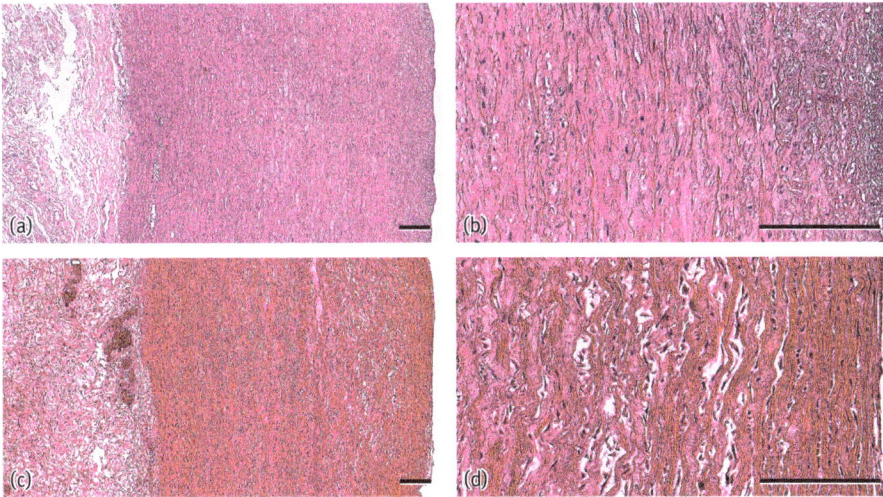

Abb. 7.2: Die Abbildung zeigt lichtmikroskopische Aufnahmen des Aortenbogens eines Patienten mit vaskulärem EDS (untere Reihe) im Vergleich zu einem Patienten ohne EDS (obere Reihe) in Hämatoxylin/Eosin-Färbung. Im Übersichtsvergleich (A, C) fällt eine schmalere Tunica Media beim EDS-Gefäß auf. In der Vergrößerung (B, D) zeigt sich ein deutlich geringerer Kollagengehalt des erkrankten Gefäßes und eine unregelmäßige Anordnung der elastischen Fasern in geringerem Abstand und teilweiser Aggregation in Bündeln. (EDS-Gewebeaufnahmen dankenswerterweise zur Verfügung gestellt von Fr. PD Dr. S. Wipper und Prof. K. Püschel, Hamburg, unter Mitarbeit von Fr. Dr. I. Haußer, Heidelberg. Vergrößerung 5 × und 20 ×; Maßstab = 100 µm; Kontrollgewebeaufnahmen zur Verfügung gestellt von A. Busch, München.)

- Darüber hinaus sind offene wie endovaskuläre Verfahren durch ein ähnlich hohes Risikoprofil für peri- und postprozedurale Komplikationen charakterisiert [3].
- Für gefäßchirurgische Eingriffe müssen obligat ausreichende Blut- und Gerinnungskomponenten zur Verfügung stehen ebenso wie die Möglichkeit zur Autotransfusion.
- Ein endovaskulärer Zugang sollte immer sonographisch geschaffen werden, um wiederholte Punktionen, Dissektionen und Fehllagen von Kathetern zu vermeiden. Nach Etablierung des Zugangs sollten Manipulationen minimiert werden, er kann zusätzlich mit einer Naht mit Nahtwiderlager gesichert werden.
- Zur Blutungskontrolle am Gefäß sind Gefäßklemmen nachteilig. Alternative Maßnahmen, wie ein Tourniquet, ein Ballon oder eine Thrombininjektion sind zu bevorzugen (Abb. 7.3) [1].
- Ein Gefäß sollte immer ausreichend weit präpariert werden, um Blutungskontrolle außerhalb des fragilen Areals zu ermöglichen.
- Die Gefäßligatur ist einer aufwendigen Rekonstruktion vorzuziehen, da Gefäßanastomosen extrem risikobehaftet und zeitaufwendig sind.
- Stentprothesen mit Metallankern und das gewohnte oversizing sollten bei EDS-Patienten vermieden werden.
- Gefäßnähte sollten bevorzugt als Matratzennähte mit externer Verstärkung (z. B. Teflon Strips) und eventuell zusätzlicher Verklebung durchgeführt werden (Abb. 7.3).
- Autologes Ersatzmaterial ist Xenogenem vorzuziehen, da keine Daten über die Einheilung und die postoperative Antikoagulation existieren, und zusätzlich ein erhöhtes Risiko für postoperative Wundheilungsstörungen mit entsprechendem Infektionsrisiko besteht.
- Wenn sich die Behandlung von Varizen nicht vermeiden lässt, sollte ein endovenöses Verfahren gewählt werden, da eine klassische Phlebektomie aufgrund der brüchigen Gefäße oft nicht funktioniert und mit hohem Risiko behaftet ist [23].

Treten bei EDS-Patienten Aneurysmen auf, stellt sich immer die Frage nach Rupturrisiko, Wachstumsdynamik und Versorgungspflicht. Stellt dies bereits bei einem Aneurysma eines nicht EDS-Betroffenen eine große Herausforderung und individuelle Abwägung dar, ist die Einschätzung beim EDS zusätzlich erschwert. Klassische Kenntnisse zu Aneurysmawachstum und Rupturgefahr können beim EDS nicht angewandt werden, zumal es sich nur in Ausnahmefällen um echte, fusiforme Aneurysmen handelt [2,24]. Leider fehlen überzeugende Daten zu den Krankheitsverläufen von EDS-Patienten mit Aneurysmen vollständig, sodass keine klare Empfehlung ausgesprochen werden kann.

Es empfiehlt sich die Vorstellung in einem gefäßchirurgischen Zentrum bei Erstdiagnose einer Gefäßveränderung bei einem Betroffenen, um anhand von Lokalisation, Form und unter Berücksichtigung der Komorbiditäten eine genaue Analyse zu ermöglichen. Im Anschluss sollte dann zunächst eine engmaschige nicht-

Gefäßnaht mit externem Nahtwiderlager und zusätzlicher Verklebung mit Gewebekleber

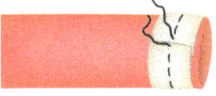

Blutungskontrolle am Gefäß mit Fogarty-Katheter

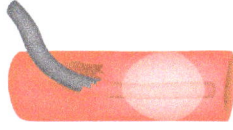

Die Mikrocoil-Embolisation einer Gefäßruptur konnte als einziges Verfahren Morbidität und Mortalität reduzieren!

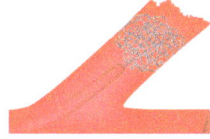

Hautnaht als Matratzennaht mit externem Nahtwiderlager

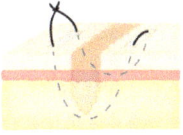

Blutungskontrolle am Gefäß mit *vessel loop*-Tourniquet

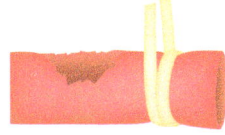

Abb. 7.3: Schematische Darstellung wichtiger Handlungsempfehlungen im Umgang mit Nähten und Gefäßinterventionen bei der chirurgischen Behandlung von Blutungsnotfällen. (Zeichnungen zur Verfügung gestellt von A. Busch, München und R. Wiebel, O. Ensel und G. Nolte, FHWS Würzburg.)

invasive Verlaufskontrolle, z. B. mittels Sonografie oder MR-Angiographie erfolgen. Ergibt sich hieraus eine etwaige Behandlungsindikation, müssen Vor- und Nachteile, insbesondere aber die Risiken einer operativen Therapie vor dem Hintergrund des alternativen konservativen Vorgehens, mit allen Konsequenzen, ausführlich mit dem Patienten und dessen Angehörigen besprochen werden.

7.7 Zusammenfassung

Jede Notfallsituation stellt bei einem EDS-Patienten eine individuelle Herausforderung für den behandelnden Chirurgen dar, vor der die meisten, wenn überhaupt, nur einmal in ihrem Berufsleben stehen. Die in diesem Kapitel aufgeführten Behandlungsempfehlungen basieren auf geringer Evidenz aufgrund der Seltenheit und der Komplexität der Erkrankung und können daher nur zum Nachdenken anregen. Das fragile Gewebe und die hämostaseologischen Besonderheiten schränken die üblichen chirurgischen Gesetzmäßigkeiten stark ein und das hohe, potentiell letale Risiko jeder Operation heben die ärztliche Verantwortung und die Arzt-Patient-Beziehung in den Vordergrund. Eine stete Verfeinerung der chirurgischen Technik und ein kritisches Reflektieren problematischer Fälle sind dabei die Privilegien des Faches – das verantwortungsvolle Anwenden dieses Wissens, wenn auch, wie im Falle von EDS, vor allem konservativ, zum Wohle des Patienten, die tägliche Motivation.

Literatur

[1] Bergqvist D, Bjorck M, Wanhainen A. Treatment of vascular Ehlers-Danlos syndrome: a systematic review. Annals of surgery. 2013;258(2):257–61.

[2] Lum YW, Brooke BS, Black JH, 3rd. Contemporary management of vascular Ehlers-Danlos syndrome. Current opinion in cardiology. 2011;26(6):494–501.

[3] Oderich GS. Current concepts in the diagnosis and management of vascular Ehlers-Danlos syndrome. Perspectives in vascular surgery and endovascular therapy. 2006;18(3):206–14.

[4] Arthur K, Caldwell K, Forehand S, Davis K. Pain control methods in use and perceived effectiveness by patients with Ehlers-Danlos syndrome: a descriptive study. Disability and rehabilitation. 2015:1–12.

[5] Hershenfeld SA, Wasim S, McNiven V, Parikh M, Majewski P, Faghfoury H, et al. Psychiatric disorders in Ehlers-Danlos syndrome are frequent, diverse and strongly associated with pain. Rheumatol Int. 2015.

[6] Castori M, Voermans NC. Neurological manifestations of Ehlers-Danlos syndrome(s): A review. Iran J Neurol. 2014;13(4):190–208.

[7] Brooke BS, Arnaoutakis G, McDonnell NB, Black JH, 3rd. Contemporary management of vascular complications associated with Ehlers-Danlos syndrome. Journal of vascular surgery : official publication, the Society for Vascular Surgery [and] International Society for Cardiovascular Surgery, North American Chapter. 2010;51(1):131–8; discussion 8–9.

[8] Malfait F, De Paepe A. Bleeding in the heritable connective tissue disorders: mechanisms, diagnosis and treatment. Blood reviews. 2009;23(5):191–7.

[9] Camerota F, Celletti C, Castori M, Grammatico P, Padua L. Neuropathic pain is a common feature in Ehlers-Danlos syndrome. J Pain Symptom Manage. 2011;41(1):e2–4.

[10] Palmer S, Terry R, Rimes KA, Clark C, Simmonds J, Horwood J. Physiotherapy management of joint hypermobility syndrome – a focus group study of patient and health professional perspectives. Physiotherapy. 2015.

[11] Reinstein E, DeLozier CD, Simon Z, Bannykh S, Rimoin DL, Curry CJ. Ehlers-Danlos syndrome type VIII is clinically heterogeneous disorder associated primarily with periodontal disease, and variable connective tissue features. European journal of human genetics : EJHG. 2013;21(2):233–6.

[12] Ferre FC, Frank M, Gogly B, Golmard L, Naveau A, Cherifi H, et al. Oral phenotype and scoring of vascular Ehlers-Danlos syndrome: a case-control study. BMJ Open. 2012;2(2):e000705.

[13] Hakim AJ, Grahame R, Norris P, Hopper C. Local anaesthetic failure in joint hypermobility syndrome. J R Soc Med. 2005;98(2):84–5.

[14] Escribano N, Medina I, Ortega L, Jimenez MJ, Millana MC, Fernandez R, et al. The role of postmortem study in the diagnosis of the cause of death in a young man: a rare case of Ehlers-Danlos syndrome type IV. BMJ case reports. 2010;2010.

[15] Anstey A, Mayne K, Winter M, Van de Pette J, Pope FM. Platelet and coagulation studies in Ehlers-Danlos syndrome. Br J Dermatol. 1991;125(2):155–63.

[16] Lindsay H, Lee-Kim YJ, Srivaths LV. Perioperative Hemostatic Management in Ehlers-Danlos Syndrome: A Report of 2 Cases and Literature Review. Journal of pediatric hematology/oncology. 2015.

[17] Coelho PC, Santos RA, Gomes JA. Osteoporosis and Ehlers-Danlos syndrome. Annals of the rheumatic diseases. 1994;53(3):212–3.

[18] Henry F, Goffin V, Pierard-Franchimont C, Pierard GE. Mechanical properties of skin in Ehlers-Danlos syndrome, types I, II, and III. Pediatr Dermatol. 1996;13(6):464–7.

[19] Frank M, Albuisson J, Ranque B, Golmard L, Mazzella JM, Bal-Theoleyre L, et al. The type of variants at the COL3A1 gene associates with the phenotype and severity of vascular Ehlers-Danlos syndrome. European journal of human genetics : EJHG. 2015;23(12):1657–64.

[20] Nelson AD, Mouchli MA, Valentin N, Deyle D, Pichurin P, Acosta A, et al. Ehlers Danlos syndrome and gastrointestinal manifestations: a 20-year experience at Mayo Clinic. Neurogastroenterol Motil. 2015;27(11):1657–66.

[21] Beighton PH, Murdoch JL, Votteler T. Gastrointestinal complications of the Ehlers-Danlos syndrome. Gut. 1969;10(12):1004–8.

[22] Boutouyrie P, Germain DP, Fiessinger JN, Laloux B, Perdu J, Laurent S. Increased carotid wall stress in vascular Ehlers-Danlos syndrome. Circulation. 2004;109(12):1530–5.

[23] Frank M, Says J, Denarie N, Sapoval M, Messas E. Successful segmental thermal ablation of varicose saphenous veins in a patient with confirmed vascular Ehlers-Danlos syndrome. Phlebology / Venous Forum of the Royal Society of Medicine. 2015.

[24] Atzinger CL, Meyer RA, Khoury PR, Gao Z, Tinkle BT. Cross-sectional and longitudinal assessment of aortic root dilation and valvular anomalies in hypermobile and classic Ehlers-Danlos syndrome. J Pediatr. 2011;158(5):826–30 e1.

Michael Frank und Kurt J. G. Schmailzl

8 Manifestationen des vaskulären Ehlers-Danlos-Syndroms – Gefäßfragilität bei Erkrankungen des Ehlers-Danlos-Formenkreises

Alle Ehlers-Danlos-Syndrome (EDS) sind Systemerkrankungen, die verschiedene Organe betreffen können. Das vaskuläre Ehlers-Danlos-Syndrom (vEDS) ist die schwerwiegendste Form des EDS. Es ist gekennzeichnet durch eine hochgradige Fragilität der Arterien und Hohlorgane, was zu lebensbedrohlichen Komplikationen bei anscheinend gesunden jungen Patienten führt [5,6]. In den letzten Jahren sind allerdings zunehmend Berichte über ein Auftreten arterieller Komplikationen bei anderen Typen des EDS veröffentlicht worden, die darauf hindeuten, dass das vEDS nicht die einzige Form ist, bei der junge Patienten von plötzlichen katastrophalen arteriellen Komplikationen betroffen waren. Besonders der „klassische" und der „kyphoskoliotische" Typ, die beide genetisch gut charakterisiert sind, weisen eine relevante Gefäßfragilität auf. Auch wenn die Häufigkeit arterieller Komplikationen bei diesen beiden EDS-Typen geringer ist als beim vEDS, sollten Kliniker die Möglichkeit arterieller Komplikationen zumindest auch bei diesen beiden Formen berücksichtigen. Wir werden in diesem Kapitel die vaskulären Manifestationen jener genetisch definierten Formen des EDS beschreiben.

8.1 Vaskuläres Ehlers-Danlos-Syndrom (OMIM#130050)

Die genaue Prävalenz des vEDS ist nicht bekannt, dürfte aber zwischen 1 : 150.000– 1 : 250.000 betragen. Es folgt einem autosomal-dominanten Erbgang. Annähernd die Hälfte der neu diagnostizierten Fälle geht auf eine de novo-Mutation zurück.

8.1.1 Pathophysiologie

Das *COL3A1*-Gen, das für die pro-α1-Kette des Typ-III-Prokollagen codiert, ist für die Prokollagen-Fibrillen verantwortlich. Sobald von den drei Prokollagen-Fibrillen, die sich zu Typ-III-Kollagen-Fibrillen in einer Triplelhelix anordnen, eine infolge einer *COL3A1*-Mutation verändert ist, kann sich diese Tripelhelix nicht mehr formieren, was zu einem massiven Typ-III-Kollagendefizit in Arterienwänden, der Darmwand und der Haut führt. Da Typ-III-Kollagen der wichtigste Faktor für die Resistenz gegen mechanische Belastung von Hohlorganen ist, spielt dieses Defizit eine zentrale Rolle für die Fragilität von bestimmten Organen und der Gefäße.

Die Konsequenzen des quantitiven und qualitativen Defizits an Typ-III-Kollagen sind abnorm dünne Arterienwände mit gesteigerter Elastizität und erhöhtem zirkum-

https://doi.org/10.1515/9783110474909-008

ferentiellem Wandstress [10]. Parallel ist die Steifigkeit der Arterienwände über den gesamten Herzzyklus beim vEDS im Vergleich zu Gesunden vermindert [11].

8.1.2 Entwicklung und Verlauf

Patienten mit vEDS entwickeln typischerweise in ihren späten Teenagerjahren die ersten Komplikationen [12]. Trotzdem kommt es in Einzelfällen auch schon in der Kindheit zu Komplikationen [13], die dann nicht selten durch medizinische Interventionen wie etwa eine Blinddarm- oder Hernien-OP ausgelöst werden. Ein Spontanpneumothorax oder Hämopneumothorax tritt in 15 % der Patienten mit vEDS auf und sind oft die erste unspezifische Manifestation dieser Erkrankung in der Adoleszenz (Abb. 8.1). Das Auftreten von Veneninsuffizienzen der Beine, sichtbar als variköser Symptomenkomplex ist gerade bei jungen Erwachsenen nicht selten.

Die ersten arteriellen Komplikationen treten üblicherweise in den späten Zwanzigern, frühen Dreißigern [12,13], während die spontanen Darmrupturen bereits in den frühen Zwanzigern auftreten können [12]. Dabei ist die Rezidivquote arterieller Komplikationen deutlich höher.

Diese Rezidive sind der Grund für die hohe Morbidität und frühzeitige Todesfälle. Häufiger als die Spontanruptur von Arterien, einer sehr charakteristischen Komplikation des vEDS, die umso bedrohlicher je größer die betroffenen Arterien sind, sind Aneurysmen und Dissektionen und nicht selten Vorstufen einer Ruptur.

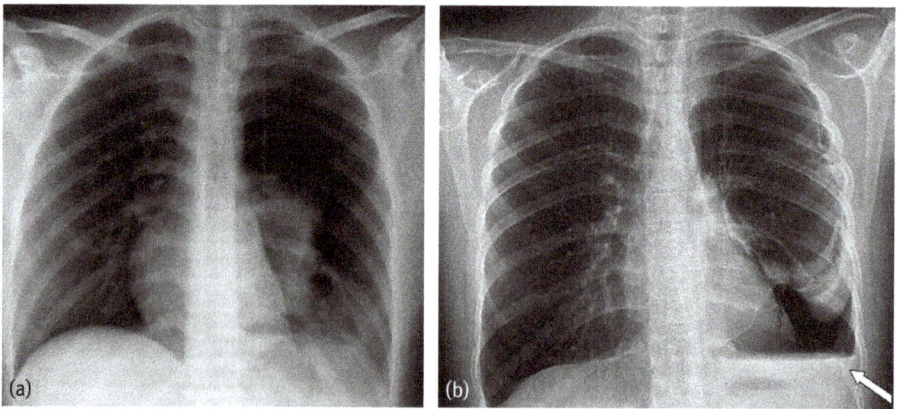

Abb. 8.1: Spontan-Pneumothorax links (a) bei einem 16 Jahre alten Mädchen mit vaskulärem Ehlers-Danlos-Syndrom und einer spontanen Darmperforation in der Anamnese. Nach Anlage einer Drainage kam es zu einer ausgedehnten Verletzung des Unterlappens (b) und einem Hämatothorax (Pfeil).

8.1.3 Gefäßfragilität: Arterien

Das vEDS betrifft typischerweise mittelgroße Arterien. Eintretende Komplikationen sind nicht vorhersehbar, und die Anzahl von Komplikationen ist nur durch die Anzahl mittelgroßer Arterien begrenzt. Rezidive in demselben Arteriensegment sind eher selten, aber benachbarte Segmente können zu verschiedenen Zeitpunkten unterschiedliche Komplikationen aufweisen. Die Beteiligung der Aorta ist nicht selten, besonders der Bauchaorta. Auch wenn das vEDS historisch nicht als Aortenerkrankung aufgefasst wurde, wie das viel häufigere Marfan oder das seltenere Loeys-Dietz-Syndrom, ist eine Ruptur im Besonderen der thorakalen Aorta eine häufige Todesursache beim vEDS [13].

Die Spontanruptur einer Arterie ist ein Indexereignis des vEDS (Abb. 8.2). Rupturen treten überwiegend in „normalen" Arterien auf, seltener in aneurysmatisch veränderten oder bereits dissezierten Gefäßen (Abb. 8.3). Falls sich die Ruptur in einem weitgehend abgeschlossenen Kompartiment ereignet (Extremität), wird die Blutung möglicherweise tamponiert und die Folgen sind begrenzt. Eine notfallmäßige Therapie ist in diesen Fällen weniger zwingend als bei der dramatischen Ruptur in einen relativ offenen Raum (Abdomen), wo die Blutung schnell lebensbedrohlich ist und ohne Aufschub umgehend behandelt werden muss.

Es gibt keine typische Erstmanifestation: eine spontane Aortenruptur kann im Alter von 15 Jahren auftreten ebenso wie eine stumme Carotisdissektion mit 20 oder eine hochsymptomatische Nierenarteriendissektion mit 32. Die systematische Gefäßdiagnostik kann durchaus zeitliche Manifestation und das Muster der Erkrankung beeinflussen.

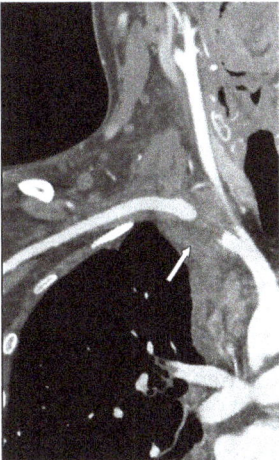

Abb. 8.2: Sagittal-schräge Rekonstruktion einer gedeckten Ruptur des prävertebralen Segments der rechten A. subclavia (Pfeil) bei einem 29 Jahre alten Mann mit vEDS, ausgelöst durch einen Hustenanfall. Die Durchblutung des Armes wurde hauptsächlich durch eine Flussumkehr in der rechten A. vertebralis aufrechterhalten.

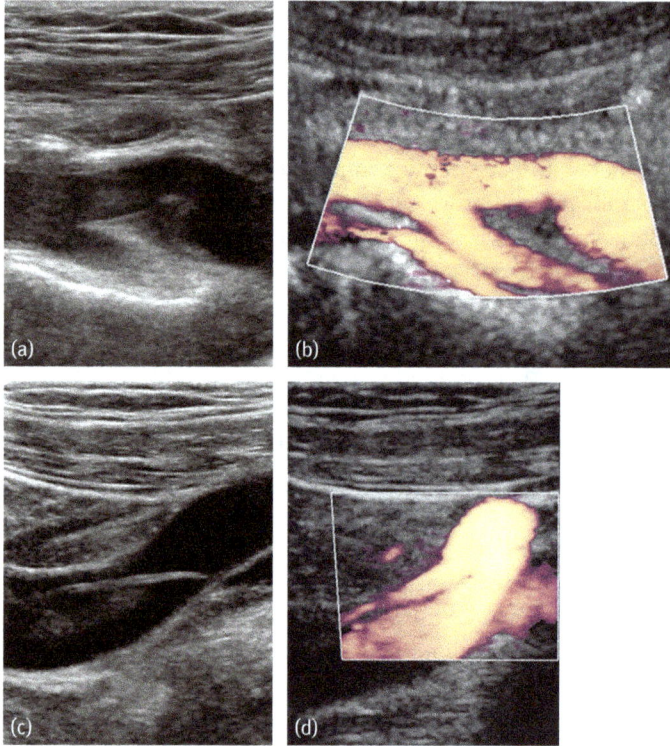

Abb. 8.3: Power-Doppler-Darstellung einer spontanen, klinisch stummen Dissektion der proximalen (a, b) und distalen (c, d) linken A. iliaca bei einem systematischen Gefäßscreening eines 52 Jahre alten Mannes mit vEDS.

8.1.4 Verschiedene Arten von arteriellen Komplikationen und Verteilungsmuster

Nicht selten erfolgt die Diagnose eines vEDS nach der Spontanruptur einer Arterie [14].

Die genaue Beschreibung der verschiedenen Arten und jeweiligen Prävalenz von arteriellen Komplikationen ist durch die Seltenheit der Erkrankung und die geringe Zahl von Langzeitverläufen erschwert. Dabei kann die Beschreibung selbst problematisch sein, falls benachbarte Segmente desselben Gefäßes betroffen sind. Gleichwohl darf festgehalten werden, dass das vEDS der Prototyp einer nicht-atherosklerotischen Erkrankung ist, die sich in – vorwiegend nicht-okklusiven – Dissektionen und Rupturen von Arterien, in dissezierenden Aneurysmen, ektatischen Formationen (mit und ohne Dysplasien) sowie (selten) in fusiformen Aneurysmen manifestiert.

In mehreren Berichten nehmen Dissektionen und dissezierende Aneurysmen den weitaus größten Anteil an Komplikationen ein, rund ein Drittel [15]. Andere Autoren geben höhere Zahlen an. Sie fanden annähernd in zwei Drittel der Betroffenen Aneurysmen [16,17]. Ob diese Häufigkeitsunterschiede im Verteilungsmuster zufällig sind, ist unklar.

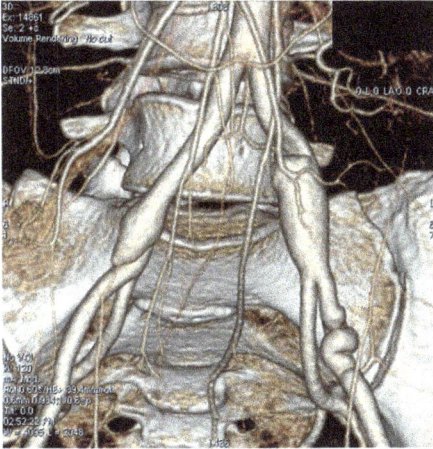

Abb. 8.4: Dreidimensionale Rekonstruktion einer CT-Angiografie (Frontalebene): Dissektion der rechten und linken A. iliaca comm. und der linken A. iliaca ext. bei einem 32 Jahre alten Mann mit vEDS (Erstmanifestation). Eine aneurysmatische Veränderung ist v. a. an der linken A. iliaca comm. sichtbar. Die Torsion der linken A. iliaca ext. ist eine Folge einer früheren Dissektion an dieser Stelle.

Spontane auftretende Fisteln zwischen Carotis und S. cavernosus (sCCF) sind seltene, aber typische Komplikationen, v. a. bei Frauen; die Schätzungen zu ihrer Prävalenz gehen von 4,2–7 % aus [9,13]. Medizinische Interventionen (gefäßchirurgische Eingriffe, endovaskuläre Prozeduren) sind mit einem erhöhten Risiko für arteriovenöse Fisteln verbunden [9].

Sehr häufige Lokalisierungen von arteriellen Komplikationen beim vEDS sind die Iliakalarterien (Abb. 8.4), die Viszeralarterien (incl. des T. coeliacus [Abb. 8.5], der Milz- und Leberarterien, der A. mesenterica inf. und sup.), die Nierenarterien sowie die Aa. carotes und vertebrales (Abb. 8.6, Abb. 8.7). Der Einbezug mehrerer Arterien ist charakteristisch und besonders häufig bei Patienten mit Glycin-Substitutionen und Abbrüchen der Helixstränge [9]. Während Komplikationen, die die Aorta betreffen, häufiger die Ao. abd. betreffen, enden solche, die die Ao. thoracica betreffen, besonders häufig letal [13]. Auch die Extremitäten können betroffen sein, v. a. die Femoralarterien, die Aa. subclaviae und brachiales, aber auch distalere Abschnitte wie die Aa. tibiales (Abb. 8.8) und radiales (Abb. 8.9).

Nicht alle arteriellen Komplikationen beim vEDS sind symptomatisch. Viele Aneurysmen bleiben asymptomatisch bis sie rupturieren. Dissektionen verursachen sehr viel häufiger Schmerzen, v. a. wenn die Aorta oder Extremitätenarterien betroffen sind. Indirekte Zeichen von arteriellen Komplikationen können Schmerzen darstellen, die auf Parenchymaffektionen (z. B. Nieren) zurückgehen, Lähmungen (bei cerebralen Arterien) oder Minderdurchblutungen von abhängigen Organen (eine Claudicatio intermittens bei Iliakaldissektionen, Mesenterialischämie, wenn die Mesenterialarterien oder der T. coeliacus betroffen sind).

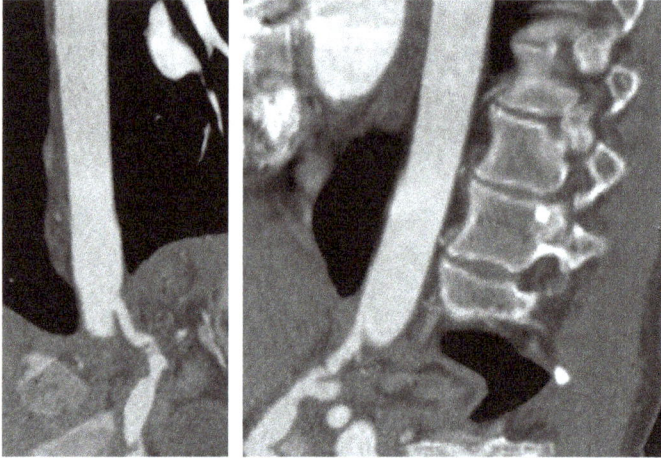

Abb. 8.5: Sagittale und frontal-schräge Rekonstruktion einer CT-Angiografie: disseziierendes Aneurysma des T. coeliacus, das in der Folge einer Spontanruptur einer Milzarterie (nicht abgebildet) bei einer 32 Jahre alten Frau mit vEDS entdeckt wurde.

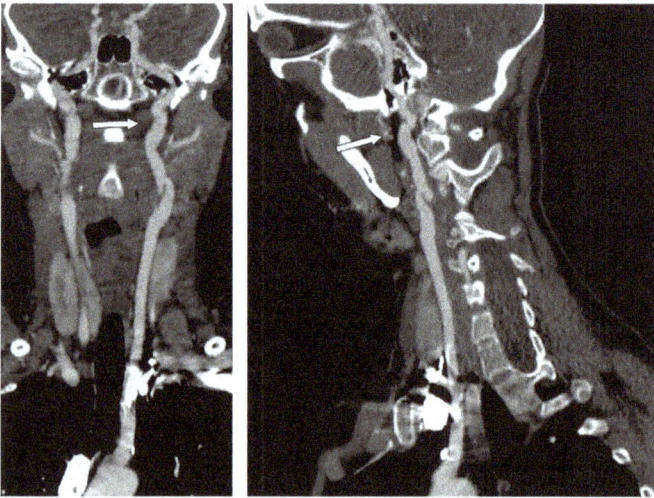

Abb. 8.6: Frontale und sagittale Rekonstruktion einer CT-Angiografie: Dissektion der linken A. carotis int. bei einer 35 Jahre alten Frau mit vEDS (Zufallsbefund). Die hier sichtbare Torsion und Dysplasie ist bei diesen Dissektionen häufig zu sehen.

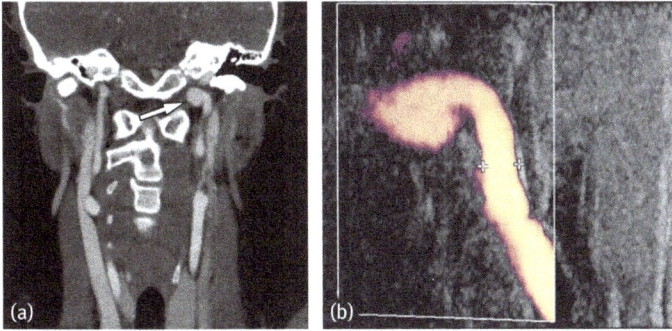

Abb. 8.7: Sagittale Rekonstruktion einer CT-Angiografie (a) und Power-Doppler-Darstellung (b): isoliertes Aneurysma des distalen Sgments der linken A. carotis int. bei einem 32 Jahre alten Mann mit vEDS.

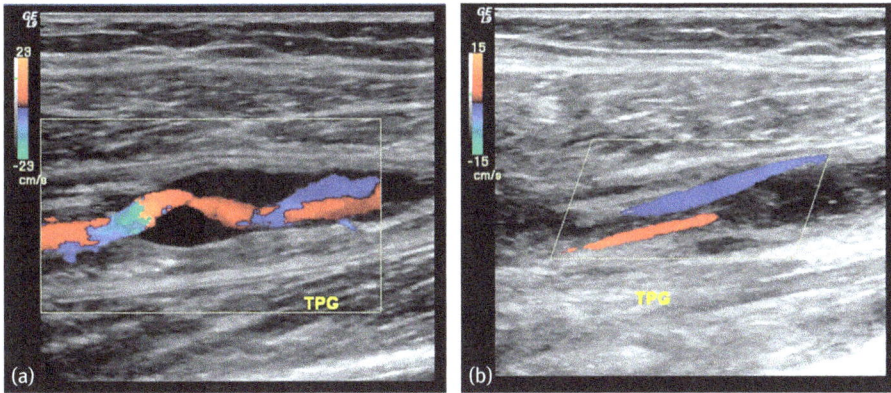

Abb. 8.8: Duplex-Sonografiebilder einer Spontandissektion der linken A. tibialis ant. bei einem 39 Jahre alten Mann mit vEDS bei Diagnosestellung (a) und einen Monat später (b). Komplikationen in den Beinarterien sind meistens symptomatisch (Schmerzen, Funktionseinschränkung) und können Duplex-sonografisch leicht diagnostiziert werden.

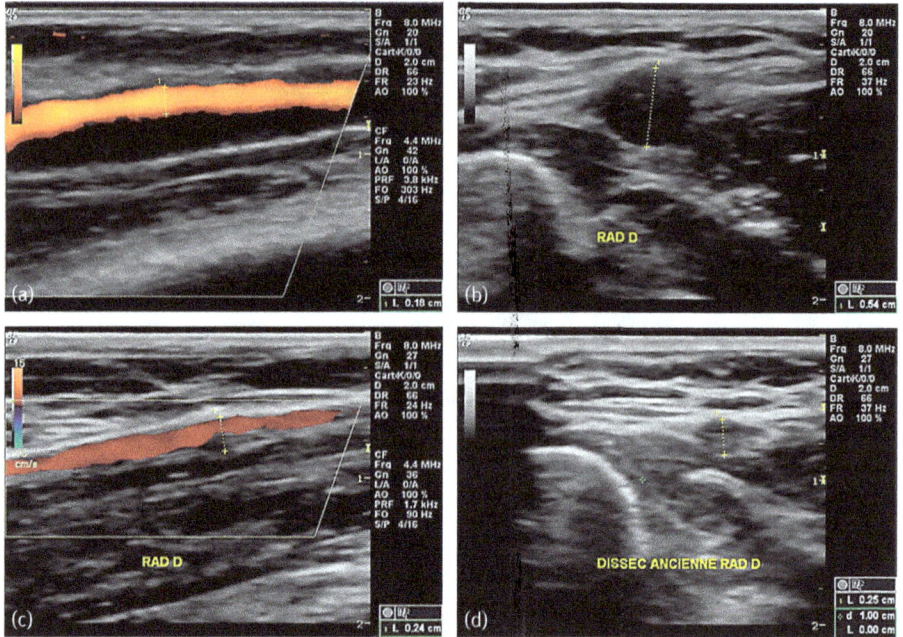

Abb. 8.9: Ultraschalldarstellungen eines spontan dissezierten Aneurysmas der rechten A. radialis bei einer 37 Jahre alten Frau mit vEDS bei Diagnosestellung (a, b). Dissektionen der Arterien des Unterarms sind gleichfalls meistens hochsymptomatisch (akute Schmerzen, Funktionseinschränkung) und deshalb nicht schwer zu diagnostizieren. Zwei Monate nach Symptombeginn zeigen die Ultraschalldarstellungen eine komplette Heilung ohne Residualdefekte (c, d).

8.1.5 Prognose

Die Lebenserwartung von vEDS-Patienten ist im Vergleich zur Allgemeinbevölkerung eingeschränkt (Median: 51 Jahre) [13]. Dabei scheinen Männer eine schlechtere Prognose als Frauen zu haben (Median: 46 vs. 54 Jahre). Die Ursache dieser Geschlechterdifferenz ist nicht klar, könnte aber mit einer rascheren Progression und einer erhöhten Sterblichkeit bei jüngeren Männern zusammenhängen [13]. Verhalten und Lebensstilunterschiede scheinen dabei keine größere Rolle zu spielen. Patienten mit bekannter Diagnose eines vEDS haben grundsätzlich eine bessere Prognose. Die liegt vermutlich an einer besseren Versorgung in Notfallsituationen [9].

Die genetische Variante hat gleichfalls einen relevanten Einfluss auf die Prognose. Während eine zugrundeliegende Haploinsuffizienz noch mit dem längsten Überleben assoziiert zu sein scheint [9], sind Mutationen an der Grenze eines Exons und Introns mit einer erhöhten Sterblichkeit verbunden [12,13] (Abb. 8.10).

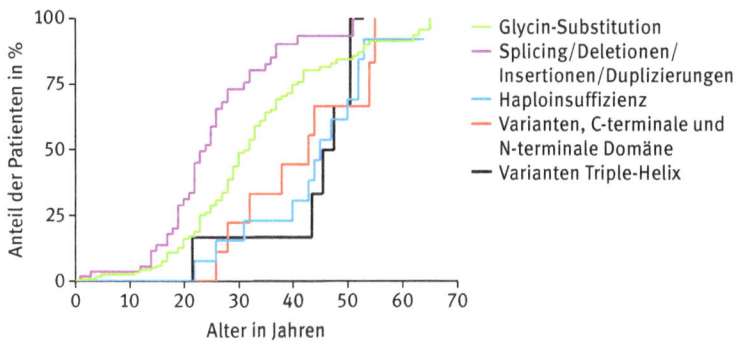

Abb. 8.10: Die jeweils vorliegende Variante des *COL3A1*-Gens beeinflusst signifikant das Erstmanifestationsalter und damit auch die Schwere des vEDS. Glycin-Substitutionen in der Tripelhelix des Typ III-Prokollagens repräsentieren die häufigste Variante, Varianten, die Splicingorte betreffen (wo die Vorläufer-mRNA in die reife mRNA prozessiert wird), sind mit einem frühen Krankheitsbeginn ('early onset') assoziiert, während Varianten mit Haploinsuffizienzen und weitere Varianten einen sehr viel milderen Krankheitsverlauf signalisieren. (Modifiziert nach: Frank M, Albuisson J, Ranque B et al. [12]). Abkürzungen: C/N: C-terminal und N-terminal; Del/Ins/Dupl: Deletionen/Insertionen/Duplizierungen; Gly: Glycin.

8.1.6 Behandlungsgrundsätze

Im Fall arterieller Komplikationen ist eine konservative Therapiestrategie, die eine minimale Invasivität, eine Optimierung des Blutdrucks und in einigen Fällen auch Thrombozytenaggregationshemmer und/oder Antikoagulantien umfasst, die Basis.

Da die Mehrzahl der symptomatischen arteriellen Komplikationen nicht-okklusive Dissektionen umfasst, kann ihre Behandlung meist mit guten Ergebnissen auf eine nicht-invasive Versorgung beschränkt bleiben (Abb. 8.11). Okada et al. berichten über eine Kohorte von 84 Patienten, die über 12 Jahre nachverfolgt wurde. Aus

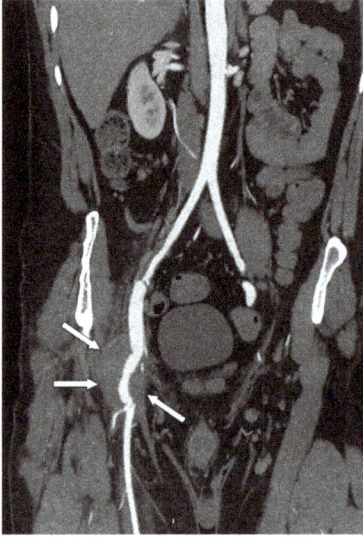

Abb. 8.11: Sagittal-schräge Rekonstruktion einer CT-Angiografie: akute Dissektion der rechten A. iliaca ext. mit einem ilio-femoralen, disseziierten Aneurysma (Pfeile) im Anschluss an ein Bagatelltrauma des Oberschenkels bei einem 28 Jahre alten Mann mit vEDS. Dieser Patient wurde konservativ weiterbehandelt ohne weitere Komplikationen. Die Dissektion heilte vollständig aus (1-Jahres-Verlauf).

dieser Gruppe erlitten 35 (42 %) eine arterielle Komplikation, die zu einer Krankenhausaufnahme führte. In 85 % war eine ausschließlich konservative Therapie erfolgreich [15,18].

Im Fall einer vital bedrohlichen arteriellen Komplikation muss eine interventionell-radiologische Maßnahme in Betracht gezogen werden, auch wenn invasive diagnostische Prozeduren bei vEDS wann immer möglich vermieden werden sollten [19].

Kleine Schleusen sind zu bevorzugen [15, 20]. Bei allen invasiven Prozeduren ist die direkte Traumatisierung der Arterienwand ein ernsthaftes Risiko. Abgesehen von der Punktion selbst bergen die Bewegungen des Führungsdrahts in der Arterie und die Injektion des Kontrastmittels das Potential für ein Gefäßtrauma [15].

Die Behandlung der Wahl bei der Ruptur kleiner bis mittlerer Arterien sollte die terminale Embolisierung sein, abhängig von der Bedeutung betroffener Organe und der Kollateralisierung (Abb. 8.12). Falls die Größe der Arterie, der Rupturtyp oder die abhängigen Organe keine Embolisierung zulassen, ist die Platzierung eines gecoverten Stents über die Rupturstelle eine Alternative. Allerdings fehlen derzeit noch Langzeitergebnisse beim vEDS, und es ist unklar, ob die Arterien bei vEDS-Patienten dem Druck eines selbstexpandierenden oder eines überdimensionierten Stents standhalten. Die Arterie könnte, dem Druck nachgebend, zunehmend dilatieren mit dem Risiko einer erneuten Blutung. Eine weitere Komplikation könnte in der Begünstigung einer arterio-venösen Fistel bestehen [21]. Letztlich

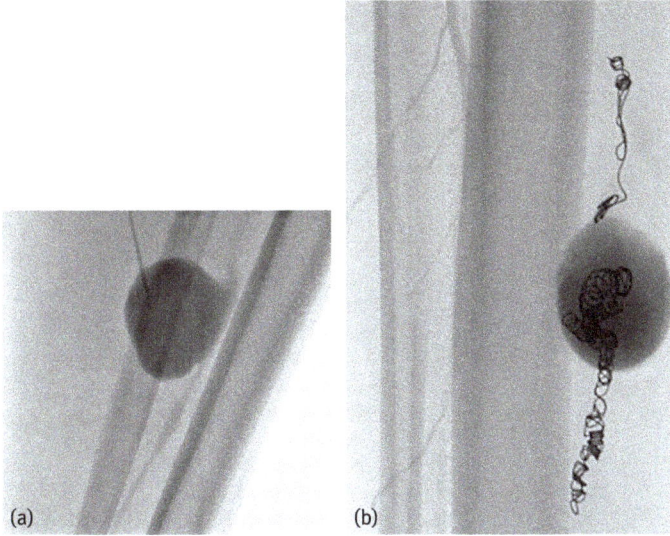

(a) (b)

Abb. 8.12: Angiografie des rechten Untgerschenkels mit einer gedeckten Ruptur der A. tibialis post. vor (a) und nach (proximaler und distaler) Embolisierung (b).

kann bei einigen Patienten ein gefäßchirurgischer Eingriff unabwendbar sein, der, elektiv geplant, mit einem akzeptablen Risiko und Ergebnis verbunden ist.

8.2 „Klassisches" EDS (OMIM#130000)

Eine Beteiligung des arteriellen Gefäßsystems ist auch beim „klassischen" EDS bekannt (früher Typ I oder *gravis* und Typ II oder *mitis*). Dieser Typ des EDS ist klinisch durch eine übergroße Hautdehnbarkeit charakterisiert, breite atrophische Narben (Abb. 8.13), eine allgemeine Hypermobilität der Gelenke und eine positive Familienanamnese. Weitere Merkmale sind eine weiche, samtene Haut, vermehrte kleinflächige Hautunterblutungen, eine erhöhte Verletzbarkeit, Pseudotumoren und/oder subkutane Knoten, eine Muskelhypotonie sowie eine Vorgeschichte einer verzögerten grobmotorischen Entwicklung [2]. Die Prävalenz des klassischen EDS wird auf 1 : 20.000 geschätzt, wobei die Vererbung einem autosomal-dominanten Erbgang folgt.

Beim klassischen EDS werden die pathogenen Varianten in der Mehrzahl auf den *COL5A1-* (90 %) und COL5A2-Genen (10 %) gefunden [22,23,24,25,26].

Schwerwiegende arterielle Ereignisse wie Dissektionen oder Rupturen sind beim klassischen EDS selten. Der natürliche Erkrankungsverlauf ist mehr durch die Vulnerabilität von Haut und Gelenken als durch arterielle Komplikationen gekennzeichnet [27].

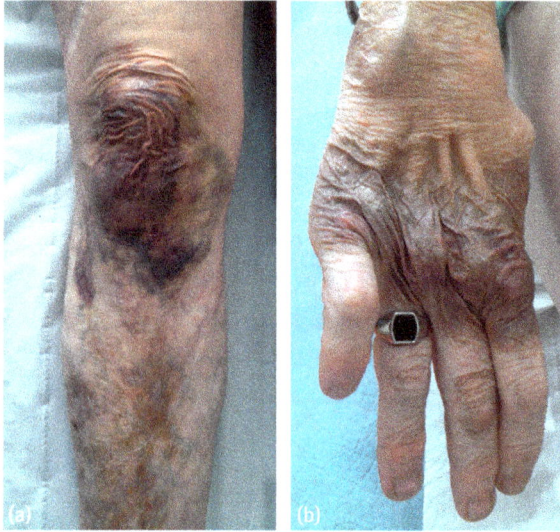

Abb. 8.13: Charakteristische Merkmale der Hautverletzlichkeit beim klassischen Ehlers-Danlos-Syndrom an beiden Knieen (a) und der Hand (b) bei einem 57 Jahre alten Mann. Die Überdehnbarkeit der Haut geht einher mit breiten atrophischen Narben. Die vermehrte Neigung zu kleinen Hautunterblutungen und blauen Flecken resultiert nicht selten in bleibenden Hämosiderinablagerungen.

Ähnlich wie beim vEDS sind arterielle Komplikationen überwiegend in mittelgroßen Arterien und in der Aorta zu finden (Tab. 8.1). Die am häufigsten von Dissektionen und Rupturen betroffenen Gefäßabschnitte sind die Äste der Bauchaorta.

Es gibt Hinweise auf eine erhöhte Gefäßfragilität bei Patienten mit klassischem EDS, die arterielle Komplikationen hatten. Erstmanifestationen in Form von arteriellen Rupturen oder schnell fortschreitenden Aneurysmen legen diesen Schluß nahe [28–30].

Ähnlich wie beim kyphoskoliotischen EDS (kyEDS) sind die tatsächlichen Ursachen der Fragilität der Arterien beim klassischen EDS unklar. Die Spekulationen dazu beruhen nur auf Fallberichten, und wirkliche Genotyp-Phänotyp-Korrelationen sind bis heute nicht belegt. Deshalb liegt auch keine Evidenz für präventive Maßnahmen beim klassischen EDS vor und regelmäßige Untersuchungen der häufig betroffenen Arterien sind plausibel, aber nicht gut belegt.

8.3 Kyphoskoliotisches Ehlers-Danlos-Syndrom (OMIM#225400)

Die kyphoskoliotische Form des Ehlers-Danlos-Syndroms (EDS Type VI; früher EDS Typ VI A) ist eine seltene, autosomal-rezessiv vererbte Bindegewebserkrankung aufgrund von Mutationen im Lysyl-Hydroxylase-1 Gen (PLOD1) [32]. Pathogene Varianten des PLOD1 Gens sind durch eine verminderte Aktivität der Kollagen-Lysyl-

Hydroxylase-1 charakterisiert, welche über eine verminderte Hydroxylierung von Kollagen-Lysylresten zu einer defizienten Kollagenvernetzung führt. Die Hauptkriterien für die Diagnose eines kyEDS sind eine schwere Hypotonie bei Geburt, eine progrediente Kyphoskoliose, eine generalisierte Hypermobilität der Gelenke und eine Sklerenfragilität, welche eine Bulbusruptur begünstigt [33]. Das Vorhandensein von drei dieser Kriterien macht die Diagnose wahrscheinlich und rechtfertigt eine genetische Diagnostik [2]. Nebenkriterien sind eine vermehrte Hautverletzlichkeit, ein marfanoider Habitus, arterielle Komplikationen, eine Mikrocornea und eine Osteopenie [34]. Die Prävalenz ist nicht bekannt; die Inzidenz wird auf 1 : 100.000 Lebendgeburten geschätzt bei einer Carrierhäufigkeit von 1 : 150. Die formale Diagnose wird über den Quotienten aus Urin-Lysyl-Pyridinolin und Hydroxylysyl-Pyridinolin (LP/HP) gestellt. Alternativ kann die Aktivität der Lysyl-Hydroxylase-1 in kultivierten Hautfibroblasten bestimmt werden [35] oder natürlich eine genetische Testung auf PLOD1-Allele.

8.3.1 Fragilität der Gefäße

Auch wenn das kyEDS mit einer Fragilität der Gefäße in Verbindung gebracht wurde, ist sein natürlicher Verlauf aufgrund der großen Seltenheit wenig bekannt. Es scheint allerdings, dass arterielle Komplikationen v. a. Gefäßrupturen in mittelgroßen Arterien und der Aorta betreffen. Ein dramatisches Ereignis ist das Auftreten derartiger arterieller Komplikationen bereits in der frühen Kindheit: Bei 4 von den 8 Fallberichten traten die ersten arteriellen Komplikationen vor dem 14. Lebensjahr auf (Tab. 8.1). Dieser frühe Beginn („early onset") steht in Kontrast zu den viel später sich häufenden Manifestationen der Gefäßfragilität beim vEDS, bei dem die frühe Kindheit typischerweise komplikationslos verläuft und die ersten arteriellen Komplikationen in den späten Teenagerjahren auftreten. Diese Befunde müssen allerdings vor dem Hintergrund zusätzlicher Auslöser möglicherweise relativiert werden, v. a. chirurgischer Eingriffe an der Wirbelsäule bei Kindern mit schwerer Kyphoskoliose. Tatsächlich kam es bei 2 von 4 berichteten Fällen bei Kindern mit kyEDS (Tab. 8.1) zu Arterienrupturen im Kontext eines derartigen operativen Eingriffs [36]. Das Auftreten postoperativer venöser Komplikationen (Ruptur, Aneurysma) ist nur ein weiteres Indiz für die hochgradige vaskuläre Fragilität, die das kyEDS auszeichnet [36–39].

Beim vEDS ist eine Schwangerschaft häufig mit arteriellen Komplikationen belastet (Dissektionen, Rupturen) und damit einer erhöhten maternalen Mortalität [6,40]. Da zumindest ein bestimmer Anteil der kyEDS-Patienten von arteriellen Komplikationen bedroht zu sein scheint, könnte eine Schwangerschaft bei ihnen einem ähnlichen Risiko ausgesetzt sein. Z. B. wurde von einer tödlichen Ruptur einer Iliakalarterie während der Entbindung berichtet [41]. Eine Schwangerschaft sollte daher auch beim kyEDS als Risikoschwangerschaft betrachtet und enge Verlaufsbeobachtungen und Vorsorgemaßnahmen organisiert werden. Etwa 40 % der Fallberichte

Tab. 8.1: Kyphoskoliotisches Ehlers-Danlos-Syndrom und Gefäßkomplikationen.

Publikation	Geschlecht (M/F)	Alter (Jahre)	Diagnose passender Phänotyp	LP/HP[u] erhöht	kulturierte Hautfibroblasten	molekulare Analyse	Ereignis arteriell/venös	Rahmenbedingungen (in der Reihenfolge des Auftretens)	Läsion(en)
Heim et al. [38]	M	10	+	ukn	+	ukn	V	I	V. jugularis int.-Ektasie (nach Katheterisierung)
Rohrbach et al. [45]	M	27	+	+	ukn	+	A	I	Spontandissektion von Koronararterien (während Koronarangiografie)
Esaka et al. [41]	F	ukn	+	+	ukn	ukn	A	T	Ruptur der rechten A. iliaca (während Entbindung)
Working et al. [37]	F	8	+	ukn	ukn	+	V	I	Ruptur der V. cava sup. (nach Extubation)
Debnath et al. [46]	M	20	+	ukn	ukn	ukn	A	I	Verschluss des T. coeliacus nach Wirbelsäulenchirurgie (Mechanismus unbekannt)
Busch et al. [39]	M	32	+	ukn	ukn	ukn	A / V	S / I / I / S / S	Ruptur der A. femoris prof., falsches Aneurysma an der Punktionsstelle der Femoralarterie, Ruptur der V. femoralis und Ruptur von Splanchicusgefäßen (30. Lebensjahr), Schlaganfall (12. Lebensjahr): Mechanismus unbekannt

Yung et al. [42]	M	24	+	ukn	ukn	ukn	A	T / S	Traumatische Aortendissektion, Aneurysma der A. poplitea (Alter nicht bekannt)
Gok et al. [43]	M	12	+	+	+	+	A	S / S / S	Ruptur der A. brachialis und A. femoris prof. (11. Lebensjahr), der Iliakalarterie (9. Lebensjahr)
Wenstrup et al. [44]	ukn	ukn	+	+	ukn	ukn	A	ukn	Vertebralarterienruptur
Wenstrup et al. [44]	ukn	ukn	+	+	ukn	ukn	A	S / S	Multiple Rupturen der Femoralarterie und wiederholte spontane intrathorakale Arterienrupturen
Akpinar et al. I [36]	F	13	+	+	ukn	ukn	A / V	I / I / I	Rupturen von Aorta und Iliakalarterie, Ruptur der V. iliaca comm. (während Wirbelsäulenchirurgie)
Akpinar et al. II [36]	F	13	+	+	ukn	ukn	A	—	Ruptur der A. glutealis sup. (während Wirbelsäulenchirurgie)

Abkürzungen: A: arteriell; F: Frauen/weiblich; M: Männer/männlich; I: iatrogen; S: spontan; T: traumatisch; ukn: unbekannt; V: venös

Tab. 8.2: Dokumentierte arterielle Komplikationen bei Patienten mit klassischem EDS, mit und ohne molekulargenetischer Diagnosesicherung.

Publikation	Alter	Geschlecht (männlich/weiblich)	Lokalisierung	Komplikationsart	genetische Variante	Multiple arterielle Komplikationen*
Gaines et al. 2015 [47]	39	M	A. iliaca comm.	rupturierte Dissektion	COL1A1 c.934C>T	Nein
Monroe et al. 2015 [27]	15	M (Index)	A. subclavia	Ruptur	COL5A1 c.4610G>T	Ja
	18		Coeliacusaneurysma-Resektion	Aneurysma		
	42		Bauchaorta	Ruptur		
	34	M (Familie: Bruder)	Iliakalaarterie	Ruptur	COL5A1 c.4610G>T	Nein
	28	F (Familie: Mutter)	Nierenarterie	Ruptur	COL5A1 c.4610G>T	Nein
Karaa et al. 2013 [28]	11	M	A. mesenterica sup.	Aneurysma	COL5A1 c.2765G>A	Ja
			A. mesenterica inf.	Ruptur		
			T. coeliacus	Dissektion		
			A. subclavia (beidseits)	„Verschluss"		
Yasuda et al. 2013 [48]	13	F	A. mesenterica sup.	Dissektion mit Ruptur	COL5A1 c.1532 G>T	Nein
Mehta et al. 2012 [29]	43	M	A. iliaca comm.	Dissektion	COL5A1 c.2185C>T	Nein
			A. iliaca comm.	Dissektion (iatrogen)		
De Leeuw et al. 2012 [30]	9	M	A. mesenterica sup.	Aneurysma mit sekundärer Ruptur	COL5A1 4691G>A	Ja
			Femoralarterie	Ruptur (iatrogen)		
Borck et al. 2010 [49]	42	M	A. iliaca comm.	Ruptur	COL5A1 c.3184 C>T	Nein

Referenz	Alter	Geschlecht	Lokalisation	Komplikation	COL1A1 c.934C>T	
Malfait et al. 2007 [25]	37	F	Iliakalarterie	Dissektion		Nein
Debette et al. 2014 [50]	43	M	A. carotis int.	Dissektion	nicht getestet	unbekannt
Sauer et al. 2010 [51]	40	M	Bauchaorta	Dissektion	nicht getestet	Ja
	48		Aorta asc.	Aneurysma		

*oder rezidierte arterielle Komplikationen; Abkürzungen: F: weiblich; M: männlich.

In diesem Review nicht eingeschlossen ist der Fall eines Bauchaortenaneurysmas bei einer 67 Jahre alten Frau mit der klinschen Diagnose eines klassischen EDS, da eine molekulargenetische Diagnosesicherung nicht vorliegt und es auch zu einer spontanen Colonperforation gekommen war [52].

schildern mehr als eine arterielle Komplikation [39,42–44]. Dies legt – analog zum vEDS – auch bei kyEDS-Patienten mit einer ersten arteriellen Komplikation ein Rezidivrisiko nahe.

Es ist insofern eine zwingende Notwendigkeit, Screeningprozeduren für entsprechende Risikopatienten zu entwickeln, und uns scheint auch bei symptomatischen Patienten das regelmäßige Monitoring der wichtigsten Gefäßprovinzen gerechtfertigt und geboten.

Wie bei allen EDS-Formen, die die Gefäße betreffen, ist die Entscheidung für ein regelmäßiges Monitoring umso schwieriger zu begründen, da die vaskuläre Fragilität und ihre Mechanismen ungenügend verstanden sind und es eine bedeutende intra- und interfamiliäre Phänotypvariabilität (gerade beim kyEDS) gibt [45].

Abbildungsnachweise

- CT-Angiografie: Pr E. Mousseaux AP-HP, HEGP, Paris, France
- Doppler-Ultraschall: Dr N. Denarié, AP-HP, HEGP, Paris, France
- Angiografie: Pr M. Sapoval, AP-HP, HEGP, Paris, France
- Fotografie: Dr M. Frank, AP-HP, HEGP, Paris, France

Literatur

[1] De Paepe A, Malfait F. The Ehlers-Danlos syndrome, a disorder with many faces. Clin Genet. 2012;82(1):1–11.
[2] Beighton P, De Paepe A, Steinmann B, Tsipouras P, Wenstrup RJ. Ehlers-Danlos syndromes: revised nosology, Villefranche, 1997. Ehlers-Danlos National Foundation (USA) and Ehlers-Danlos Support Group (UK). Am J Med Genet. 1998;77(1):31–7.
[3] Beighton P, de Paepe A, Danks D, Finidori G, Gedde-Dahl T, Goodman R, et al. International Nosology of Heritable Disorders of Connective Tissue, Berlin, 1986. Am J Med Genet. 1988;29(3):581–94.
[4] Kapferer-Seebacher I, Pepin M, Werner R, Aitman TJ, Nordgren A, Stoiber H, et al. Periodontal Ehlers-Danlos Syndrome Is Caused by Mutations in C1R and C1S, which Encode Subcomponents C1r and C1s of Complement. Am J Hum Genet. 2016;99(5):1005–14.
[5] Pope FM, Narcisi P, Nicholls AC, Germaine D, Pals G, Richards AJ. COL3A1 mutations cause variable clinical phenotypes including acrogeria and vascular rupture. Br J Dermatol. 1996;135(2):163–81.
[6] Pepin M, Schwarze U, Superti-Furga A, Byers PH. Clinical and genetic features of Ehlers-Danlos syndrome type IV, the vascular type. N Engl J Med. 2000;342(10):673–80.
[7] Schwarze U, Schievink WI, Petty E, Jaff MR, Babovic-Vuksanovic D, Cherry KJ, et al. Haploinsufficiency for one COL3A1 allele of type III procollagen results in a phenotype similar to the vascular form of Ehlers-Danlos syndrome, Ehlers-Danlos syndrome type IV. Am J Hum Genet. 2001;69(5):989–1001.
[8] Leistritz DF, Pepin MG, Schwarze U, Byers PH. COL3A1 haploinsufficiency results in a variety of Ehlers-Danlos syndrome type IV with delayed onset of complications and longer life expectancy. Genet Med. 2011;13(8):717–22.
[9] Shalhub S, Black JH, 3rd, Cecchi AC, Xu Z, Griswold BF, Safi HJ, et al. Molecular diagnosis in vascular Ehlers-Danlos syndrome predicts pattern of arterial involvement and outcomes. J Vasc Surg. 2014;60(1):160–9.

[10] Boutouyrie P, Germain DP, Fiessinger JN, Laloux B, Perdu J, Laurent S. Increased carotid wall stress in vascular Ehlers-Danlos syndrome. Circulation. 2004;109(12):1530–5.

[11] Mirault T, Pernot M, Frank M, Couade M, Niarra R, Azizi M, et al. Carotid stiffness change over the cardiac cycle by ultrafast ultrasound imaging in healthy volunteers and vascular Ehlers-Danlos syndrome. J Hypertens. 2015;33(9):1890–6; discussion 6.

[12] Frank M, Albuisson J, Ranque B, Golmard L, Mazzella JM, Bal-Theoleyre L, et al. The type of variants at the COL3A1 gene associates with the phenotype and severity of vascular Ehlers-Danlos syndrome. Eur J Hum Genet. 2015;23(12):1657–64.

[13] Pepin MG, Schwarze U, Rice KM, Liu M, Leistritz D, Byers PH. Survival is affected by mutation type and molecular mechanism in vascular Ehlers-Danlos syndrome (EDS type IV). Genet Med. 2014;16(12):881–8.

[14] Oderich GS, Panneton JM, Bower TC, Lindor NM, Cherry KJ, Noel AA, et al. The spectrum, management and clinical outcome of Ehlers-Danlos syndrome type IV: a 30-year experience. J Vasc Surg. 2005;42(1):98–106.

[15] Okada T, Frank M, Pellerin O, Primio MD, Angelopoulos G, Boughenou MF, et al. Embolization of life-threatening arterial rupture in patients with vascular Ehlers-Danlos syndrome. Cardiovasc Intervent Radiol. 2014;37(1):77–84.

[16] Chu LC, Johnson PT, Dietz HC, Brooke BS, Arnaoutakis GJ, Black JH, 3rd, et al. Vascular complications of Ehlers-Danlos syndrome: CT findings. AJR Am J Roentgenol. 2012;198(2):482–7.

[17] Zilocchi M, Macedo TA, Oderich GS, Vrtiska TJ, Biondetti PR, Stanson AW. Vascular Ehlers-Danlos syndrome: imaging findings. AJR Am J Roentgenol. 2007;189(3):712–9.

[18] Ong KT, Perdu J, De Backer J, Bozec E, Collignon P, Emmerich J, et al. Effect of celiprolol on prevention of cardiovascular events in vascular Ehlers-Danlos syndrome: a prospective randomised, open, blinded-endpoints trial. Lancet. 2010;376(9751):1476–84.

[19] Cikrit DF, Miles JH, Silver D. Spontaneous arterial perforation: the Ehlers-Danlos specter. J Vasc Surg. 1987;5(2):248–55.

[20] Brooke BS, Arnaoutakis G, McDonnell NB, Black JH, 3rd. Contemporary management of vascular complications associated with Ehlers-Danlos syndrome. J Vasc Surg. 2010;51(1):131–8; discussion 8–9.

[21] Bergqvist D, Bjorck M, Wanhainen A. Treatment of vascular Ehlers-Danlos syndrome: a systematic review. Ann Surg. 2013;258(2):257–61.

[22] Schwarze U, Atkinson M, Hoffman GG, Greenspan DS, Byers PH. Null alleles of the COL5A1 gene of type V collagen are a cause of the classical forms of Ehlers-Danlos syndrome (types I and II). Am J Hum Genet. 2000;66(6):1757–65.

[23] Symoens S, Syx D, Malfait F, Callewaert B, De Backer J, Vanakker O, et al. Comprehensive molecular analysis demonstrates type V collagen mutations in over 90 % of patients with classic EDS and allows to refine diagnostic criteria. Hum Mutat. 2012;33(10):1485–93.

[24] Nuytinck L, Freund M, Lagae L, Pierard GE, Hermanns-Le T, De Paepe A. Classical Ehlers-Danlos syndrome caused by a mutation in type I collagen. Am J Hum Genet. 2000;66(4):1398–402.

[25] Malfait F, Symoens S, De Backer J, Hermanns-Le T, Sakalihasan N, Lapiere CM, et al. Three arginine to cysteine substitutions in the pro-alpha (I)-collagen chain cause Ehlers-Danlos syndrome with a propensity to arterial rupture in early adulthood. Hum Mutat. 2007;28(4):387–95.

[26] Ritelli M, Dordoni C, Venturini M, Chiarelli N, Quinzani S, Traversa M, et al. Clinical and molecular characterization of 40 patients with classic Ehlers-Danlos syndrome: identification of 18 COL5A1 and 2 COL5A2 novel mutations. Orphanet J Rare Dis. 2013;8:58.

[27] Monroe GR, Harakalova M, van der Crabben SN, Majoor-Krakauer D, Bertoli-Avella AM, Moll FL, et al. Familial Ehlers-Danlos syndrome with lethal arterial events caused by a mutation in COL5A1. Am J Med Genet A. 2015;167(6):1196–203.

[28] Karaa A, Stoler JM. Ehlers Danlos Syndrome: An Unusual Presentation You Need to Know about. Case Rep Pediatr. 2013;2013:764659.

[29] Mehta S, Dhar SU, Birnbaum Y. Common iliac artery aneurysm and spontaneous dissection with contralateral iatrogenic common iliac artery dissection in classic ehlers-danlos syndrome. Int J Angiol. 2012;21(3):167–70.

[30] de Leeuw K, Goorhuis JF, Tielliu IF, Symoens S, Malfait F, de Paepe A, et al. Superior mesenteric artery aneurysm in a 9-year-old boy with classical Ehlers-Danlos syndrome. Am J Med Genet A. 2012;158A(3):626–9.

[31] Meienberg J, Rohrbach M, Neuenschwander S, Spanaus K, Giunta C, Alonso S, et al. Hemizygous deletion of COL3A1, COL5A2, and MSTN causes a complex phenotype with aortic dissection: a lesson for and from true haploinsufficiency. Eur J Hum Genet. 2010;18(12):1315–21.

[32] Yeowell HN, Walker LC. Mutations in the lysyl hydroxylase 1 gene that result in enzyme deficiency and the clinical phenotype of Ehlers-Danlos syndrome type VI. Mol Genet Metab. 2000;71(1–2):212–24.

[33] Pinnell SR, Krane SM, Kenzora JE, Glimcher MJ. A heritable disorder of connective tissue. Hydroxylysine-deficient collagen disease. N Engl J Med. 1972;286(19):1013–20.

[34] Yeowell HN, Steinmann B. Ehlers-Danlos Syndrome, Kyphoscoliotic Form. In: Pagon RA, Adam MP, Ardinger HH, Wallace SE, Amemiya A, Bean LJH, et al., editors. GeneReviews(R). Seattle (WA)1993.

[35] Krane SM, Pinnell SR, Erbe RW. Lysyl-protocollagen hydroxylase deficiency in fibroblasts from siblings with hydroxylysine-deficient collagen. Proc Natl Acad Sci U S A. 1972;69(10):2899–903.

[36] Akpinar S, Gogus A, Talu U, Hamzaoglu A, Dikici F. Surgical management of the spinal deformity in Ehlers-Danlos syndrome type VI. Eur Spine J. 2003;12(2):135–40.

[37] Working ZM, Hsiao M, Sanders JC, Bratton SL, D'Astous JL. Spontaneous Fatal Intraoperative Rupture of Great Vessel During Growing Rod Lengthening: Do Children With Ehlers-Danlos Syndrome Require the Availability of Vascular Expertise? A Case Report and Review of the Literature. J Pediatr Orthop. 2017 Jan;37(1):e4-e9.

[38] Heim P, Raghunath M, Meiss L, Heise U, Myllyla R, Kohlschutter A, et al. Ehlers-Danlos Syndrome Type VI (EDS VI): problems of diagnosis and management. Acta Paediatr. 1998;87(6):708–10.

[39] Busch A, Suellner J, Anger F, Meir M, Kickuth R, Lorenz U, et al. Critical care of kyphoscoliotic type Ehlers-Danlos syndrome with recurrent vascular emergencies. Vasa. 2014;43(3):216–21.

[40] Murray ML, Pepin M, Peterson S, Byers PH. Pregnancy-related deaths and complications in women with vascular Ehlers-Danlos syndrome. Genet Med. 2014;16(12):874–80.

[41] Esaka EJ, Golde SH, Stever MR, Thomas RL. A maternal and perinatal mortality in pregnancy complicated by the kyphoscoliotic form of Ehlers-Danlos syndrome. Obstet Gynecol. 2009;113(2 Pt 2):515–8.

[42] Yung MY, Murray J, Thompson EC. Blunt aortic trauma in a patient with the Ehlers-Danlos syndrome type VI. J Surg Case Rep. 2016;2016(3).

[43] Gok E, Goksel OS, Alpagut U, Dayioglu E. Spontaneous brachial pseudo-aneurysm in a 12-year-old with kyphoscoliosis-type Ehlers-Danlos Syndrome. Eur J Vasc Endovasc Surg. 2012;44(5):482–4.

[44] Wenstrup RJ, Murad S, Pinnell SR. Ehlers-Danlos syndrome type VI: clinical manifestations of collagen lysyl hydroxylase deficiency. J Pediatr. 1989;115(3):405–9.

[45] Rohrbach M, Vandersteen A, Yis U, Serdaroglu G, Ataman E, Chopra M, et al. Phenotypic variability of the kyphoscoliotic type of Ehlers-Danlos syndrome (EDS VIA): clinical, molecular and biochemical delineation. Orphanet J Rare Dis. 2011;6:46.

[46] Debnath UK, Sharma H, Roberts D, Kumar N, Ahuja S. Coeliac axis thrombosis after surgical correction of spinal deformity in type VI Ehlers-Danlos syndrome: a case report and review of the literature. Spine (Phila Pa 1976). 2007;32(18):E528–31.

[47] Gaines R, Tinkle BT, Halandras PM, Al-Nouri O, Crisostomo P, Cho JS. Spontaneous ruptured dissection of the right common iliac artery in a patient with classic Ehlers-Danlos syndrome phenotype. Ann Vasc Surg. 2015;29(3):595 e11–4.

[48] Yasuda S, Imoto K, Uchida K, Machida D, Yanagi H, Sugiura T, et al. Successful endovascular treatment of a ruptured superior mesenteric artery in a patient with EhlersDanlos syndrome. Ann Vasc Surg. 2013;27(7):975 e1–5.

[49] Borck G, Beighton P, Wilhelm C, Kohlhase J, Kubisch C. Arterial rupture in classic Ehlers-Danlos syndrome with COL5A1 mutation. Am J Med Genet A. 2010;152A(8):2090–3.

[50] Debette S, Goeggel Simonetti B, Schilling S, Martin JJ, Kloss M, Sarikaya H, et al. Familial occurrence and heritable connective tissue disorders in cervical artery dissection. Neurology. 2014;83(22):2023–31.

[51] Sauer M, Borger MA, Seeburger J, Mohr FW. Successful surgical treatment of atrial fibrillation, mitral regurgitation, and aortic root aneurysm in a patient with classical type Ehlers-Danlos syndrome. Ann Thorac Surg. 2010;89(1):273–5.

[52] Bade MA, Queral LA, Mukherjee D, Kong LS. Endovascular abdominal aortic aneurysm repair in a patient with Ehlers-Danlos syndrome. J Vasc Surg. 2007;46(2):360–2.

Barbara Behnke und Finja Arndt

9 Kinderorthopädische Probleme des Ehlers-Danlos-Syndroms

Das Ehlers-Danlos-Syndrom (EDS) umfasst eine Gruppe klinisch und genetisch heterogener Erkrankungen des kollagenen Bindegewebes mit dem gemeinsamen Leitsymptom einer mehr oder weniger generalisierten Gelenkhypermobilität. Während muskuloskelettale Komplikationen der Hypermobilität und chronische Schmerzen bei erwachsenen EDS-Patienten gut bekannt sind, gibt es nur wenig detaillierte Informationen über frühe orthopädische Probleme bei Kindern.

Bei Kindern im Wachstumsalter besteht naturgemäß ein größerer Bewegungsspielraum der Gelenke als bei Erwachsenen, der sich im Wachstumsverlauf allmählich reduziert. Dieses gesteigerte Bewegungsausmaß der Gelenke im Wachstumsalter führt nicht zwangsläufig zu Problemen oder Beschwerden. Bei Vorliegen einer angeborenen Bindegewebsschwäche wie dem Ehlers-Danlos-Syndrom kann es jedoch zum Überschreiten eines kritischen Ausmaßes der Gelenkhypermobilität kommen. Begleitend findet sich häufig eine muskuläre Hypotonie, so dass mögliche Kompensationsmechanismen im Sinne der muskulären Stabilisierung versagen. Mit konsekutivem Auftreten von Schmerzen, Funktionsstörungen, Blockierungsphänomenen, Instabilitäten bzw. Subluxationen/Luxationen wird die Gelenkhypermobilität symptomatisch und erlangt Krankheitswert.

Aufgrund des physiologisch gesteigerten Bewegungsspielraums der Gelenke bei Kindern wird eine bestehende Hypermobilität oft in den ersten Lebensjahren zunächst nicht als krankhaft angesehen. Hinzu kommt eine gewisse Überschneidung der Symptome mit anderen neuromuskulären Erkrankungen oder Entwicklungsverzögerungen. Eine verspätete Diagnosestellung insbesondere bei Patienten mit den gängigeren EDS-Untertypen des klassischen und hypermobilen Typs ist somit häufig. Im eigenen Patientengut zugewiesener Kinder mit Verdacht auf EDS wurde die Gelenkhypermobilität als Leitsymptom nur bei 28 % der Patienten bereits im ersten Lebensjahr als auffällig eingestuft. Bei den meisten Patienten (52 %) fiel die Hypermobilität erst im späteren Kleinkindesalter als krankhaft auf [1]. Die sichere Diagnosestellung eines Ehlers-Danlos-Syndroms erfolgte in der Regel noch später. Auch andere Autoren fanden bei Kindern mit Hypermobilitätssyndrom eine um zwei bis drei Jahre verzögerte Diagnosestellung nach Eintritt von Beschwerden [2]. Als erstes Symptom der Bindegewebsschwäche können neben der Gelenkhypermobilität eine Hämatomneigung (v. a. beim vaskulären EDS) sowie ein verminderter Muskeltonus auffallen (Abb. 9.1). Schmerzen und Luxationen hingegen treten häufig erst im weiteren Verlauf hinzu [3].

https://doi.org/10.1515/9783110474909-009

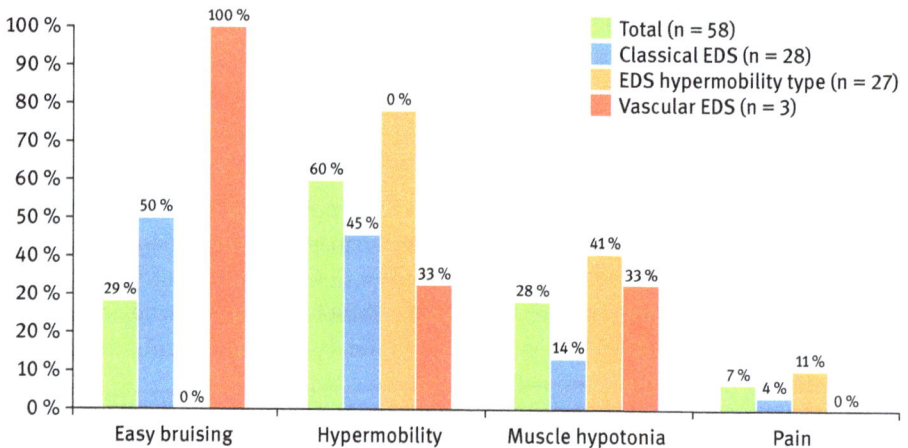

Abb. 9.1: Erstsymptomatik der verschiedenen EDS-Typen [1].

Bei einem Drittel der Patienten tritt eine mäßige Retardierung der motorischen Entwicklung im ersten Lebensjahr auf, die in der Regel von einem verminderten Muskeltonus begleitet ist. Dadurch werden die motorischen Meilensteine der Entwicklung im Säuglingsalter (Drehen, Robben, Sitzen, Krabbeln, Stehen, Laufen) mit leichter Verzögerung erreicht. Eine neurophysiologische Krankengymnastik nach Vojta/Bobath ist nur bedingt effektiv. Eine persistierende Tonusminderung der Muskulatur ist bei einem Drittel der Kinder noch nach Ende des ersten Lebensjahres nachweisbar. Dennoch wird der Laufbeginn bei den meisten Kindern vor dem 18. Lebensmonat erreicht [1,2] (Abb. 9.2). Bei ausgeprägter Hypermobilität der Sprung- oder Kniegelenke, muskulärer Hypotonie und verzögerter Entwicklung sind ab dem 18. Lebensmonat Orthesen wie OSG-Fuß-Orthesen (oberes Sprunggelenk) aus Polypropylen bzw. stabilisierende Knieorthesen erforderlich, um die Vertikalisierung und das freie Gehen zu fördern.

Angeborene Hüftgelenksinstabilitäten und kongenitale Hüftluxationen treten häufiger auf (12 % vs. 0,5–1 %) [2,7] als in der Normalbevölkerung, so dass bei positiver Familienanamnese hinsichtlich eines EDS das Ultraschallscreening der Hüften bereits im Rahmen der U2 in den ersten Lebenstagen erfolgen sollte, um eine frühe Diagnose und Therapie zu ermöglichen. Bei klinisch oder sonografisch gesicherter Instabilität ist die Abspreizbehandlung mit der Spreizhose (z. B. Tübinger Hüftbeugeschiene) nicht ausreichend. Hier sollte eine sichere Retention der Hüftgelenke nach Reposition im Rahmen einer Gipstherapie (Fettweisgips) für mindestens sechs Wochen erfolgen (Abb. 9.3a, b). Aufgrund eines erhöhten Reluxationsrisikos bei Bindegewebsschwäche ist die Gipsabnahme in Narkose zu planen, um eine sichere klinische und sonografische Stabilitätsprüfung der Hüften unter entspannten Bedingungen vornehmen zu können und bei persistierender Instabilität die Gipstherapie um 6 Wochen zu verlängern. Eine Längs- oder Overheadextension als vorbereitende

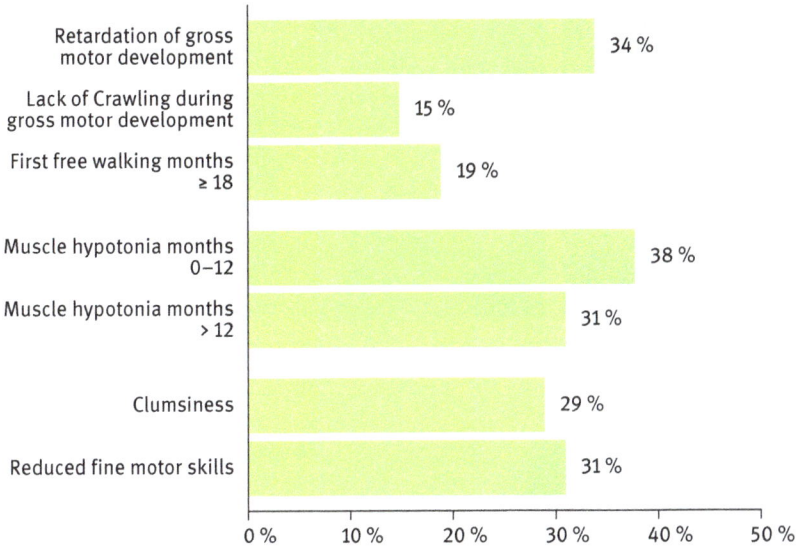

Abb. 9.2: Mögliche Symptome des EDS im Kleinkindesalter (n = 58) [1].

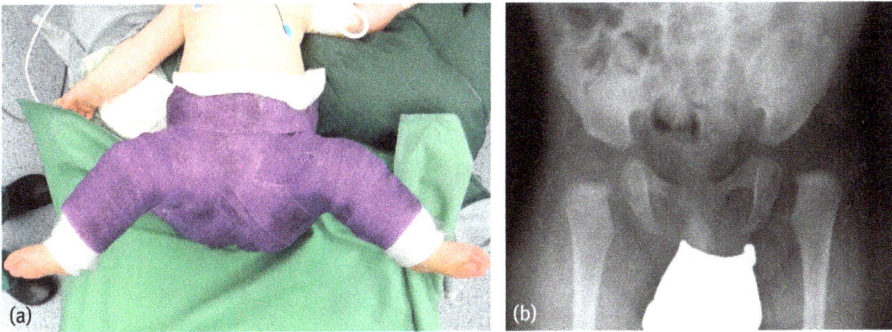

Abb. 9.3: Retention der Hüftgelenke nach Reposition im Rahmen einer Gipstherapie (a, Fettweisgips) (b) einseitige Hüftluxation im Röntgenbild.

Maßnahme der geschlossenen Reposition einer veralteten Hüftluxation sollte unseres Erachtens nach bei Verdacht auf Vorliegen einer Bindegewebsschwäche bzw. bei positiver Familienanamnese nicht erfolgen.

Bei 29–48 % der Kinder wird nach Laufbeginn eine Ungeschicklichkeit bzw. Sturzneigung („clumsyness") beschrieben, auch Koordinationsprobleme treten gehäuft auf [1,2]. Ein zusätzlicher Faktor gestörter Bewegungsabläufe und Fehlbelastungen scheint eine insuffiziente Propriozeption der hypermobilen Gelenke bei EDS-Patienten zu sein [8], die schon bei Kindern nachweisbar ist [9].

Rezidivierende Supinationstraumata der Sprunggelenke werden von fast der Hälfte der Kinder (48 %) beschrieben, echte Gelenkluxationen jedoch nur von 10–

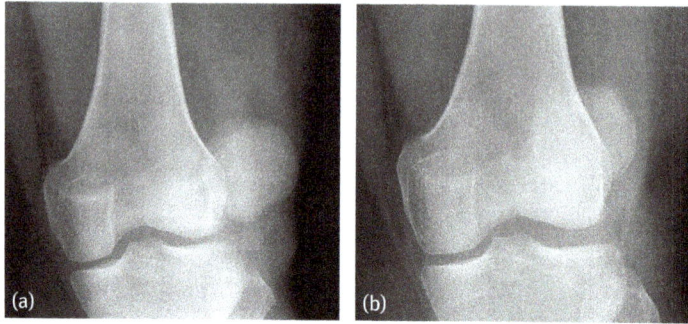

Abb. 9.4: (a) Patellaluxation, (b) nach Reposition.

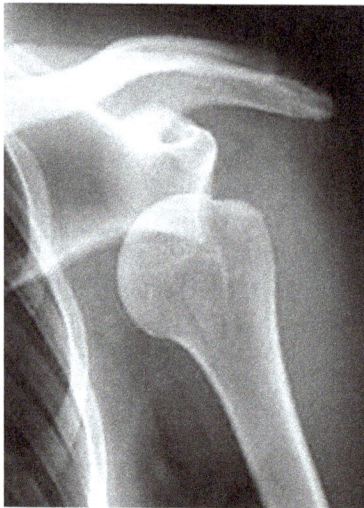

Abb. 9.5: Schulterluxation.

33 % [1,2]. Hierbei handelt es sich am häufigsten um Patellaluxationen (Abb. 9.4a), im Kleinkindesalter auch um Radiusköpfchenluxationen (M. Chassaignac) insbesondere unter Zug am Arm. Bei älteren Schulkindern nehmen die Gelenkinstabilitäten dann allmählich zu, im Vordergrund stehen Schulterluxationen (Abb. 9.5, Abb. 9.6) v. a. im Rahmen von sportlichen Aktivitäten, aber auch andere Luxationen insbesondere der ligamentär und muskulär geführten Gelenke [3].

Fußdeformitäten sind hochprävalent, ein Knicksenkfuss findet sich bei fast allen Kindern mit einem EDS vom klassischen oder hypermobilen Typ (Abb. 9.7). Je nach Ausmaß ist eine frühe gewölbestützende Schaleneinlagenversorgung erforderlich, um einer Beschwerdeentwicklung entgegenzuwirken und ein stabiles Gangbild zu ermöglichen. Die Einlagenversorgung sollte in Form von Schaleneinlagen mit Fersenfassung und zusätzlicher Weichbettung aufgrund einer häufig emp-

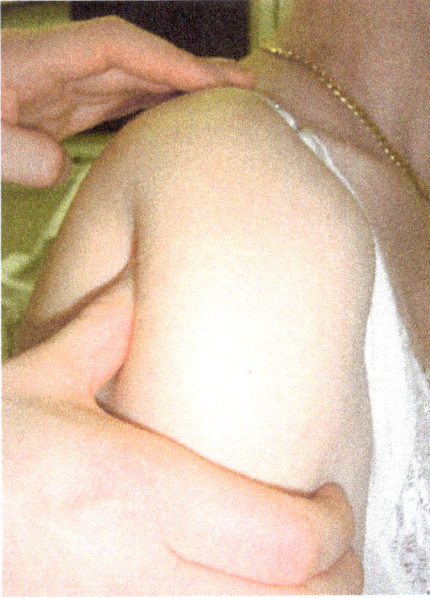

Abb. 9.6: Vordere Schulterinstabilität.

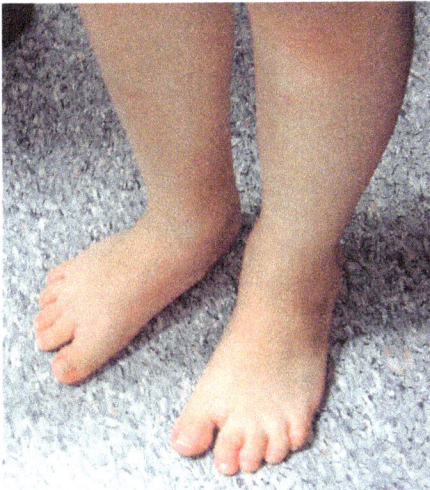

Abb. 9.7: Knicksenkfuß.

findlichen Haut-Weichteil-Struktur der Fußsohle bei EDS erfolgen. Auch eine sensomotorische Oberflächenstruktur hat sich bei begleitender muskulärer Hypotonie als vorteilhaft erwiesen. In ausgeprägten Fällen mit medialer Talus-Subluxation können Talusrepositions-Ringorthesen (TR-Ringorthesen) bzw. OSG-Orthesen aus Polypropylen (DAFO nach Nancy Hylton) erforderlich werden. Durch die Orthesen

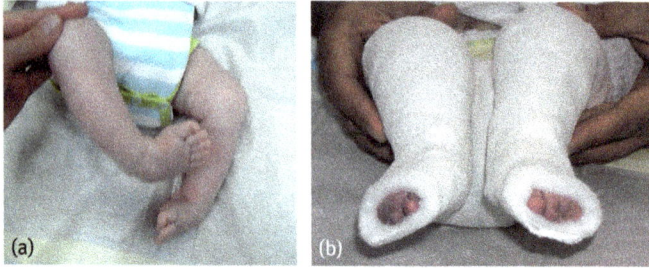

Abb. 9.8: (a) Klumpfußdeformität, (b) Redressions- und Gipstherapie nach Ponseti.

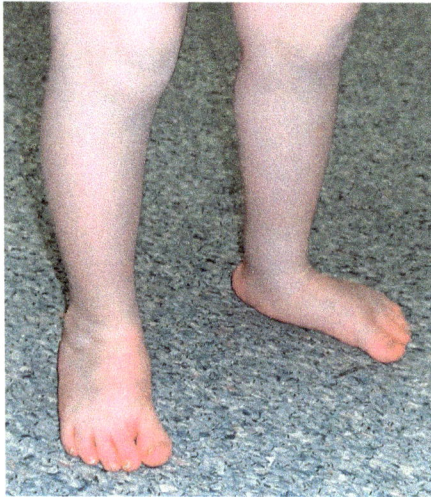

Abb. 9.9: Zustand nach Klumpfuß-Korrektur im Säuglingsalter.

wird der Fuß des Kindes beim Stehen und Gehen in einer funktionalen Stellung gehalten, wodurch Stabilität, Bewegungsabläufe und Ausdauer verbessert werden.

Das EDS vom vaskulären Typ ist gesondert zu betrachten. Die orthopädischen Probleme im Kindesalter können abweichen oder ganz fehlen. Auffällig beim vaskulären EDS ist jedoch: In 8 % der Fälle (vs. 0,1 % bei gesunden Kindern) findet sich ein häufig beidseitiger angeborener Klumpfuß bzw. eine Hohlfußdeformität [1,4]. Die Therapie der Klumpfußdeformität kann bei diesen Kindern wie bei bindegewebsgesunden Kindern mit einer Redressions- und Gipstherapie nach Ponseti erfolgen (Abb. 9.8a, b, Abb. 9.9).

Achsdeformitäten der Beine treten bei Kindern mit EDS vom klassischen oder hypermobilen Typ vor allem in Form von Valgusdeformitäten aufgrund einer Instabilität des kollateralen Bandapparates der Knie gehäuft auf. Da es sich in der Regel um keine echten knöchern bedingten Achsdeformitäten handelt, sondern um eine Fehlstatik unter Belastung infolge insuffizienter Bandführung sollte eine passagere

Epiphyseodese der kniegelenksnahen Wachstumsfugen zur Korrektur bei diesen Kindern einer sehr strengen Indikationsstellung unterzogen werden. Aufschluss gibt hier die nativradiologische Untersuchung der Beckenbeinstatik mithilfe einer Beinganzaufnahme und die exakte Ausmessung der mechanischen Kniegelenksorientierungswinkel (LDFA und MPTA, Norm 85–90°) sowie des „joint line convergence angles" (JLCA, Norm 0–2°), der bei ligamentär bedingter Achsdeformität deutlich verändert ausfällt bei parallel normwertigen Kniegelenksorientierungswinkeln. Therapeutisch muss in diesen Fällen die Physiotherapie mit intensiver muskulärer Stabilisierung ansetzen, um die sekundäre Entwicklung einer echten Achsdeformität durch eine dauerhaft ungünstige Belastung der kniegelenksnahen Epiphysenfugen im Laufe des Wachstums zu vermeiden. In Einzelfällen werden stabilisierende Kniegelenksorthesen erforderlich.

Infolge von muskulärer Hypotonie im Rumpfbereich treten Haltungsschwächen bei EDS-Kindern häufig auf. Segmentale Hypermobilität und insuffiziente Haltungsmuskulatur prädestinieren zu Funktionsstörungen mit rezidivierenden Blockierungsphänomenen sowie zu chronischen muskulären Verspannungen v. a. im Bereich der Schulternackenmuskulatur mit z. T. erheblicher lokaler Tonuserhöhung und schmerzhaften Myogelosen. Auch Segmentinstabilitäten können bei ausgeprägter Hypermobilität hinzutreten. Neben einer intensiven Krankengymnastik sowie Tonusregulation können Miederversorgung und individuell gefertigte Korsette hilfreich sein. Versteifende Operationen im Bereich der Wirbelsäule sollten einer strengen Indikationsstellung unterzogen werden und nach Wachstumsabschluss geplant werden. Es besteht ein hohes Risiko für kurzfristige Anschlussinstabilitäten der benachbarten Segmente. Bei häufigen Kopf- bzw. Nackenschmerzen muss jedoch auch bei Kindern bzw. Jugendlichen bereits an eine mögliche Instabilität im Bereich der Halswirbelsäule gedacht werden.

Bei Rumpfhypotonie ist das Risiko für Fehlhaltungen und Wirbelsäulenstatikstörungen nicht nur hinsichtlich des sagittalen Profils erhöht. Auch Seitverziehungen in Form von Skoliosen und Kyphoskoliosen treten häufiger auf, so dass bei allen Kindern mit angeborener Bindegewebsschwäche regelmäßig der Vorneigetest (Abb. 9.10) als Screening-Untersuchung durchgeführt werden sollte, um beginnende Seitverziehungen der Wirbelsäule und Torsionen nicht zu übersehen. Dies gilt vor allem für die Phase des pubertären Wachstumsschubes. Chronische Rückenschmerzen entwickeln 6–22 % der EDS-Kinder, auch hier ist eine ansteigende Prävalenz mit dem Alter zu verzeichnen [1,2], so dass präventiven Maßnahmen z. B. im Sinne eines regelmäßigen Freizeitsportes zur Förderung der Rumpf- und Haltungsmuskulatur (Schwimmen) eine wichtige Bedeutung zukommt. Auch die regelmäßige Physiotherapie, erweitert um häusliche Übungen, hat einen hohen Stellenwert.

Wie bei Erwachsenen treten auch bei Kindern mit EDS gehäuft chronische bzw. häufig rezidivierende Schmerzen im Bereich des Bewegungsapparates auf (55 %) [1,2]. Hierbei sind Kinder wie Erwachsene mit einem EDS vom hypermobilen Typ besonders betroffen (70 %), gefolgt von Kindern mit klassischem EDS (46 %). Ge-

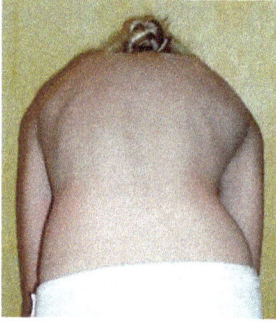

Abb. 9.10: Skoliose.

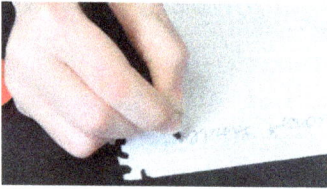

Abb. 9.11: Schmerzen in Händen und Unterarmen beim Schreiben.

lenkbezogene Beschwerden (Arthralgien) beschrieben 36–74 % der Kinder mit EDS [1,2], bei 29 % bestehen diffuse muskuläre/myofasziale Schmerzen im Bereich der Extremitäten und bei 21–33 % finden sich rezidivierend spontan auftretende Schmerzen im Bereich der Beine, die als „Wachstumsschmerzen" interpretiert werden [1,2]. Im Vergleich zur Normalbevölkerung scheinen diese oft nächtlich auftretenden spontanen Schmerzen der Beine häufiger aufzutreten und einer repetitiven Überlastung der muskuloligamentären Strukturen bei generalisierter Hypermobilität zu entsprechen [5]. Bei 28–40 % der Kinder werden in Abhängigkeit zu Schreibaufgaben Schmerzen in Händen und Unterarmen beschrieben, die zum Teil die schulischen Leistungen beeinträchtigten (Abb. 9.11) [1,2]. Es findet sich eine ausgeprägte Altersabhängigkeit der Schmerzen mit ansteigender Prävalenz (Abb. 9.12) [1,6]. Hinzu treten Schwierigkeiten in der Fein- und Graphomotorik aufgrund einer Hypermobilität der kleinen Fingergelenke mit verminderter Kraftentfaltung (Abb. 9.12).

Eine verminderte körperliche Belastbarkeit verglichen mit Altersgenossen z. T. mit begleitender verstärkter Tagesmüdigkeit wird von mindestens 43 % der Kinder angegeben und ist ebenso wie die Problematik chronischer Schmerzen bei Kindern mit EDS vom hypermobilen Typ am häufigsten (52 %), gefolgt vom klassischen EDS (36 %) [1]. Bei 76 % dieser Kinder bestehen gleichzeitig chronische Schmerzen, bei 52 % eine muskuläre Hypotonie. Diese verminderte körperliche Belastbarkeit führt in den ersten Lebensjahren z. B. zu einer Einschränkung der maximalen Gehstrecke

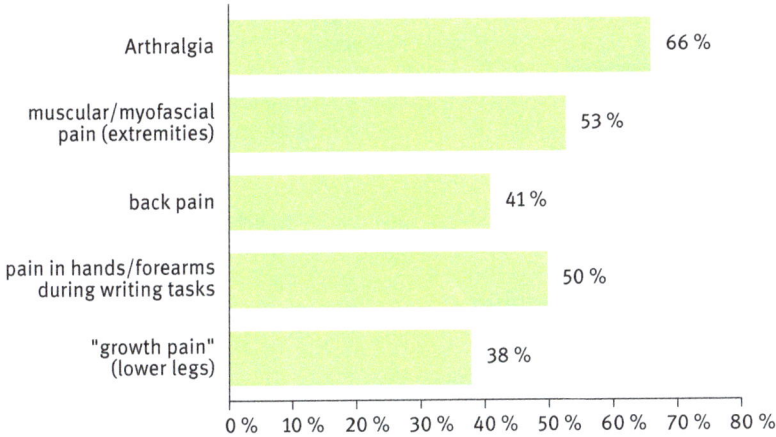

Abb. 9.12: Schmerzqualitäten bei Kindern mit EDS (n = 58) [1].

im Vergleich zu gleichaltrigen Kindern, später sind sportliche Belastungen und Freizeitaktivitäten nicht im gleichen Maße möglich. Nach eigenen Angaben fühlen sich insbesondere Jugendliche mit EDS hierdurch stärker in der Gestaltung ihres Tagesablaufs und in den Aktivitäten ihres täglichen Lebens eingeschränkt als durch möglicherweise begleitend bestehende chronische Schmerzen.

9.1 Schlussfolgerung

Orthopädische Komplikationen der Bindegewebsschwäche und chronische Schmerzen sind bei EDS vom klassischen und hypermobilen Typ bereits bei Kindern hochprävalent. Zusätzlich zu Gelenkbeschwerden mit Instabilität und chronischen Arthralgien sind ein verminderter Muskeltonus, diffuse muskuläre Schmerzen sowie eine verminderte körperliche Belastbarkeit kinderorthopädisch zu berücksichtigen. Bestimmte kinderorthopädische Krankheitsbilder treten bei diesen Patienten gehäuft auf. Warum jedoch einige Kinder trotz generalisierter Gelenkhypermobilität beschwerdefrei bleiben und welche Kompensationsmuster diesbezüglich von Bedeutung sind, ist noch unklar [10].

Literatur

[1] Behnke BC, Arndt F, Schuermann M, Russlies M. Musculoskeletal complications of Ehlers-Danlos syndrome in childhood 1. International Symposium on the EHLERS-DANLOS SYNDROME, 8.–11. 09. 2012, Ghent, Belgium; 2012. (Poster, Abstract).
[2] Adib N, Davies K, Grahame R, Woo P, Murray KJ. Joint hypermobility syndrome in childhood. A not so benign multisystem disorder? Rheumatology. 2005;44:744–750.

[3] Tinkle B. Ehlers-Danlos syndrome hypermobility type and joint hypermobility syndrome: Natural History and diagnostic criteria. International Symposium on the EHLERS-DANLOS SYNDROME, 8.–11. 09. 2012, Ghent, Belgium; 2012.

[4] Pepin MG, Murray ML, Byers PH. Vascular Ehlers-Danlos Syndrome. In: Pagon RA, Adam MP, Ardinger HH, Wallace SE, Amemiya A, Bean LJH, Bird TD, Fong CT, Mefford HC, Smith RJH, Stephens K (eds.). GeneReviews® [Internet]. Seattle (WA): University of Washington, Seattle; 1993–2016. 1999 Sep 2 [updated 2015 Nov 19].

[5] Murray KJ, Woo P. Benign joint hypermobility in childhood. Rheumatology. 2011;40:489–491.

[6] Arndt F, Schuermann M, Russlies M, Behnke BC. Chronic pain in Ehlers-Danlos syndrome – a clinical analysis of 131 patients. International Symposium on the EHLERS-DANLOS SYNDROME, 8.–11. 09. 2012, Ghent, Belgium; 2012. (Poster, Abstract)

[7] Tönnis D. Die angeborenen Hüftdysplasie und Hüftluxation. Heidelberg: Springer; 1984. 60–63.

[8] Smith TO, Jerman E, Easton V et al. Do people with benign joint hypermobility syndrome (BJHS) have reduced joint proprioception? A systematic review and meta-analysis. Rheumatol Int. 2013;33(11):2709–2716.

[9] Fatoye F, Palmer S, Macmillan F, Rowe P, van der Linden M. Proprioception and muscle torque deficits in children with hypermobility syndrome. Rheumatology. 2009;48(2):152–157.

[10] Scheper MC, Engelbert RHH, Rameckers EAA, Verbunt J, Remvig L, Juul-Kristensen B. Children with Generalised Joint Hypermobility and Musculoskeletal Complaints: State of the Art on Diagnostics, Clinical Characteristics, and Treatment. BioMed Research International. 2013. Article ID 121054, 13 pages.

Kurt J. G. Schmailzl, Sanja Križan und Michael Frank

10 Kardiale und kardiovaskuläre Beteiligung beim Ehlers-Danlos-Syndrom vom vaskulären Typ

Das Ehlers-Danlos-Syndrom vom vaskulären Typ (vEDS) ist eine seltene angeborene, autosomal-dominant vererbliche Bindegewebserkrankung. Charakteristisch ist eine hochgradige Gewebsfragilität, welche für akut und plötzlich auftretende Komplikationen des arteriellen Systems, des Gastrointestinaltrakts und für Zwischenfälle während Schwangerschaft und Geburt bei den betroffenen jungen Menschen verantwortlich ist. Die Erkrankung ist Folge einer Mutation im *COL3A1*-Gen, das auf dem langen Arm des Chromosoms 2 lokalisiert ist und für Prokollagen Typ III kodiert, und bewirkt einen Mangel an reifem Kollagen Typ III in der arteriellen Gefäßwand und in bestimmten Hohlorganen. Komplikationen des arteriellen Systems treten meistens ohne Vorwarnung auf, rezidivieren und können zum Tode führen. Die Fragilität des arteriellen Systems manifestiert sich in wiederholten Dissektionen, Aneurysmen und Gefäßrupturen. Bei bestimmten klinischen Befunden, die mit einer erhöhten Organverletzlichkeit einhergehen, muss ein vEDS vermutet und formal durch genetische Tests, die die pathogene Mutation im *COL3A1*-Gen nachweisen, bestätigt oder ausgeschlossen werden. Die Bekanntheit dieser Erkrankung und das Wissen um sie haben in den letzten Jahren zugenommen, und die Verfügbarkeit genetischer Tests mit verbesserter Genauigkeit und Schnelligkeit führen zu größeren Patientenkohorten, welche umgekehrt wieder ein tieferes Verständnis des natürlichen Verlaufs des vEDS ermöglichen und das klinische Management seiner Komplikationen verbessern helfen.

10.1 Einleitung

Die Ehlers-Danlos-Syndrome sind eine heterogene Gruppe von angeborenen, monogenen Phänotypen, die hauptsächlich auf pathogene Mutationen der Kollagenfibrillen oder der sie modifizierenden Enzyme zurückgehen. Sie sind Teil einer größeren Gruppe von Bindegewebserkrankungen und durch Gelenkinstabilitäten, Hautdehnbarkeit und -verletzlichkeit geprägt. Diese Haupt- wie auch die anderen klinischen Kriterien sind von einem Subtyp zum anderen, aber auch von einem Patienten zu einem anderen innerhalb desselben Subtyps, unterschiedlich ausgeprägt. Alle Ehlers-Danlos-Syndrome sind Systemerkrankungen, die mehrere Organe betreffen. Ausmaß und Schwere der Beeinträchtigungen werden durch die einzelnen Subtypen definiert.

Das vaskuläre Ehlers-Danlos-Syndrom (vEDS; OMIM#130.050) ist eine seltene angeborene Bindegewebserkrankung infolge von Mutationen in dem das Prokollagen Typ III kodierenden Gen. Die genaue Prävalenz des vEDS bleibt unbekannt,

https://doi.org/10.1515/9783110474909-010

und Schätzungen reichen von 1 : 50.000 bis 1 : 200.000 [1]. Der Erbgang folgt einem autosomal-dominanten Weg und die Mutationen betreffen typischerweise Glycin-substitutionen in der pro-α1(III)-Kette des Prokollagens Typ III. Dadurch wird die reguläre Anordnung der pro-α1(III)-Kette in Homotrimere (aus drei identischen Po-lypeptiden zusammengesetzte Proteine) gespalten, was zu einem quantitativen und/oder qualitativen Defekt der reifen Kollagen-Typ-III-Fibrillen führt. Die Resis-tenz von Arterien und Hohlorganen gegen mechanische Belastungen, die ganz überwiegend von Kollagen-Typ III abhängt, ist infolge des Defekts verringert [2].

Der Verlauf von vEDS wird von der außergewöhnlichen Gewebsfragilität be-stimmt, die zu wiederholten, nicht vorherzusehenden Komplikationen des arteriel-len Systems, des Gastrointestinaltrakts, zu Zwischenfällen während Schwanger-schaft und Geburt und letztlich zum Tode führt [3]. Grundsätzlich ist jedes Organ, dessen Solidität und mechanische Resistenz von Kollagen Typ III abhängt, dem Risiko einer spontanen oder auch iatrogenen Ruptur unterworfen, was eine be-trächtliche Morbidität und Mortalität begründet.

Die klinische Diagnose von vEDS ist nicht selten eine Herausforderung: Auf der einen Seite sind körperliche Befunde, die die Erkrankung nahelegen könnten, diskret, inkonstant und deshalb leicht zu übersehen. Auf der anderen Seite wird die Erkrankung wegen ihrer Seltenheit nicht in Betracht gezogen. Das Management von Patienten mit vEDS hat sich dank der besseren genetischen Charakterisierung des Leidens verändert. Die Patientenkohorten sind größer geworden und tragen damit dazu bei, den natürlichen Verlauf der Erkrankung und die Pathophysiologie vaskulärer Komplikationen besser zu verstehen.

In diesem Kapitel geben wir einen Überblick über das Management von Patien-ten mit vEDS von der Diagnose bis zur alltäglichen Betreuung und diskutieren Be-handlungsoptionen.

10.2 Genetik

Kollagene sind eine Proteinfamilie, die für die extrazelluläre Matrix konstitutiv sind. Diese Familie umfasst mindestens 19 Proteine, die von wenigstens 35 nicht-allelen Genen codiert werden, die über das gesamte Genom verstreut sind. vEDS wird durch ein Defizit an Kollagen Typ III, das zu den fibrillären Kollagenen gehört, verursacht. Alle fibrillären Kollagene sind Homo- oder Heterotrimere, die durch die Verbindung von drei Monomeren oder α-Ketten gebildet werden. Kollagen Typ III ist ein Homotrimer aus drei miteinander verbundenen α1(III)-Ketten, wobei der zentrale Teil des Moleküls eine Triple-Helixstruktur annimmt. Die Aminosäuren-sequenz dieser Triple-Helix ist durch wiederholte Glycin-X-Y-Sequenzen charakteri-siert, wobei X und Y häufig die Aminosäuren Prolin und Hyxdroxyprolin repräsen-tieren. Um eine stabile Verbindung von α-Monomeren zu gewährleisten, sollte die Folge der Glycin-X-Y-Triplets nicht unterbrochen sein, und die Länge der Triple-Helix sollte für jede α-Kette ähnlich sein.

Kollagen Typ III ist ein Bestandteil der Arterienwand. Sein qualitatives und quantitatives Defizit beim vEDS ist verantwortlich für die charakteristischen und gefürchteten Dissektionen und Arterienrupturen. Die Wände im Verdauungstrakt sind gleichfalls reich an Kollagen Typ III, was wiederum erklärt, warum Perforationen dort eine andere häufige Komplikation beim vEDS sind [4].

Der vaskuläre Typ ist Teil der Ehlers-Danlos-Syndromfamilie, das sechs weitere klinische Syndrome umfasst [5], und ist der am besten molekulargenetisch charakterisierte Typ. Insofern kann der vaskuläre Typ als relativ gut definierte, singuläre Krankheitsentität angesehen werden [6]. Die Überlappung des Phänotyps mit den anderen Typen ist minimal, und die Prognose ist signifikant schlechter.

10.3 Befunde und Diagnose

Die Diagnose eines vEDS ist zunächst ganz wesentlich eine klinische Diagnose. Die klinische Diagnose eines vEDS stellt nicht selten eine Herausforderung dar, da die typischen äußerlichen Befunde nicht hervorstechen und so leicht übersehen werden, sofern nicht besonders nach ihnen gesucht wird. Darüber hinaus ist die Erkrankung sehr selten, und der behandelnde Arzt hat sie mit großer Wahrscheinlichkeit noch nie zuvor gesehen. Die Diagnose ist einfacher bei einem „akrogerischen" Phänotyp, bei einer positiven Familienanamnese und nach einer ersten typischen Komplikation. Die diagnostischen Kriterien der Villefranche-Klassifizierung [7] fassen die klinischen Merkmale des vEDS zusammen (Tab. 10.1) und helfen, Patienten für die genetische Testung zu selektieren.

Die charakteristische Facies gilt als Hauptkriterium: eine schmale Nase, prominente Augen, fehlende Ohrläppchen zusammen mit gering ausgeprägtem subkutanen Fett können manchmal alleine die Verdachtsdiagnose nahelegen.

Das mit „Akrogerie" gemeinte vorgealterte Aussehen wird durch die dünne, faltenreiche Haut an Händen und Füßen unterstrichen [9].

Über Brust und Bauch können Venengeflechte sichtbar sein; dabei ist die Haut dünn und vulnerabel (jedoch i. d. R. nicht übermäßig dehnbar).

Die Vulnerabilität manifestiert sich in spontanen Ekchymosen, meistens an immer denselben Hautstellen, denen sie mit der Zeit eine charakteristische bräunliche Verfärbung verleiht. Die Blutungszeit ist nicht selten verlängert. Diese rezidivierenden Hautunterblutungen ohne offenbare oder nach Bagatelltraumen sind die dominierende Symptomatik in der Kindheit (Gewalt und Missbrauch als mögliche Ursachen müssen in die sehr verantwortungsvolle Differenzialdiagnostik immer mit einbezogen werden).

Die Hypermobilität der Gelenke ist meistens auf die Finger beschränkt. Diese Hypermobilität sollte mithilfe der Beighton-Skala beschrieben werden [10,11].

Spontane Arterienrupturen haben die höchste Inzidenz im dritten und vierten Lebensjahrzehnt, können jedoch auch schon früher auftreten. Akute Bauch- und

Tab. 10.1: Diagnostische Kriterien der Villefranche-Klassifizierung (vgl. [8]).

Hauptkriterien

dünne, transluzente Haut
arterielle/intestinale/uterine Fragilität oder Ruptur
häufige Hautunterblutungen (Ekchymosen)
charakteristische Facies
häufige Hautunterblutungen (Ekchymosen)

Nebenkriterien

Akrogerie
Hypermobilität der kleinen Gelenke
Sehnen- und Muskelrupturen
Talines equinovarus („Klumpfuß")
Early-onset Veneninsuffizienzen
Arterio-venöse und Carotis-S. cavernosus-Fisteln
Pneumothorax/Pneumohämothorax
Akrogerie
Zahnfleischschwund
Positive Familienanamnese, plötzlicher Tod von nahen Familienangehörigen

Zwei und mehr Hauptkriterien machen die Diagnose eines vEDS wahrscheinlich und sollten eine genetische Sicherung nach sich ziehen.

Flankenschmerzen, lokalisiert oder diffus (u. U. akutes Abdomen), sind häufige Symptompräsentationen sowohl einer Arterien- wie einer Ruptur von intestinalen Hohlorganen und fordern eine notfallmäßige (möglichst noninvasive) Diagnostik.

Schwangerschaften können durch intrapartale Uterusrupturen und prolongierte prä- und postpartale Blutungen kompliziert werden. Genauso sind perioperative Komplikationen bei chirurgischen Eingriffen (u. a. auch Wunddehiszenzen) häufig [12].

Die Bildgebung des Herzens, der Ao. asc. (progrediente Ektasie und Aneurysma) und der herznahen Gefäße durch Echo, CT und MR sollte beim Verdacht auf ein vEDS zum Standardprogramm zählen.

Obwohl die Villefranche-Klassifizierung nie formell validiert worden ist und einige diagnostische Kriterien in Frage gestellt werden könnten [13], ist sie offensichtlich ein verlässliches Werkzeug bei der Auswahl von Patienten für eine genetische Testung.

Historisch wurden zwei klinische Formen von vEDS beschrieben: Eine „ekchymotische" und eine „akrogerische" Form, erstere durch eine ausgeprägte Verletzlichkeit der Haut mit häufigen Unterblutungen gekennzeichnet, letztere durch eine diffuse, mehr oder weniger ausgeprägte Atrophie des Unterhautfettgewebes, die zu dem „akrogerischen" Phänotyp führt, welcher im Gesicht und an Händen und Füßen zu sehen ist. Es wurden Zusammenhänge zwischen diesen klinischen Bildern und der Kollagensynthese der Fibroblasten vermutet [14]. Die danach zu erwartende Prävalenz der jeweiligen klinischen Form ist jedoch nicht bekannt, und in unserer Erfahrung weist die ganz überwiegende Mehrheit aller Patienten mit pathogno-monischen *COL3A1*-Mutationen sowohl verschiedene akrogerische Merkmale als auch eine mehr oder weniger ausgeprägte Hautverletzlichkeit auf.

Die Diagnose eines vEDS erfordert die Bestimmung einer typischen Mutation im *COL3A1*-Gen. Nachdem genetische Tests durch die neuen Sequenzierungsver-fahren in der klinischen Praxis zunehmend breiter und mit sehr guten positiv-prädiktiven Werten ($\geq 95\%$) verfügbar sind, sollte das direkte Sequenzieren zum Aufdecken der entsprechenden Mutationen das *First-line*-Verfahren sein. Im Fall eines negativen Testergebnisses bei gleichzeitig hochwahrscheinlichem Phänotyp können weiterführend entweder eine Deletions-/Duplikationsanalyse oder ein komplementäres DNA-Sequenzieren aus Fibroblastenkulturen durchgeführt wer-den.

Die Veröffentlichung der komplementären DNA (cDNA) des COL3A1-Gens hat den Weg für das Verständnis der molekularen Basis des vEDS geebnet. Dabei setzt die Beschreibung der genauen COL3A1-Mutation eine aufgrund der Größe und der allelen Heterogenität des Gens schwierige molekulare Analyse voraus.

10.4 Natürlicher Verlauf

Das vEDS wird üblicherweise als während der Kindheit weitgehend klinisch stumm beschrieben, abgesehen von seinen phänotypischen Ausdrucksformen, auch wenn es unter den Betroffenen eine große Variabilität gibt. Besonders ausgeprägt können Hautunterblutungen und blaue Flecken sein, v. a. an den unteren Extremitäten, wo sie leicht mit Misshandlungsspuren oder Befunden eines von-Willebrand-Syndroms verwechselt werden können.

Periphere Gelenkinstabilitäten, die sich häufig durch Umknicken, Verstau-chungen und Verrenkungen manifestieren, werden beobachtet. Bei der Geburt kön-nen angeborene Klumpfüßchen, ein- oder beidseitig, auffallen, die eine chirurgi-sche Korrektur erfordern, oder eine angeborene Hüftgelenksdysplasie. Seltener kommt es zum Amnionbandsyndrom (ABS, ADAM, *amniotic deformity, adhesions, mutilations)*, das die fetale Entwicklung behindern und durch die gedrosselte Blut-zufuhr eine Amputation von Gliedmaßen bedingen kann [15].

In einigen Fällen manifestiert sich im Verlauf auch das posturale orthostatische Tachykardiesyndrom (POTS) [16].

Strukturelle Herzerkrankungen sind nicht häufiger als in der Allgemeinbevöl-kerung. Für das Mitralklappenprolapssyndrom existieren divergente Einschätzun-gen. Die Annahme, dass die Bindegewebsstörung für einen Mitralklappenprolaps' prädisponiert (in der kardiologischen Literatur häufig mit „myxomatös" degene-riertem Segelgewebe umschrieben), ist plausibel aber unbewiesen. Das Spektrum eines Mitralklappenprolaps' ist weit, nicht zuletzt aufgrund häufig unscharfer echokardiografischer Diagnosekriterien, und reicht von einem hochgradig artifiziellen Befund ohne Krankheitswert bis zu einem Befund, der mit großer Wahrscheinlichkeit in absehbarer Zeit eine klare Operationsindikation begründet [17]. Uneinheitlich ist die Datenlage auch für die Inzidenz von Aortenektasien; in unserer Sicht beruht dies indes eher auf Unvollkommenheiten der dafür erstellten Surveys und ihrer Statistik [18].

Möglicherweise infolge einer erhöhten Aufmerksamkeit gegenüber der Erkrankung und einer größeren Verbreitung genetischer Tests erscheint inzwischen eine steigende Anzahl von Berichten über klinische Ereignisse bei Kindern, Heranwachsenden und gelegentlich auch Neugeborenen. Diese Ereignisse betreffen überwiegend den Gastrointestinaltrakt [19] und das arterielle System [20–22].

Typischerweise beginnen schwerwiegende Ereignisse im frühen Erwachsenenalter und rezidivieren unvorhersehbar nach Zeiten einer „Remission" an unterschiedlichen Stellen, v. a. was arterielle Komplikationen betrifft. Jedes dieser Ereignisse kann tödlich sein bei einem geschätzten Mortalitätsrisiko von 12 % je Ereignis. In der Konsequenz wird ein Viertel aller Patienten im Alter von 20 mindestens eine Komplikation des vEDS erlitten haben, ein Anteil, der auf über 80 % im Alter von 40 ansteigt [23].

Die meisten Todesfälle sind auf Arterienrupturen zurückzuführen. Darmperforationen, häufig im Sigma lokalisiert, sind für bis zu 25 % aller Komplikationen verantwortlich, aber selten tödlich. Schwangerschaftskomplikationen führten in Pepins Kohorte von 2000 zum Tode bei 18 von 81 Frauen, die schwanger geworden waren.

Ob die Art der Komplikationen abhängig ist von spezifischen Mutationen im COL3A1-Gen, ist umstritten. Obwohl das vEDS genetisch einheitlich zu sein scheint, besteht eine ausgeprägte allele Heterogenität, die den natürlichen Verlauf beeinflusst [24,25], ein Umstand, der natürlich auch die Rekrutierung für Studien und Studienarme schwierig macht.

Infolgedessen ist die Lebenserwartung eingeschränkt und wurde in der historischen Kohorte von Pepin et al. [26], die mit einer Diagnosestellung zwischen 1967 und1998 umfasst, im Median auf 48 Jahre (minimal sieben, maximal 73 Jahre) geschätzt. In Pepins Kohorte von 2014 wurden diese Zahlen revidiert: 51 Jahre, aber mit großen Unterschieden zwischen Frauen (54 ± 2,46 Jahre [95 % CI: 4963] [P < 0.0001]) und Männern (46 ± 1,77 Jahre [95 % CI: 4251]) [27]. Auch heute ist noch nicht bekannt, ob die Lebenserwartung durch die größere Aufmerksamkeit auf die Krankheit, eine bessere Kenntnis ihrer Pathophysiologie und ein verändertes Patientenmanagement verbessert werden konnte.

10.5 Gefäßkomplikationen: arterielle Komplikationen und Venenfragilität

Das vEDS ist durch rezidivierende arterielle Komplikationen gekennzeichnet, die von Spontandissektionen, Aneurysmen, arterio-venösen Fisteln bis hin zu Arterienrupturen reichen. Diese Komplikationen können sich in allen Arterien ereignen, werden aber typischerweise in Arterien mittlerer Größe beobachtet [28]. Disseziierende Aneurysmen werden beim vEDS häufig, z. B. an den Aa. carotis int., den Arterien des Verdauungstrakts und den Iliakalarterien, gefunden und führen dabei nicht selten zur Erstdiagnose der Erkrankung bei jungen Erwachsenen.

Aneurysmen und Dissektionen sind die häufigsten radiologischen Befunde, gefolgt von Ektasien und Verschlüssen der mittleren und großen Arterien; dabei scheinen die Viszeral- und Iliakalgefäße besonders betroffen zu sein, gefolgt von der thorakalen und abdominellen Aorta und den Arterien des Kopfes und Halses [29]. In der Kohorte von Chu (2000–2010), die 26 Fälle eines vEDS umfasst, wurden 66 Gefäßkomplikationen auffällig, davon 41 Aneurysmen, 21 Dissektionen, zwei Verschlüsse und zwei Stenosierungen. Zwölf Mal waren die Iliakalgefäße betroffen, neun Mal die A. splenica, acht Mal die abdominelle Aorta, je sechs Mal die die A. mesenterica sup., die thorakale Aorta und die A. carotis int. oder A. vertebralis, je fünf Mal der T. coeliacus und die A. subclavia, drei Mal eine Pulmonalarterie und zwei Mal eine Nierenarterie. Da extra- wie intrakranielle Dissektionen der Carotis und Vertebralis typisch sind, sollte nach jedem Schlaganfall in jungem Alter ein vEDS in Betracht gezogen werden; ähnliches gilt für intrakranielle Blutungen.

Das Auftreten von spontanen Carotis-S.-cavernosus-Fisteln (CCF) ist hoch verdächtig auf das Vorliegen eines vEDS bei vorher noch nicht diagnostizierten Patienten, da diese Komplikation in der Allgemeinbevölkerung fast ausschließlich posttraumatisch auftritt [30,31]. Bei vEDS hingegen können arterielle Komplikationen auf eine kleinere Verletzung folgen, entstehen aber in den meisten Fällen spontan [32]. Die absolute Häufigkeit von Arterienrupturen und Dissektionen ist am größten bei Arterien von zuvor normalem Diameter [33,34]. Klinisch stumme arterielle Komplikationen werden oft retrospektiv bei systematischen Gefäßchecks im Rahmen von Follow-ups oder einem ersten diagnostischen Work-up aufgedeckt [32].

Die erste Versorgung von arteriellen Komplikationen sollte wann immer möglich konservativ sein [35–37], da gefäßchirurgische wie perkutane Eingriffe ihrerseits mit massiven Komplikationen belastet sind [38–42]. Endovaskuläre Therapieverfahren können akut und später komplikative Läsionen setzen, am Punktionsort und auch im Verlauf von Führungsdraht und Führungskatheter (Dissektionen, Perforationen). Die Fortschritte der Gefäßzugangstechniken, kleinere Schleusen und weniger traumatische Führungsdrähte haben die angiografischen Verfahren heute indes auch bei dieser Patientenklientel zu einer deutlich sichereren Methode gemacht [43,44].

Die Evidenz ist zu gering, um elektive endovaskuläre Therapieverfahren allgemein zu empfehlen; die besten Indikationen dürften rapid progrediente Aneurysmen, Pseudoaneurysmen und lebensbedrohliche Arterienrupturen darstellen. Es liegen zunehmend Berichte über den erfolgreichen Einsatz von gecoverten Stents und endovaskulären Grafts zum Ausschluss von Aneurysmen oder Arterienrupturen vor [45], aber infolge der Wandschwäche können die derart versorgten Gefäßabschnitte sekundär Peri-Stent-/Graft-Aneurysmen entwickeln [46], welche ihrerseits wiederholte Embolisierungen nötig machen. Aus diesen Gründen sollte der Einsatz von endovaskulären Grafts sehr zurückhaltend erfolgen.

Die Gefäßchirurgie des vEDS ist durch eine beträchtliche Morbidität und Mortalität belastet [47], und sollte zuallermeist als letzte Möglichkeit angesehen werden. Obwohl in letzter Zeit einzelne Berichte über erfolgreiche Gefäßrekonstruktionen erschienen sind [48], ist die gefäßchirurgische Option keine der ersten Wahl und das Management von Gefäßkomplikationen sollte, falls vertretbar, medikamentöskonservativ sein, es sei denn, es handelt sich um einen unmittelbar lebensbedrohlichen Zustand. Ist ein gefäßchirurgischer Eingriff unvermeidlich, sollten dabei einfache Ligaturen statt komplexer Rekonstruktionsversuche bevorzugt werden [49–51]. Es existieren keine validierten Protokolle für die chirurgische oder endovaskuläre Versorgung stabiler oder progredienter arterieller Läsionen beim vEDS.

vEDS-Patienten entwickeln häufig auch frühzeitig oberflächliche Veneninsuffizienzen der unteren Extremitäten, v. a. im Stromgebiet der Vv. saphena magnae. Die Prävalenz beträgt 37 % [52] (im Vergleich zu 17–23 % in der Allgemeinbevölkerung). Die Ursache ist nicht bekannt, mag aber durch die Akrogerie und den asthenischen Habitus überschätzt werden. Gar nicht selten wird ein vEDS erst bei unerwarteten Komplikationen beim Varizenstripping vermutet: postoperative Rupturen der Femoralarterie und -vene wurden ebenso beschrieben wie arteriovenöse Fisteln [53–56]. Insofern sollte ein Varizenstripping bei bekannten vEDS-Patienten vermieden werden, um derartigen Früh- und Spätkomplikationen der Arterien und Venen aus dem Wege zu gehen. Die Behandlung sollte sich entsprechend der Symptomatik wenn möglich auf konservative Maßnahmen beschränken (Kompressionsstrümpfe). Falls eine Kompressionsbehandlung nicht hinreicht, können auch eine perkutane Schaumbehandlung oder eine endovenöse RF- oder Laser-Ablation diskutiert werden [57].

10.6 Management von vEDS

Die dramatisch erhöhte Fragilität des Bindegewebes bei vEDS kann in lebensbedrohliche Komplikationen münden. Deshalb ist jede Intervention, diagnostisch oder therapeutisch, mit dem Risiko schwer abzuschätzender Komplikationen belastet und sollte skeptisch und verantwortungsvoll diskutiert und, falls man sich für sie entscheidet, mit außerordentlicher Vorsicht und Sanftheit ausgeführt werden. Ein verantwortungsbewusstes Management ist für Patienten mit vEDS entscheidend aufgrund des Risikos einer verschleppten Diagnose bei einem potentiell vital bedrohlichen, schwerwiegenden Ereignis einerseits und einer iatrogenen, zusätzlichen Komplikation andererseits. Patienten mit asymptomatischen Komplikationen werden konservativ geführt. Patienten mit offenen Blutungen erfordern eine notfallmäßige operative Blutstillung oder eine kathetergestützte Embolisierung. Die

Behandlung von nur gering symptomatischen Komplikationen ist weiter kontrovers, und die Datenlage erlaubt noch keine definitiven Empfehlungen [58].

Da es keine spezifische Behandlung für das vEDS gibt, ist auf eine symptomatische Therapie, auf präventive Maßnahmen und auf eine genetische Beratung abzustellen. Das multidisziplinäre Herangehen in spezialisierten Zentren sollte der Goldstandard der Patientenversorgung sein, schon, weil die Effektivität von diagnostischen Batterien und klinischen Behandlungspfaden sowie letztlich der Outcome besser sind, je umfangreicher das Wissen und die Erfahrung aller am Team Beteiligten sind.

Eine besondere Rolle innerhalb dieses Teams kommt dabei der Radiologie und allen bildgebenden Verfahren zu, die mit den besonderen Merkmalen vaskulärer Läsionen beim vEDS vertraut sein sollten und diese Diagnose bei entsprechenden Anhaltspunkten in Betracht ziehen müssen nicht zuletzt deswegen, weil viele vEDS-Patienten zum Zeitpunkt der ersten Komplikation noch nicht als solche diagnostiziert sind [59].

10.7 Follow-up

Es gibt keine formelle Evidenz für einen Benefit von systematischen kardiovaskulären Follow-ups durch bildgebende Verfahren (sonografische Techniken, MR und MR- sowie CT-Angiografie) bei vEDS-Patienten. Das Auftreten von arteriellen Komplikationen ist nahezu unvorhersehbar und katastrophische Arterienrupturen ereignen sich zahlenmäßig am häufigsten bei Arterien mit zuvor normalem Diameter oder bei rapid progredienten Aneurysmen, Pseudoaneurysmen und Dissektionen. Darüber hinaus wird eine invasive Therapiestrategie – angesichts der inhärenten Schwierigkeiten der chirurgischen Versorgung einer drohenden oder partiellen Arterienruptur bei hochfragilem Bindegewebe – oft auch bei bekannter Akutdiagnose und Abwesenheit einer unmittelbar vitalen Bedrohung zurückgestellt. Schließlich könnte argumentiert werden, dass ein regelmäßiger Gefäßcheck für viele Betroffene sehr belastend ist, nicht zuletzt, wenn neue Gefäßläsionen oder ein Fortschreiten vorbekannter Aneurysmen und subakuter oder chronischer Dissektionen aufgedeckt und keine handlungsleitenden Konsequenzen angeboten werden. In unserer Erfahrung allerdings ist ein standardisierter jährlicher Gefäßcheck dennoch sinnvoll, um die individuelle Krankheitsdynamik abzuschätzen und damit auch eine, mit allen bekannten Einschränkungen behaftete, fallbezogene Risikostratifizierung zu versuchen, ganz abgesehen von dem Erkenntnisgewinn zum natürlichen Verlauf des vEDS in größeren Patientenkohorten. Tatsächlich lieferte eine retrospektive Analyse der am *Centre de Référence des Maladies Vasculaires Rares*, Paris, nachverfolgten Patienten wichtige Befunde für den Verlauf der Erkrankung. Ein Drittel der Patientenkohorte weist jährlich neue arterielle Defekte und Läsionen auf, was schon allein jährliche Gefäßchecks legitimiert. Und umgekehrt können erneuerte

Befunde zur Stabilität bekannter arterieller Läsionen auch eine Hilfe für Patienten im Umgang mit der eigenen Erkrankung sein.

Dies unterstellt, wird über jährliche oder zweijährliche Follow-ups mit Ultraschalluntersuchungen der supraaortalen Gefäße und der Becken-Beinarterien sowie einen thorako-abdominalen Scan (MR- oder CT-Angiografie) zu entscheiden sein. Die Entdeckung eines vorher nicht bekannten oder rapid-progredienten Aneurysmas wird eine sehr engmaschige Verlaufskontrolle triggern. Eine zufällig entdeckte, potentiell lebensbedrohliche Läsion ermöglicht die Planung einer elektiven operativen oder interventionellen Versorgung außerhalb eines Notfallszenarios.

Angiografien sollten überwiegend Konstellationen vorbehalten werden, in denen ohnehin Interventionen (wie z. B. Embolisationen) geplant sind.

Antikoagulatorische Regimes sind mit besonderer Sorgfalt zu überwachen, weil die hohe Gewebe- und Gefäßvulnerabilität zu häufig flächenhaften Blutungen, verbunden mit dem gesamten Komplikationspotential langfristiger gerinnungsaktiver Therapien, disponiert. Insofern kommt dem Umstand, ob eine derartige Therapie schnell, einfach und sicher durch ein spezifisches Antidot zu antagonisieren ist, eine überragende Bedeutung zu.

Zusammengefasst sollten vEDS-Patienten eine routinemäßige und standardisierte, noninvasive Bildgebung in bestimmten Intervallen – der Rhythmus wird durch die individuellen Vorbefunde bestimmt – durchlaufen, die Thorax, Abdomen und Becken sowie die arterielle Versorgung des Kopfes und der unteren Extremitäten umfasst. Dazu sollten die Fachgesellschaften und ein nationales Referenzzentrum im Einzelfall individualisierbare Versorgungsalgorithmen entwickeln [60].

10.8 Präventive Maßnahmen und Patientenschulung

Aufgrund der besonderen Verletzlichkeit der betroffenen körperlichen Strukturen und Organe sind präventive Maßnahmen von größter Wichtigkeit, um traumatische Schäden und ganz allgemein Manifestationen von Gefäßkomplikationen zu vermeiden. Der Blutdruck sollte regelmäßig gemessen und ein Hochdruck konsequent normalisiert werden. Vasokonstriktive Wirkstoffe sollten wann immer möglich vermieden und der Gebrauch von NSARs limitiert werden. Die Indikation für Thrombozytenaggregationshemmer und Antikoagulantien muss sorgfältig und skrupulös gestellt werden. Sofern sie zweifelsfrei besteht, sollte ihre Verordnung, falls vertretbar, zeitlich eng begrenzt werden. Eine chronische Obstipation sollte aktiv behandelt werden, schon, weil dies die einzige zur Verfügung stehende präventive Maßnahme zur Verhinderung von Colonrupturen ist. Außer in lebensbedrohlichen Situationen sollte von Arterienpunktionen (Blutgase, invasives Blutdruckmonitoring, angiografische Prozeduren) und gastrointestinalen Endoskopien abgesehen werden.

Patienten sollten aufgeklärt und geschult werden, umgehend kompetente ärztliche Hilfe zu suchen, wann immer ungewöhnliche Symptome oder akute Schmerzsyndrome auftreten, um arterielle Komplikationen auszuschließen, v. a. natürlich eine Arterienruptur. Körperliche Aktivitäten sollten im Rahmen eines individualisierten Counselings auf den Patienten in Kenntnis der Krankheitsausprägung und -dynamik abgestimmt werden. Allgemein sollten körperliche Aktivität und Sport auf das Niveau von Erholung und rehabilitativen Betätigungen adaptiert werden, d. h. dass Kampf-, Impuls- (Gewichtheben) und viele Kontakt- und Mannschaftssportarten (aber auch z. B. Flaschentauchen) tabu sind.

vEDS-Patienten sollten ermutigt werden, einen Brief, eine Karte (wie z. B. den *European Ehlers Danlos Syndrome Passport*) oder ein Armband mit sich zu führen. Die familiäre, schulische und berufliche Umgebung sollte über das Leiden aufgeklärt und die wichtigsten Kontaktadressen und Notfallmaßnahmen informiert sein [61].

Der Bedarf an psychologischer Hilfe muss, v. a. nach der ersten Diagnosestellung und bei Kindern und Heranwachsenden, erkannt und ernst genommen werden.

10.9 Notfälle

Es ist von entscheidender Bedeutung, dass akut-symptomatische vEDS-Patienten identifiziert und so schnell wie möglich im Hinblick auf eine potentiell lebensbedrohliche Komplikation diagnostiziert werden. Dabei kommt bildgebenden Verfahren eine *Gatekeeper*-Rolle zu. Patienten mit einem genetisch bewiesenen vEDS sollten einen vEDS-Pass haben, also eine *ID Card*, die die wichtigsten Informationen zu vEDS (die bekannten möglichen Komplikationen und eine kurze Beschreibung der Erkrankung für Ärzte ohne spezialisierte Kenntnisse zu angeborenen Bindegewebserkrankungen) und zu dem besonderen Fall umfasst (also z. B. die derzeitige Medikation und frühere Komplikationen).

Invasive Maßnahmen (gefäßchirurgische und/oder interventionelle Maßnahmen) können im Notfall, etwa bei unkontrollierter Blutung, einer gedeckten Perforation oder Ruptur, unausweichlich und die einzig verbliebene lebensrettende Option darstellen. Der Chirurg und Interventionalist sollten über die Diagnose und ihre inhärenten Probleme informiert sein, ehe sie an den Tisch treten. Auf ein sanftes und möglichst atraumatisches Vorgehen sollte größter Wert gelegt und dabei der direkteste und am wenigsten komplexe Zugangsweg gewählt werden. Betroffene Gefäße, die nicht wesentlich an einer Organversorgung beteiligt sind, werden am einfachsten ligiert. Anastomosen sollten unter keinen Umständen unter Spannung stehen und die Nähte teflonarmiert sein. Selbst bei einer glücklichen Notfallversorgung tut man gut daran, mögliche früh- und spät-postoperative Blutungskomplikationen (Häufigkeit: 37 %) [62] und Anastomoseninsuffizienzen nach dem Einbau prothetischen Materials oder bei reinserierten Nativgefäßen mitzudenken und zu antizipieren.

Die Erfahrung mit Stents und endovaskulären Grafts nimmt zu, ist aber immer noch schmal; dies betrifft Fragen des Materials und seiner Größe (Stichwort: möglichst klein, möglichst flexibel und gut steuerbar, ggf. hydrophil beschichtet, ggf. sich wieder auflösendes Stentgerüst, *biodegradable/bioresorbable vascular scaffold systems)*, der Technik von Manövrierung, Größenwahl, Platzierung und Insufflationsdrücken.

In allen Fällen sollte das postoperative Monitoring verlängert und mit routinemäßigen, non-invasiven Bildgebungen gegenüber der Routine intensiviert werden.

10.10 Medikamentöse Therapie

vEDS-Patienten werden nicht selten „empirisch" analog zu Marfan-Patienten mit Betablockern und Angiotensin-Rezeptorenblockern behandelt. Auch wenn die „Bindegewebsschwäche" das verbindende Glied zu sein scheint, muss doch eingeräumt werden, dass viel für eine unterschiedliche Pathogenese bei beiden Krankheitsbildern spricht.

Für Celiprolol, einen β1-Adrenozeptorantagonisten mit einer partiellen β2-Adrenozeptor-agonistischen Wirkung, wurde 2010 in einer randomisierten, kontrollierten klinischen Studie mit offenem Endpunkt eine Mortalitätssenkung bei erwachsenen Patienten mit vEDS gezeigt [63]. Die Autoren vermuten eine Senkung hämodynamisch vermittelter Kräfte auf die Gefäßwände (Wandspannung, Scherspannung und Dehnung), v. a. unter Belastung, und/oder eine Verminderung des TGF-β, da sowohl bei vEDS als auch beim Loeys-Dietz-Syndrom Mutationen in den Genen des Rezeptors für TGF-β (TGFBR1 und TGFBR2) nachgewiesen wurden [64]. Celiprolol führte interessanterweise im Durchschnitt nicht zu einer Senkung von Blutdruck und Herzfrequenz, vielmehr stiegen der systolische Blutdruck und der Pulsdruck nach Behandlungsbeginn an. Dieser Effekt ist auch bei normotensiven gesunden Probanden bekannt und wird mit der partiellen β2-Adrenozeptor-agonistischen Wirkung von Celiprolol erklärt. Da die meisten in die Studie eingeschlossenen vEDS-Patienten normotensiv waren, ist es unwahrscheinlich, dass der protektive Effekt von Celiprolol auf eine Senkung des Ruheblutdrucks zurückging. Inwieweit schließlich Renin-inhibitorische Eigenschaften der Substanz (welche von den partiellen β2-Adrenozeptor-agonistischen Eigenschaften Celiprolols wieder konterkariert werden könnten) und eine up-regulation der Kollagensynthese von Bedeutung sind, ist Gegenstand einer offenen Debatte.

Obwohl diese Studie nicht unerhebliche Limitationen aufweist (v. a. weil sie nicht nur Patienten mit genetisch bewiesenem vEDS umfasste), unterstreichen die Autoren, dass 400 mg Celiprolol täglich die Sterblichkeit an arteriellen Komplikationen gegenüber nicht behandelten Patienten signifikant reduzierte. Eine Langzeitbeobachtung dieser Kohorte, v. a. derjenigen mit genetisch bewiesenem vEDS, wird die Rolle von Celiprolol besser definieren helfen. Eine praktische Limitierung ist, dass Celiprolol nicht weltweit verfügbar und gleichzeitig unklar ist, ob es sich um einen Klasseneffekt handelt, der auf alle Betablocker zutrifft [65].

Ascorbinsäure erhöht die Synthese und Sekretion von Typ III Prokollagen durch Hautfibroblasten in der Zellkultur [66], und wird in vitro für biochemische Tests genutzt [67]. Wegen dieses Verstärkungseffekts auf die Typ III Prokollagen-synthese wurde seine Verordnung auch ohne weitere klinische Studien vorgeschlagen kann aber derzeit nicht rückhaltlos empfohlen werden [68]. Ascorbinsäure könnte indes bei verschiedenen Formen einer Haploinsuffizienz von Interesse sein (z. B. Marfan-Syndrom).

10.11 Perspektiven

Doxycyclin ist ein unspezifischer Inhibitor von Matrixmetalloproteasen und wurde mit nicht wirklich überzeugenden oder nicht konklusiven Ergebnissen in kleinen randomisierten kontrollierten klinischen Studien zur Verlangsamung des Fort-schreitens atherosklerotischer Bauchaortenaneurysmen untersucht. In *COL3A1*-heterozygoten Mäusen, dem einzigen verfügbaren Tiermodell für das vEDS, zeigte Doxycyclin eine vielversprechende, signifikante Verringerung schwerwiegender Gefäßkomplikationen [69]. *COL3A±* Mäuse haben allerdings einen nur schwach ausgeprägten Phänotyp, so dass diese Ergebnisse mit Vorsicht bewertet werden müssen. Erforderlich wären weitere Studien an besser geeigneten Tiermodellen, um das Potential von Doxycyclin beim vEDS einzuschätzen. Neue Tiermodelle, die näher am humanen Phänotyp sind, werden derzeit entwickelt und suggerieren (wie auch das Modell der *COL3A±* Mäuse) negative Implikationen des Renin-Angiotensin-Aldosteron-Systems [70].

Diese Erkenntnisse sind der Ausgangspunkt für die weltweit zweite klinische Studie zur Pharmakotherapie beim vEDS (NCT: 02597361).

Ein anderer Weg, die pathologische Kollagentypsynthese zu beeinflussen, könnte die spezifische Inhibierung des erkrankten Allels durch kleine, damit inter-ferierende RNAs sein [71]. Dazu wurden erfolgreich mutierte Hautfibroblasten eingesetzt. Ein bedeutendes Problem dieses Ansatzes, das überwunden werden müsste, besteht in der hochindividuellen, patientenspezifischen Ausrichtung einer entsprechenden Therapie aufgrund der hohen Zahl möglicher Mutationen.

Literatur

[1] Pepin MG, Byers PH. Ehlers-Danlos Syndrome Type IV. In: Pagon RA, Bird TD, Dolan CR, et al., editors. GeneReviews™ [Internet]. Seattle (WA): University of Washington, Seattle; 1993-. Available from: http://www.ncbi.nlm.nih.gov/books/NBK1494/. 1999 Sep 2 [Updated 2011 May 3].

[2] Pope FM, Martin GR, Lichtenstein JR, Penttinen R, Gerson B, Rowe DW, McKusick VA. Patients with Ehlers-Danlos syndrome type IV lack type III collagen. Proceedings of the National Academy of Sciences of the United States of America. 1975;72:1314–1316.

[3] Pepin M, Schwarze U, Superti-Furga A, Byers PH. Clinical and genetic features of Ehlers-Danlos syndrome type IV, the vascular type. The New England journal of medicine. 2000;342: 673–680.

[4] Germain, Dominique P. Ehlers-Danlos syndrome type IV. Orphanet Journal of Rare Diseases, 2007.

[5] Beighton P, De Paepe A, Steinmann B, Tsipouras P, Wenstrup RJ. Ehlers-Danlos syndromes: revised nosology, Villefranche, 1997. Ehlers-Danlos National Foundation (USA) and Ehlers-Danlos Support Group (UK). American journal of medical genetics. 1998;77:31–37.

[6] Pyeritz RE. Ehlers-Danlos syndrome. The New England journal of medicine. 2000;342:730–732.

[7] Beighton P, De Paepe A, Steinmann B, Tsipouras P, Wenstrup RJ. Ehlers-Danlos syndromes: revised nosology, Villefranche, 1997. Ehlers-Danlos National Foundation (USA) and Ehlers-Danlos Support Group (UK). American journal of medical genetics. 1998;77:31–37.

[8] Beighton P, De Paepe A, Steinmann B, et al. Ehlers Danlos syndromes: revised nosology, Villefranche, 1997- Ehlers Danlos National Foundation (USA) und Ehlers Danlos Support Group (UK). Am J Med Genet. 1998;Vols. 77:31–37.

[9] Sobey G. Ehlers-Danlos syndrome: how to diagnose and when to perform genetic tests. Arch Dis Child. 2015 Jan;100(1):57–61. doi: 10.1136/archdischild-2013-304822. Epub 2014 Jul 3.

[10] http://hypermobility.org/help-advice/hypermobility-syndromes/beighton-score/;

[11] https://www.youtube.com/watch?v=0giNi224b8s

[12] Beighton P, De Paepe A, Steinmann B et al. Ehlers Danlos syndromes: revised nosology, Villefranche, 1997. Ehlers Danlos National Foundation (USA) und Ehlers Danlos Support Group (UK). Am J Med Genet. 1998;Vols. 77:31–37.

[13] Ferre FC, Frank M, Gogly B, Golmard L, Naveau A, Cherifi H, et al. Oral phenotype and scoring of vascular Ehlers-Danlos syndrome: a case-control study. BMJ open. 2012;2:e000705.

[14] Pope FM, Narcisi P, Nicholls AC, Liberman M, Oorthuys JW. Clinical presentations of Ehlers Danlos syndrome type IV. Archives of disease in childhood. 1988;63:1016–1025.

[15] Pope FM, Narcisi P, Nicholls AC, Liberman M, Oorthuys JW. Clinical presentations of Ehlers Danlos syndrome type IV. Archives of disease in childhood. 1988;63:1016–1025.

[16] Diehl R. R. Posturales Tachykardiesyndrom: In Deutschland bislang zu selten diagnostiziert. Dtsch Arztebl 2003;100(43):A-2794 / B-2330 / C-2185.

[17] Schmailzl KJG (Hrsg.). Kardiale Ultraschalldiagnostik. Handbuch und Atlas. Berlin: Blackwell-Wissenschafts-Verlag, 1994. ISBN: 3894120851. S. 470 ff.

[18] Dolan AL, Mishra MB, Chambers JB, Grahame R. Clinical and echocardiographic survey of the Ehlers-Danlos syndrome. Br J Rheumatol, 1997;36(4):459–62.

[19] Demirogullari B, Karabulut R, Demirtola A, Karabulut B, Gol IH, Aybay C, et al. A novel mutation in the vascular Ehlers-Danlos syndrome: a case presenting with colonic perforations. Journal of pediatric surgery. 2006;41:e27–30.

[20] Singh M, Puppala S, Pollitt RC, Sobey GJ, Scott DJ. Femoral artery dissection in vascular type Ehlers-Danlos syndrome; leave well alone? Eur J Vasc Endovasc Surg. 2012;43:341–342.

[21] Laporte-Turpin E, Marcoux MO, Machado G, Dulac Y, Claudet I, Grouteau E, Puget C. [Lethal aortic dissection in a 13-year-old boy with a vascular Ehlers-Danlos syndrome]. Arch Pediatr. 2005;12:1112–1115.

[22] Wimmer PJ, Howes DS, Rumoro DP, Carbone M. Fatal vascular catastrophe in Ehlers-Danlos syndrome: a case report and review. The Journal of emergency medicine. 1996;14:25–31.

[23] Pepin M, Schwarze U, Superti-Furga A, Byers PH. Clinical and genetic features of Ehlers-Danlos syndrome type IV, the vascular type. The New England journal of medicine. 2000;342:673–680.

[24] Pepin MG, Schwarze U, Rice KM, Liu M, Leistritz D, Byers PH. Survival is affected by mutation type and molecular mechanism in vascular Ehlers-Danlos syndrome (EDS type IV). Genet Med. 2014 Dec;16(12):881–8. doi: 10.1038/gim.2014.72. Epub 2014 Jun 12.

[25] Frank M, Albuisson J, Ranque B, Golmard L, Mazzella JM, Bal-Theoleyre L, et al. The type of variants at the COL3A1 gene associates with the phenotype and severity of vascular Ehlers-Danlos syndrome. Eur J Hum Genet. 2015;23:1657–64.

[26] Pepin M, Schwarze U, Superti-Furga A, Byers PH. Clinical and genetic features of Ehlers-Danlos syndrome type IV, the vascular type. The New England journal of medicine. 2000;342:673–680.

[27] Pepin MG, Schwarze U, Rice KM, Liu M, Leistritz D, Byers PH. Survival is affected by mutation type and molecular mechanism in vascular Ehlers-Danlos syndrome (EDS type IV). Genet Med. 2014 Dec;16(12):881–8. doi: 10.1038/gim.2014.72. Epub 2014 Jun 12.

[28] Cikrit DF, Miles JH, Silver D. Spontaneous arterial perforation: the Ehlers-Danlos specter. J Vasc Surg. 1987;5:248–255.

[29] Aly Abayazeed, Emily Hayman, Mana Moghadamfalahi et al. Vascular type Ehlers-Danlos Syndrome with fatal spontaneous rupture of a right common iliac artery dissection: case report and review of literature. J Radiol Case Rep. 2014;Vols. 8(2):63–69.

[30] Schievink WI, Limburg M, Oorthuys JW, Fleury P, Pope FM. Cerebrovascular disease in Ehlers-Danlos syndrome type IV. Stroke; a journal of cerebral circulation. 1990;21:626–632.

[31] North KN, Whiteman DA, Pepin MG, Byers PH. Cerebrovascular complications in Ehlers-Danlos syndrome type IV. Annals of neurology. 1995;38:960–964.

[32] Oderich GS, Panneton JM, Bower TC, Lindor NM, Cherry KJ, Noel AA, et al. The spectrum, management and clinical outcome of Ehlers-Danlos syndrome type IV: a 30-year experience. J Vasc Surg. 2005;42: 98–106.

[33] Bergqvist D. Ehlers-Danlos type IV syndrome. A review from a vascular surgical point of view. The European journal of surgery = Acta chirurgica. 1996;162: 163–170.

[34] Pyeritz RE. Ehlers-Danlos syndrome. The New England journal of medicine. 2000;342: 730–732.

[35] Singh M, Puppala S, Pollitt RC, Sobey GJ, Scott DJ. Femoral artery dissection in vascular type Ehlers-Danlos syndrome; leave well alone? Eur J Vasc Endovasc Surg. 2012;43:341–342.

[36] Whinney D, Nicholson S, Ridley P. Surgical presentations of Ehlers-Danlos syndrome type IV. A case report. The Journal of cardiovascular surgery. 1994;35:559–560.

[37] Brearley S, Fowler J, Hamer JD. Two vascular complications of the Ehlers-Danlos syndrome. European journal of vascular surgery. 1993;7:210–213.

[38] Cikrit DF, Miles JH, Silver D. Spontaneous arterial perforation: the Ehlers-Danlos specter. J Vasc Surg. 1987;5:248–255.

[39] Bergqvist D. Ehlers-Danlos type IV syndrome. A review from a vascular surgical point of view. The European journal of surgery = Acta chirurgica. 1996;162: 163–170.

[40] Freeman RK, Swegle J, Sise MJ. The surgical complications of Ehlers-Danlos syndrome. The American surgeon. 1996;62:869–873.

[41] Parfitt J, Chalmers RT, Wolfe JH. Visceral aneurysms in Ehlers-Danlos syndrome: case report and review of the literature. J Vasc Surg. 2000;31:1248–1251.

[42] Slingenberg EJ. Complications during intravascular diagnostic manipulations in the Ehlers-Danlos syndrome. The Netherlands journal of surgery. 1980;32:56–58.

[43] Lum YW, Brooke BS, Arnaoutakis GJ, Williams TK, Black JH, 3rd. Endovascular procedures in patients with Ehlers-Danlos syndrome: a review of clinical outcomes and iatrogenic complications. Annals of vascular surgery. 2012;26:25–33.

[44] Okada T, Frank M, Pellerin O, Primio MD, Angelopoulos G, Boughenou MF, et al. Embolization of life-threatening arterial rupture in patients with vascular Ehlers-Danlos syndrome.Cardiovasc Intervent Radiol. 2014 Feb;37(1):77–84. doi: 10.1007/s00270–013–0640–0. Epub 2013 May 9.)

[45] Raval M, Lee CJ, Phade S, Riaz A, Eskandari M, Rodriguez H. Covered stent use after subclavian artery and vein injuries in the setting of vascular Ehlers-Danlos. J Vasc Surg. 55:542–544.

[46] Hovsepian DM, Aguilar RL, Sicard GA, Malden ES, Picus D. Stent-graft failure in a patient with a connective tissue disorder. J Vasc Interv Radiol. 1997;8:789–793.

[47] Oderich GS, Panneton JM, Bower TC, Lindor NM, Cherry KJ, Noel AA, Kalra M, Sullivan T, Gloviczki P. The spectrum, management and clinical outcome of Ehlers-Danlos syndrome type IV: a 30-year experience. J Vasc Surg. 2005;42:98–106.

[48] Brooke BS, Arnaoutakis G, McDonnell NB, Black JH, 3rd. Contemporary management of vascular complications associated with Ehlers-Danlos syndrome. J Vasc Surg. 2010;51:131–138; discussion 138–139.

[49] Brearley S, Fowler J, Hamer JD. Two vascular complications of the Ehlers-Danlos syndrome. European journal of vascular surgery. 1993;7:210–213.

[50] Freeman RK, Swegle J, Sise MJ. The surgical complications of Ehlers-Danlos syndrome. The American surgeon. 1996;62:869–873.

[51] Parfitt J, Chalmers RT, Wolfe JH. Visceral aneurysms in Ehlers-Danlos syndrome: case report and review of the literature. J Vasc Surg. 2000;31:1248–1251.

[52] Frank M, Says J, Denarié N, Messas E. Histoire naturelle de l'insuffisance veineuse superficielle chez les patients atteints de syndrome d'Ehlers-Danlos vasculaire. Phlébologie 2015;68(3).

[53] Brearley S, Fowler J, Hamer JD. Two vascular complications of the Ehlers-Danlos syndrome. European journal of vascular surgery. 1993;7:210–213.

[54] Beighton P, Horan FT. Surgical aspects of the Ehlers-Danlos syndrome. A survey of 100 cases. The British journal of surgery. 1969;56:255–259.

[55] Barabas AP. Vascular complications in the Ehlers-Danlos syndrome, with special reference to the "arterial type" or Sack's syndrome. The Journal of cardiovascular surgery. 1972;13:160–167.

[56] Brightwell RE, Walker PJ. Lower limb arterio-venous fistula as a late complication of phlebectomy in a patient with Ehlers-Danlos type IV. Eur J Vasc Endovasc Surg.42:696–698.

[57] Frank M, Says J, Denarié N, Sapoval M, Messas E. Successful segmental thermal ablation of varicose saphenous veins in a patient with confirmed vascular Ehlers-Danlos syndrome. Phlebology. 2016 Apr;31(3):222–4. doi: 10.1177/0268355515585048. Epub 2015 Apr 28.

[58] Oderich GS, Panneton JM, Bower TC et al.The spectrum, management and clinical outcome of Ehlers-Danlos syndrome type IV: a 30-year experience. J Vasc Surg. 2005;42(1):98–106.

[59] Chu LC1, Johnson PT, Dietz HC et al. Vascular Complications of Ehlers-Danlos Syndrome: CT Findings. AJR Am J Roentgenol. 2012;198(2):482–7.

[60] Chu LC1, Johnson PT, Dietz HC et al. Vascular Complications of Ehlers-Danlos Syndrome: CT Findings. AJR Am J Roentgenol. 2012;198(2):482–7.

[61] Sobey G. Ehlers-Danlos syndrome: how to diagnose and when to perform genetic tests. Arch Dis Child. 2015 Jan;100(1):57–61. doi: 10.1136/archdischild-2013-304822. Epub 2014 Jul 3.

[62] Oderich GS, Panneton JM, Bower TC et al.The spectrum, management and clinical outcome of Ehlers-Danlos syndrome type IV: a 30-year experience. J Vasc Surg. 2005;42(1):98–106.

[63] Ong KT, Perdu J, De Backer J, Bozec E, Collignon P, Emmerich J, et al. Effect of celiprolol on prevention of cardiovascular events in vascular Ehlers-Danlos syndrome: a prospective randomised, open, blinded-endpoints trial. Lancet. 2010;376:1476–1484.

[64] Loeys BL et al. Aneurysm Syndromes Caused by Mutations in the TGF-β Receptor. New England Journal of Medicine. 2006;355:788–798.

[65] Pereira F. Teresa Cardoso, and Paula Sá. Spontaneous Dissection of the Renal Artery in Vascular Ehlers-Danlos Syndrome. Case Reports in Critical Care, 2015.

[66] Green H, Todaro GJ, Goldberg B. Collagen synthesis in fibroblasts transformed by oncogenic viruses. Nature. 1966;209:916–917.

[67] Pope FM, Martin GR, Lichtenstein JR, Penttinen R, Gerson B, Rowe DW, McKusick VA. Patients with Ehlers-Danlos syndrome type IV lack type III collagen. Proceedings of the National Academy of Sciences of the United States of America. 1975;72:1314–1316.

[68] Cikrit DF, Glover JR, Dalsing MC, Silver D. The Ehlers-Danlos specter revisited. Vascular and endovascular surgery. 2002;36:213–217.
[69] Briest W, Cooper TK, Tae HJ, Krawczyk M, McDonnell NB, Talan MI. Doxycycline ameliorates the susceptibility to aortic lesions in a mouse model for the vascular type of Ehlers-Danlos syndrome. The Journal of pharmacology and experimental therapeutics. 2011;337:621–627.
[70] Faugeroux J, Nematalla H, Li W, Clement M, Robidel E, Frank M, et al. Angiotensin II promotes thoracic aortic dissections and ruptures in Col3a1 haploinsufficient mice. Hypertension. 2013 Jul;62(1):203–8. doi: 10.1161/HYPERTENSIONAHA.111.00974. Epub 2013 Apr 29.
[71] Muller GA, Hansen U, Xu Z, Griswold B, Talan MI, McDonnell NB, Briest W. Allele-specific siRNA knockdown as a personalized treatment strategy for vascular Ehlers-Danlos syndrome in human fibroblasts. Faseb J. 2012;26:668–677.

www.ingramcontent.com/pod-product-compliance
Lightning Source LLC
Chambersburg PA
CBHW081517190326
41458CB00015B/5392